邰珠建/著

YIZHOU SANLIAN
YIXUE RENCAI PEIYANG
MOSHI GAIGE
SHIJIAN YANJIU

"一轴三联"

医学人才培养模式改革实践研究

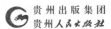

贵州出版集团
贵州人民出版社

图书在版编目(CIP)数据

"一轴三联"医学人才培养模式改革实践研究 /
邵珠建著. – – 贵阳：贵州人民出版社，2024.5
ISBN 978 – 7 – 221 – 18366 – 8

Ⅰ. ①一… Ⅱ. ①邵… Ⅲ. ①医学院校 – 人才培养 –
研究 – 中国 Ⅳ. ①R – 4

中国国家版本馆 CIP 数据核字(2024)第 110024 号

"**一轴三联**"医学人才培养模式改革实践研究
YIZHOU SANLIAN YIXUE RENCAI PEIYANG MOSHI GAIGE SHIJIAN YANJIU　　邵珠建　著

出　品　人	朱文迅	
责任编辑	刘向辉	
装帧设计	李　许	

出版发行	贵州出版集团　贵州人民出版社
地　　址	贵阳市观山湖区中天会展城会展东路 SOHO 公寓 A 座
印　　制	贵州艾林印刷有限公司
规　　格	787mm×1092mm　1/16
印　　张	20. 25
字　　数	369 千字
版　　次	2024 年 5 月第 1 版
印　　次	2024 年 5 月第 1 次
书　　号	ISBN 978 – 7 – 221 – 18366 – 8
定　　价	68. 00 元

前言

当前我国高等教育的一个显著特征就是进入新时代,全面开启了建设高等教育强国的新征程,而医学教育"一肩担两义":一头连着健康中国战略,一头连着教育强国战略。在新形势下,医学教育的发展定位不再是小学科、小专业,而是大国计、大民生、大学科、大专业。医学报国、医学教育强国,成为新时代国家发展战略中的重要一环。

医学教育有其精英教育的本质属性,使得我们在高等教育普及化发展阶段从事医学教育改革有了更大的挑战性。从马丁·特罗的高等教育大众化理论的角度出发,由于高等教育规模在量上的增加,人才培养将产生各种问题,高等教育的全部活动都要发生变化,高等教育系统必须解决这些问题才能实现进一步的发展。同时医学教育要坚持遵循医学教育规律和人才成长规律,要坚持适应区域经济社会发展和医药卫生事业发展需要,要坚持符合医学院校本身办学实际并与教育资源匹配,要坚持适应医学教育模式与健康领域需求的转变。在"新医科"建设的今天,特别是对地方医学院校来说,这种挑战更为严峻。

本书拟从医学专业人才培养模式这个基本单元出发,阐述我们在长期医学教育工作中形成的"一轴三联"医学人才培养模式改革的具体实践经验,探索在医学教育中分类培养改革的具体做法,总结在医学课程设置、医学教学方法改革、医学实践教学、医学考核评价、卓越医生培养、全科医学生培养、医学教育质量保障体系建设等方面的系列改革案例和实践成果,希望能为读者提供有益的参考。本书第一章主要介绍"一轴三联"医学人才培养模式改革的实践研究;第二章主要介绍医学教育改革典型个案研究;第三章主要介绍医学教育质量保障体系建设;第四章主要介绍"一轴三联"医学人才培养模式改革中形成的医学教育有关质量标准和教学规范。

目录

『一轴三联』医学人才培养模式改革实践研究

● 第一章

第一节 "一轴三联"医学人才培养模式改革探索

人才培养模式是在一定的教育思想和教育理论指导下,为实现培养目标而采取的教育教学活动的组织样式和运行方式,作为高等教育教学体系的中心环节,其改革与创新直接影响人才培养质量[1]。所谓高等医学人才培养模式是指在遵循医学学科特殊性的基础上,通过高等医学机构,将人才培养目标、课程体系、人才培养方法、管理和评价方法等要素组合,即知识、能力、素质的关系、结构以及培养方式的综合[2]。因此,医学人才培养模式改革要适应大健康、大卫生、大医学的时代发展需要,要围绕建设"面向未来、适应需求、区域引领、理念先进、保障有力"的一流专业发展定位,根据医学知识发现到健康促进的发展链条,本着贯彻标准、迎接认证、着眼长远的思路,着力实施以学生为中心、岗位胜任力为导向的人才培养模式改革。近年来,学校在实施教育部"卓越医生教育培养计划"项目的基础上,紧紧围绕普通班、定向班和南山班(卓越医生班)三个类别人才培养目标,系统施行了"一轴三联"医学人才培养模式改革探索。

一、"一轴三联"医学人才培养模式的改革依据

世界医学教育走过了百年历程,第三代医学教育改革对全球范围内的医学教育产生了巨大影响,我国医学教育迎头赶上,努力适应全球医学教育发展改革的新趋势和新变革。

一是适应现代医学模式与健康领域需求的转变。现代医学模式在重视生物因素的前提下,把人的健康与疾病问题置于社会系统中去理解,更加强调多维视角关注医学、环境、社会、心理、工程、生物……

二是适应医学科学体系发展的需要。大健康时代的医学科学体系既包括医学科学知识,又包括人文科学、社会科学和哲学探寻。医学科学体系逐渐演变为从医学知识发现到健康促进的完整式链条,需要对医学知识体系和课程体系再定位、再调整、再优化。

三是适应医学教育改革方向的转变。整合医学时代下的医学教育强调系统整合的观念,对以学科为中心的课程计划提出变革的需求,推动以岗位胜任力为导向、问题为基础的医学教育改革,加强知识综合能力和临床思维训练,对课程模式和教学模式变革提出新的要求。

四是适应教学模式和学习方式的转变。以学生为中心的教育理念,强调以学生发展为本,以学习成果为导向,以学习效果为标准。课程计划要为学生自主学习提供空间、时间,课程模式要为自主学习创造机会,教学方法要实现重"教"向重"学"转变,教学评价要由评"教"向评"学"转变。

五是适应医学教育规律和人才成长规律的内在要求。建立有利于学生知识、能力、素质协调发展的课程模块和课程梯度,注重人才培养能力阶梯式上升的医学人才成长规律,注重课程体系与国际先进医学教育和国家医学教育标准的对比研究和衔接。

二、"一轴三联"医学人才培养模式的改革框架

"一轴三联"临床医学专业人才培养模式,即:一轴心,以学生为中心、以岗位胜任力为导向;三联动,"医学科学"培养序列、"医学人文"培养序列、"医学实践"培养序列联动。具体来说:通过三个序列联动,建成人才培养的匹配矩阵,打造特色临床样本,详见图 1 - 1 - 1。通过整合、渗透和贯通三个路径,实现知识体系向教学体系建设的转化、教学体系向岗位胜任力的转化,努力实现三个衔接:分别是目标体系与岗位胜任力的衔接,知识体系与课程计划、课程模式、教学方法的衔接,教学体系与医学教育标准的衔接。

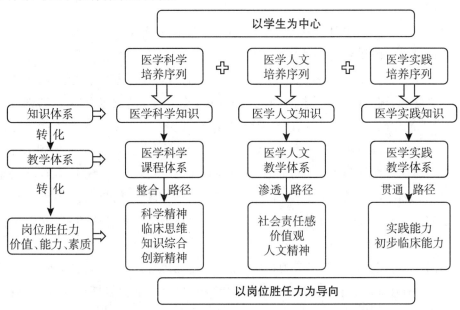

图 1 - 1 - 1 "一轴三联"临床医学专业人才培养模式改革

三、"一轴三联"医学人才培养模式改革的实施路径

(一)知识整合路径:强化临床思维、批判精神和创新精神培养

医学课程体系的整合打破了传统授课各个学科之间的界线,以人体器官系统为基础重组课程内容,避免不同学科授课内容上的重复和脱节,实现人体形态与技能的结合、正常生理机制与异常病理状态的结合。与"以学科为中心"的传统教育模式相比,更有助于帮助学生建立完整的知识整体,更容易形成形象的专业知识模型,符合学生掌握知识的习惯[3]。

普通班和定向班——以知识综合为主线。一是进行课程整合。将生理学、药理学、病理生理学实验整合为机能学实验;将微生物学和人体寄生虫学整合为病原生物学;定向班将社区预防医学与健康教育内容整合为社区预防与保健课程。二是增加综合性、设计性实验比重。淡化学科界限,强调多知识点综合;实验课程综合性、设计性实验占比65%。三是开设基础医学PBL和临床医学PBL课程。开展基于知识整合的问题式教学,培养医学生的临床思维、批判精神和知识综合能力。四是设立创新创业与科研活动的第二课堂环节。鼓励学生参加教师科研项目、各类学科竞赛活动、学术讲座,自主申报大学生创新创业项目等。五是开设临床技能培训综合课程。

南山班(卓越医生班)——以主题-模块式器官系统整合为主线。横向课程整合:基础医学阶段将系统解剖学、组织胚胎学、细胞生物学、生物化学(分子生物学部分)整合为人体结构学,将微生物学和人体寄生虫学整合为病原生物学,将生理学、药理学、病理生理学实验整合为机能学实验;临床医学阶段将内科、外科部分内容整合为消化系统疾病。纵向课程整合:以结构-功能-环境-临床为主线,强调整体医学观念,按照从宏观到微观、从形态到功能、从正常到异常、从疾病到治疗药物的认知规律,充分关注环境与健康、基础与临床的相互联系,完成12门课程的整合,包括人体结构与机能学Ⅰ、人体分子与细胞基础、人体结构与机能学Ⅱ、医学病原生物与免疫学、呼吸系统、运动系统、心血管系统、消化系统、泌尿生殖系统、血液系统、神经精神系统、内分泌系统。

知识整合路径以系统整合为基础,强化基础与临床的双向渗透与重组,基础医学阶段中有临床教育,临床医学阶段中有基础教育,学生早期接触临床,后期回溯基础。同时应以器官系统重组课程内容,以知识点整合教学内容,以新进展更新教学内容,以临床问题带动医学专业知识与人文社会知识、基础医学知识的

衔接与渗透。

(二)知识渗透路径:强化医学人文精神培养

学校高度重视医学人文精神培养,经过多年实践,逐步形成了"知识渗透、课程主导、实践融入"的医学人文教育体系。

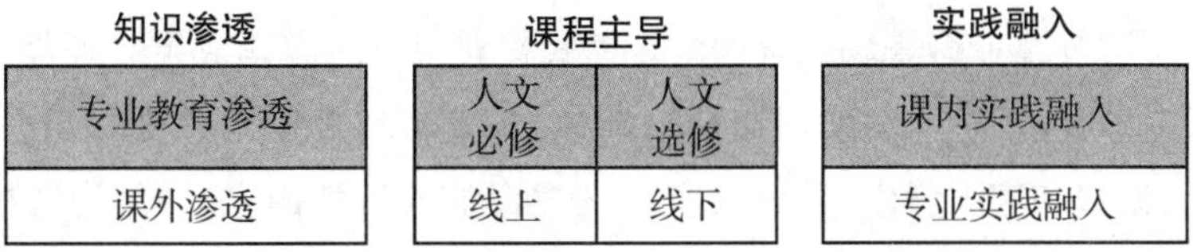

知识渗透	课程主导		实践融入
专业教育渗透	人文必修	人文选修	课内实践融入
课外渗透	线上	线下	专业实践融入

图 1 - 1 - 2 "知识渗透路径"医学人文教育体系

1. 人文课程主导

建立必修与选修结合、线上与线下结合的人文课程体系。同时,设立涵盖思想政治、身心素质、人文社会科学等模块的通识教育核心课程群,包括思想道德修养与法律基础、马克思主义基本原理、中国传统文化、大学生心理健康、职业生涯规划与就业指导等 11 门课程;设立涵盖 8 个模块包括医患沟通与交流技巧等共 195 门课程的选修课程群,其中 182 门课程为网络课程。

2. 人文知识渗透

一是专业教育渗透。结合学科特点,将人文精神纳入教学内容,将医学人文素质教育融入专业教学过程,培养学生尊重生命、关爱病人的职业操守;利用学校建有的省级人文医学研究中心,举办人文医学论坛,开办《从"仁心"到"仁术"》《基于哲学视野的中医现代化展望》等人文讲座,还为实习生开设《做有人文情怀的医学生》讲座,为学习解剖学的学生开设《尊重——人体解剖教学的伦理原则》讲座。二是课外渗透。入学教育中融入校史校情、校风校训、校园文化与医学教育专题报告等;开展长征精神引领的"十个一"工程主题实践教育活动;开放校史馆,了解办学历史文化和奋进历程;利用学校生命科学馆开展人文教育、生命教育;在解剖学课程中开展向"无语良师"感恩致敬活动;开展医学生宣誓活动;开展暑期"三下乡"社会实践活动,应根据不同主题组建爱心医疗服务团、知行国学宣讲团、红色基因代代传实践团等团队;青年志愿者协会组织开展参观博物馆和遵义会址、看望抗战老兵、爱心辅导、义务支教等活动……通过种种课外活动,构建以校史文化、红色文化、医药文化为主,以地域文化、中华优秀传统文化为辅的校园文化景观,从而加强对医学生的人文熏陶。

3. 实践环节融入

一是课内实践融入。医学伦理学、大学生心理健康和思政类课程均设置了实践教学环节,如医学伦理学课程让学生书写《病人访谈录》,在医患关系教学中开展情景模拟,在职业精神教育时带学生给已故专家、学者扫墓;思政类课程建立播州区平正乡大学生红色文化教育基地和播州区龙坑镇大学生社会实践基地;思政类课程社会实践与专业教育相结合的教育模式曾获得省级教学成果三等奖。二是专业实践融入。在入院、入科实习岗前培训中,将人文教育作为重要内容进行培训;在早临床、见习和实习教学过程中,将人文教育纳入教学内容,并作为考核评价的重要内容,同时强调现实教育和榜样教育,高度重视临床教师言传身教、人格熏陶的作用,引导医学生人文精神内化、文化践行自觉。

(三)实践贯通路径:强化医学实践能力培养

根据医学教育规律、医学生人才成长和认知规律,以早临床、多临床、反复临床为目标,建立以能力提升为主线,以临床思维训练和临床技能操作为重点,全程贯通、阶梯渐进式医学实践培养体系。详见图1-1-3。

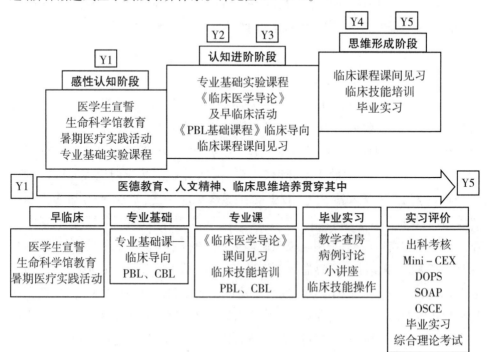

图1-1-3 "实践贯通路径"医学实践培养体系

1. 感性认知阶段

入学第一年,安排学生进行医学生宣誓活动、生命科学馆参观活动等;暑期安排学生到家乡医疗卫生机构开展社会实践活动。

2. 认知进阶阶段

入学第二年,开设基础医学阶段课程实验教学,为临床医学课程打下良好基础,实验教学按照验证性实验、综合性实验、设计性实验三个层次设立实验项目,分层培养、渐进式提升;开展早期接触临床实践活动,开设临床医学导论课程。同时,在基础医学阶段设置基础医学 PBL 课程,以临床案例巩固基础医学知识,对接临床问题,形成认知进阶。

3. 思维形成阶段

开展课间见习,将理论与临床紧密结合,强化"三基"培养。毕业实习前开设临床技能培训课程,让学生提前接触临床技能操作,缩短临床适应期。毕业实习教学将理论知识密切联系临床实际,以床旁教学为主,开展教学查房、病例讨论、小讲座、临床技能操作等临床活动训练学生的临床思维,并实施 Mini - CEX、DOPS、SOAP 等形成性评价活动。

(四)以学生为中心,配套教学模式和教学方法改革,培养学生自主学习与临床思维能力

"以学生为中心"这一提法已逐渐成为权威性术语,以及全世界教育工作者的共识[4]。学校坚持"教研与教学共融,教改与学改互动",强调以学生为中心,以自主学习为导向,注重自主学习能力、批判性思维的培养,注重引入现代信息技术,提升教学效果。在教学模式上,理论教学倡导讨论式、问题式教学,实验教学倡导探究式教学,实践教学倡导情景体验式教学。在教学方法上,采用传统讲授法与 PBL、CBL、TBL、PAL 等教学方法相结合。在教学手段上,倡导线上、线下相结合的混合式教学,倡导虚拟和现实相结合的沉浸式教学,努力推进以教为主向以学为主的转变,以课堂教学为主向课内外结合的转变,以结果评价为主向结果和过程相结合的转变。

1. 理论教学方法

理论教学强调课堂教学的主渠道作用,推行"大班讲授、小班讨论、课外跟进"的教学模式,努力实现大学课堂"传授知识、培养能力、启迪思维、拓展视野"的功能。

（1）讲授法（Lecture-Based Learning，LBL）。讲授法是传统的知识传授方法，也是大班教学的主要形式。学校对传统讲授式教学进行完善与改革，改变过去以教师为主的单向灌输的传授模式，着力推行启发式、引导式、参与式、交互式教学，在课堂评价体系中，也将师生互动环节等要素列入评价指标中，促进师生互动。自2015年起，学校要求每门课程的多元化教学方法改革占总学时的10%～20%，并纳入教学计划。

（2）问题式教学（Problem-Based Learning，PBL）。学校高度重视PBL教学实践，将PBL教学改革作为医学教育改革的重要抓手，着力培养学生的自主学习能力和批判性思维。学校先后五次派教师到国（境）外观摩学习，成立PBL教学指导委员会和PBL基础医学、临床医学分委员会，并基于器官系统整合，设立基础医学PBL课程（15学时）和临床医学PBL课程（24学时）。同时，学校出台《PBL教学改革奖励办法》，开展PBL教案征集与评比活动、PBL Tutor培训，以及教学考核与评价等。

（3）案例式教学（Case-Based Learning，CBL）、团队式教学（Team-Based Learning，TBL）、互助式教学（Peer-Assistant Learning，PAL）。积极探索以案例为中心的教学，以学生为主导的团队式、互助式教学，邀请国内CBL、TBL教学名师到学校开展教学培训，设立CBL、TBL、PAL教学研究课题，基础课程和临床课程开展CBL、TBL、PAL的教学改革活动，对于培养学生的临床思维、团队协作、沟通能力起到了较好的效果。学校组织开展PAL教学研究活动，并参与编写《实用医学教育指南》（人民卫生出版社）；互助式学习相关研究成果获得省级教学成果二等奖1项，校级教学成果一等奖1项。

2. 实验教学方法

实验教学以实验项目为载体，分层次设置实验项目，鼓励探究式学习。包含验证性实验、综合性实验与设计性实验三个层次，逐级提升。

在实验教学中，通过验证性实验训练学生掌握基本知识、基本操作；通过综合性和设计性实验培养学生综合能力、科学思维和创新精神。临床医学专业开设的主要专业实验课共计15门，包含145个实验项目，其中，验证性实验51项，占比35%；综合性实验81项，占比56%；设计性实验13项，占比9%。创新性实验以大学生创新创业训练计划项目为载体，在临床医学专业各年级分层次广泛开展，其中，临床医学专业学生获得大学生创新创业训练计划项目校级立项109项，省级立项39项，国家级立项19项。同时，学校制定了《实验室开放管理办法》，坚持以学生自主实验为主、教师指导为辅的原则，通过开放实验室为学生自主学习提供支持。目前实验室开放类型包括实验教学辅助型、自选实验课题型和学生参与科研型。

3. 实践教学方法

临床教学以床旁教学为主,强调在真实医疗环境下进行;以模拟仿真教学手段和标准化病人教学为补充,强调临床情景体验;开展临床实习互助学习活动。

(1)床旁教学。课间见习:临床阶段主干课程将理论教学与课间见习相结合,课堂教学结束后,统一安排学生分组开展床旁见习。以病人为中心,通过观摩学习,培养学生的临床思维。毕业实习:学生分组轮转,采用典型病例示教、教学查房、教学病例讨论等教学形式,并开展 Mini - CEX、DOPS、SOAP 等形成性评价活动,积极创造让学生与病人直接接触的机会,从病人身上学习各种疾病的典型体征、症状,了解疾病发生、发展过程及影响因素。通过对典型病例进行讨论、分析,帮助学生建立科学有效的临床思维和独立分析问题的能力,积累临床工作经验。

(2)标准化病人教学。学校积极招募、培训标准化病人(Standard Patients,SP)志愿者,在诊断学、内科学、外科学、妇产科学、精神病学等教学领域开展应用,并利用 SP 开展客观结构化临床考试(Objective Structured Clinical Examination,OSCE)与临床技能培训和比赛。学生通过标准化病人进行临床技能训练,并及时评估和反馈,不断提升临床能力。

(3)模拟教学。模拟教学是床旁教学的有效补充。学校利用临床技能国家级实验教学示范中心与临床技能实验教学中心,开设临床技能培训课程。该中心配有各种临床基础训练模型、专业训练模型、动物模型等,可以进行系统体格检查,培训学生能够较熟练地进行各种穿刺、导尿、吸氧、换药、切开缝合、打结等基本操作。通过气管插管及心肺复苏等模拟训练,提高学生的急救技能;通过高级智能模拟人模拟疾病诊断、治疗、抢救等临床过程,并对各项操作进行评判,提高学生的临床综合能力。同时,学校参与编写了人民卫生出版社出版的《中国医学模拟教学管理规范》。

(4)临床实习互助学习。学生在临床实习阶段,建立"临床能力提升互助学习"小组,以小组为单位独立开展病例讨论、医疗标准掌握、临床技能提高等互助学习活动,并开展比赛活动,进一步提升学生的临床思维和自主学习能力。

4. 混合式教学

(1)互联网 + 教学。一是在线开放课程建设。培育和构建包括校级 - 省级 -

国家级精品(优秀)课程在内的三级课程体系,现已建成国家级精品课程1门、国家级精品资源共享课程1门、国家级精品视频公开课1门,省级精品课程12门、省级一流课程9门、校级精品课程30门、校级优质课程10门。学校自建的全自动录播教室、MOOC教室和平台已正式投入使用,MOCC平台现有150门自建课程资源,其中MOOC 1门,SPOC 142门,微课7门。二是优质网络教育资源共享。超星尔雅等平台网络提供可选通识课程395门。积极参与全国高等教育医学数字规划教材建设,2014年成为人民军医出版社"国家医学电子书包试点共建院校",并参与医学影像学数字化教材的编写,2015年加入"国家医学电子书包(IMED)"数字教改先行院校计划。三是翻转课堂。如人体解剖学课程利用"互联网+"技术,与美国堪萨斯大学医学院开展远程双语解剖学教学;病理生理学开展以问题为基础的混合式教学,论文成果获得中华医学会医学教育分会优秀论文二等奖;医学影像诊断学课程通过医院PACS系统收集案例,在计算机上开展理论和实验融合的教学;开发的心肺复苏教育游戏软件荣获第十六届全国多媒体教育软件大赛一等奖;应用网络技术以及心电图数字化处理技术研发了一套具有自主知识产权的心电图实验教学系统(获国家软件著作权登记证书),其教学成果"心电图实验教学系统的建设与研究"获学校教学成果奖一等奖。四是教学软件应用。推行"雨课堂""思维导图"等软件在教学中的应用,结合"云板书",在教师的引导下学生进行课前预习、课堂讨论、小测试、课后复习、问题交流等,实时反馈教学效果,加强了学生与教师的联系,也成为形成性评价的一个重要组成部分。

(2)虚拟教学。学校依托国家级虚拟仿真实验教学中心,遵循"虚实结合、以虚补实、以虚验实、能实不虚"的原则和"虚实互为补充、教学结合科研、注重探索思考、方法融于技能、资源共建共享、跨越时间空间"的理念,累计投入3000余万元,逐步建成涵盖基础医学、临床医学、护理学、药学、虚拟病人PBL临床教学案例五大模块,共计270余项虚拟仿真实验教学项目。2016年,"药用植物智慧学习园"获批教育部学校规划建设发展中心的"学校绿色发展研究基金"项目;2018年,中心建设的"虚拟现实教学平台——开腹阑尾切除术""药用植物学虚拟实验"获教育部首批国家虚拟仿真实验教学项目。同年,建成国家级医学虚拟仿真中心公共平台,包括云桌面虚拟仿真实验室5间,VR实验室2间,机能学、诊断学、人体解剖学等专业虚拟仿真实验室4间。通过虚拟仿真实验教学项目的应用,丰富了教学方法和手段,激发了学生的学习兴趣,提高了实验教学质量,成为教学工作的有益补充。

医学人才培养模式是教育改革的重要课题,是整个高等医学教育改革的重点和关键。目前我国医学学校教育的主体仍然沿用传统教育模式,即以教师为中心的理论讲授为主,基础、临床实习分段式教育培养模式[5]。在第三代全球医学教育改革浪潮下,中国医学本科教育标准自 2018 年起,已施行 10 余年。其间,我国高等医学教育正努力回归精英教育的本质,学校在人才培养模式改革上的努力,正是基于契合国际医学教育趋势,对标我国医学教育标准,结合学校实际,进行的医学教育改革发展的创新与尝试,希望为其他医学院校提供可参考的方法与路径。医学教育改革是一个复杂的、长期的、系统的工程,我们将继续深化改革,在课程体系整合、教学模式与教学评价、人才培养模式改革机制体制配套等工作方面进一步完善,推动学校医学教育改革取得更大突破。

第二节　医学课程设置研究

医学院校必须有专门的职能机构负责专业培养方案和课程计划管理。这一职能机构承担在医学院校领导下的课程计划制订操作、信息意见反馈、规划调整等具体工作,主持课程计划的实施。课程计划管理必须尊重教师、学生和其他利益方代表的意见。

一、课程计划管理机构

学校教育教学组织机构包括校学术委员会、校教学指导委员会、校督导团。校教学指导委员会全面负责本科教学工作的统筹设计和指导,教务处负责具体实施和落实,二级学院分别设立了院教学指导委员会、院督导组。各级组织机构在其工作职责范围内开展教育教学发展规划、培养方案制订、教学计划落实、教学基本建设和教学质量管理的咨询、检查、监控、评价、反馈和指导。课程计划行政管理实行校、院、教研室三级管理。教学主管副校长在校长领导下全面负责课程计划指导、设计,教务处具体管理和组织实施教学活动,各学院协调落实本学院教学任务,各教研室和课程负责人组织开展教学活动,从而确保教学计划落实到位。

二、专业培养方案的整体设计

专业培养方案制订贯彻"学生中心、产出导向、持续改进"的质保理念,明晰"培养目标、课程体系、毕业要求"三者之间的关系,做到一脉相承,合理设计培养方案。培养方案的修订以学校所服务区域经济社会实际需要为逻辑起点,邀请行业专家、教育专家、学生、教师等相关利益方参与论证。学校医学专业培养方案的设计坚持理论与实践教学并重、人文与专业教育融通、第一课堂与第二课堂有效衔接,在人才培养目标上,注重知识、能力、素质全面养成;在人才培养体系上,推进理论教学、实践教学、人文与科学教育的有机融合;在人才培养方式上,产出导向推动医教协同、校企协同、校地协同育人;在质量保障体系上,完善特色质控体系,构建大学质量文化。

培养方案中人才培养目标的设定,以岗位胜任力为导向,从服务面向、素养结构、职业特征、人才定位、职业能力预期五个方面进行定位和分类设定。培养方案中课程体系设计坚持"目标导向、反向设计"的原则,立足经济社会发展需求、医疗卫生事业发展需要和专业人才培养目标定位,基于 OBE 理念,设置"知识、能力、素质"三位一体的培养要求。根据专业人才培养目标定位与培养要求,反向设计课程结构与课程体系,构建了"平台 + 模块"的课程结构,包括通识教育课程平台、专业基础教育平台、专业教育课程平台、实践创新教育平台等,形成课程关联矩阵,课程性质分为必修课和选修课两类。五年制医学类专业必修课总学时控制在 3400 学时,四年制专业控制在 2600 学时,通识教育选修课要求 12 学分。

三、课程计划形成过程

课程计划的制修订依据《本科专业培养方案实施管理办法》进行,遵照严格论证流程,经过校院两级教学指导委员会审议通过。在课程计划实施过程中,通过召开两级教学指导委员会、教学工作会、教师和学生座谈会、走访调研用人单位、毕业生质量跟踪调查、学生教学信息员信息采集等,及时归纳总结并调整课程计划。

四、利益方参与

办学以教师为本,教学以学生为中心。教师和学生更是实现教育目标、实施课程计划的主体。课程计划制修订过程中,要充分尊重教师、学生、教育专家、用人单位、学生家长、卫生主管部门等相关利益方意见,通过多种形式广泛征集意见,作为制修订课程计划的重要参考依据。学校课程计划在长期教学积淀和质量文化积淀的基础上,积极汲取了国内外医学教育改革的先进经验,更是教师教学经验和学生学习经验的积累、提炼和升华。通过召开各类教学研讨会、座谈会、教学工作会、教学指导委员会会议,为教师和学生提供交流平台,既分享医学教育改革成果经验,又对课程计划提出改革意见和建议。每轮课程计划的修订，都要对教师和学生周期内教学计划实施意见进行总结和提炼，形成初步方案后，广泛征求一线教师、学生代表、教育专家、教学管理人员、家长代表、用人单位、学院本科教学指导委员会专家意见，通过一系列严格的论证流程，才形成最终培养方案。培养方案形成后，通过新生入学教育和教学工作会向教师或学生宣传和讲解，并在实施过程中通过学生教学信息中心信息员征集意见，同时，注重教育评价，在毕业生和在校生中开展课程体系和教学质量的满意度调查。

五、课程计划管理实施

须建立课程计划的管理规范标准，并且严格执行。建立健全教学管理制度和教学质量标准，完善包括学籍管理、专业建设、课程建设、教材建设、教研教改、实验室管理、实践教学管理、考试管理等教学管理环节的各项规章制度和教学标准，确保课程计划的实施。需要不断提高教学管理信息化水平，提升教学管理工作效率。建立教务管理综合平台，促进教学管理的科学化、规范化、信息化。综合教务管理综合平台包括课程管理、教学计划、网上选课、学籍管理、成绩管理等一系列教学管理内容，各个模块之间相互关联，形成涵盖教学管理全过程的数据信息网。

课程教学中，修订了"知识、能力、素质"三位一体的课程大纲，实施"以学为中心、以教为主导"的教学改革，推进"以学生发展为目标、以学习成果为导向"的形成性评价改革，形成培养目标、毕业要求、课程体系、课程模块、课程考核方式、实践教学、第二课堂等要素构成的闭环式人才培养体系，确保专业人才培养顶层设计的科学性和合理性。

六、医学课程计划管理的特殊性

医学教育计划必须考虑到与毕业后医学教育的有效衔接，并使毕业生具备接受和获取继续医学教育的能力。

(一)培养目标的衔接

院校教育、毕业后教育和继续医学教育是一个连续统一体，院校教育是培养具备初步临床工作能力的合格医学毕业生，着重奠定基本医学知识与技能；毕业后教育是培养具有临床能力的合格医生；继续医学教育着重于知识更新和终生保质。因此，本科阶段学习态度、方法、习惯和学习能力的培养至关重要。学校将"具备初

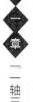

步临床工作能力、自主学习与终身学习能力,拥有良好的职业素养、人文素养和科学素养"纳入临床医学专业培养目标,为后两个阶段人才培养奠定基础。

(二)教育计划内容的衔接

一是开设了科学方法教育类课程,如科研方法、文献检索、循证医学、预防医学(含医学统计学、流行病学)、医学英语等,为毕业后终身学习和科学研究打下基础。二是开设职业生涯规划和就业指导、创业基础等课程,对医学教育未来发展方向和医学生职业生涯发展进行指导和咨询,使学生做好思想、心理和行动上的准备。三是开展问题式教学改革、探究式的实验教学和创新创业类实践活动,培养学生自主学习能力、批判思维和创新精神,为学生专业领域发展奠定初步基础。四是考核内容上,各阶段考试循序渐进,从局部到全面、从基础到临床,并注重与国家执业医师资格考试衔接,对接国家标准,注重能力培养。

(三)培训基地的衔接

9 所附属医院承担学校临床教学任务,其中 8 所是住院医师规范化培训基地,已开展住院医师规范化培训工作。此外,6 个临床教学基地是学校研究生培养基地。住院医师规范化培训内容主动对接医学生本科教育标准,开展梯度式的培训教学,使临床医学专业学生的在校医学教育、毕业后医学教育和继续医学教育之间有效衔接。

七、医学课程设置模式与要求

(一)医学课程模式

学校医学课程设置是学科基础 + 不同程度的知识整合模式。分为普通班、定向班和南山班(卓越医生班)三个类别。见表 1 - 2 - 1。

表 1 - 2 - 1   三类医学课程模式比较

类别	课程模式	医学类课程总学时（必修）	知识整合类课程	学时	医学课程设置
普通班	整体医学课程以学科为中心	2020	病原生物学	104	医学课程33门（含基础医学PBL课程，临床医学PBL课程，专业基础课程13门，专业教育课程18门）
			机能学实验	60	
			基础医学PBL课程	15	
			临床医学PBL课程	24	
定向班	整体医学课程以学科为中心	2056	病原生物学	104	医学课程34门（含基础医学PBL课程，临床医学PBL课程，专业基础课程13门，专业教育课程19门）
			机能学实验	60	
			社区预防与保健	120	
			基础医学PBL课程	15	
			临床医学PBL课程	24	
南山班（卓越医生班）	主题模块式器官系统整合课程	2241	人体结构与机能学Ⅰ	248	医学课程28门（含专业基础整合课程4门，专业教育整合课程8门，专业教育课程16门）
			人体结构与机能学Ⅱ	102	
			人体分子与细胞基础	180	
			医学病原生物学与免疫学	160	
			呼吸系统	128	
			运动系统	81	
			心血管系统	108	
			消化系统	124	
			泌尿生殖系统	152	
			血液系统	44	
			神经系统	146	
			内分泌系统	54	

(二) 课程结构

学校课程设置是平台＋模块的课程结构,包括通识教育课程平台、专业基础教育平台、专业教育课程平台、实践创新教育平台等,每个课程平台按培养内容和方向分为若干课程模块。课程性质分为必修课和选修课两类。详见表1－2－2。

表1－2－2 临床医学专业课程构成和选修课情况

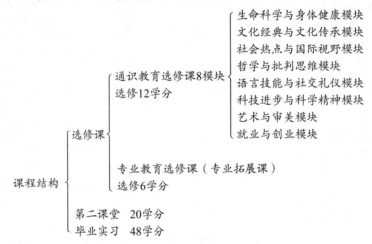

1. 普通班课程计划构成

教学总学分最低应达到279.3学分:必修课总学时3300学时,计185.3学分;通识教育选修课12学分,专业素质拓展选修课6学分,第二课堂20学分;毕业实习48学分,毕业考试8学分。详见表1－2－3与表1－2－4。

表1－2－3 课程构成——总体分析

总学时 总学分	必修课 总学时	必修课 总学分	通识选 修学分	专业拓展 选修学分	第二课 堂学分	实习 学分	毕业 考试	总学分
	3300	185.3	12	6	20	48	8	279.3
实践学时 实践学分 比例 周学时	必修课 实践学时	必修课 实践学分	实习 学分	第二课 堂学分	实践教学 学分比例	必修课平均 周学时		
	939	52.2	48	20	43.04%	25.58		

表 1-2-4　课程构成——分平台分析

课程平台	课程性质	课程模块	课程门数	学分	总学分占比	学时	必修学时占比	理论	实验	理论实验比
通识教育	必修	5	28	71.2	25.49%	1246	37.76%	977	269	3.63:1
	选修	8	400（动态调整）	12	4.3%					
专业基础教育	必修	1	14	58.9	21.09%	1060	32.12%	684	376	1.82:1
专业教育	必修	2	17	55.2	19.76%	994	30.12%	700	294	2.38:1
	选修	1	15	6	2.15%					
实践创新教育	必修	毕业实习		48	17.19%					
	选修	第二课堂		20	7.16%					

2. 定向班课程计划构成

教学总学分最低应达到 279.3 学分：必修课总学时 3300 学时，计 185.3 学分；通识教育选修课 12 学分，专业素质拓展选修课 6 学分，第二课堂 20 学分；毕业实习 48 学分，毕业考试 8 学分。详见表 1-2-5 与表 1-2-6。

表 1-2-5　课程构成——总体分析

总学时总学分	必修课总学时	必修课总学分	通识选修学分	专业拓展选修学分	第二课堂学分	实习学分	毕业考试	总学分
	3300	185.3	12	6	20	48	8	279.3
实践学时实践学分比例周学时	必修课实践学时	必修课实践学分	实习学分	第二课堂学分	实践教学学分比例	必修课平均周学时		
	939	52.2	48	20	43.04%	25.58		

表 1-2-6　课程构成——分平台分析

课程平台	课程性质	课程模块	课程门数	学分	总学分占比	学时	必修学时占比	理论	实验	理论实验比
通识教育	必修	5	28	71.2	25.49%	1246	37.76%	977	269	3.63:1
	选修	8	400（动态调整）	12	4.3%					
专业基础教育	必修	1	14	58.9	21.09%	1060	32.12%	684	376	1.82:1
专业教育	必修	2	17	55.2	19.76%	994	30.12%	700	294	2.38:1
	选修	1	15	6	2.15%					
实践创新教育	必修	毕业实习		48	17.19%					
	选修	第二课堂		20	7.16%					

3. 南山班(卓越医生班)课程计划构成

教学总学分最低应达到 283.7 学分:必修课总学时 3389 学时,计 189.7 学分;通识教育选修课 12 学分,专业素质拓展选修课 6 学分,第二课堂 20 学分;毕业实习 48 学分,毕业考试 8 学分。详见表 1-2-7 与表 1-2-8。

表 1-2-7　课程构成——总体分析

总学时总学分	必修课总学时	必修课总学分	通识选修学分	专业拓展选修学分	第二课堂学分	实习学分	毕业考试	总学分
	3389	189.7	12	6	20	48	8	283.7
实践学时实践学分比例周学时	必修课实践学时	必修课实践学分	实习学分	第二课堂学分	实践教学学分比例	必修课平均周学时		
	1062	59	48	20	44.77%	26.52		

表 1 - 2 - 8　课程构成——分平台分析

课程模块	课程性质	课程门数	学分	总学分占比	学时	必修学时占比	理论	实验	理论实验比
通识类人文社科和自然科学基础课程	必修	27	65.8	23.19%	1148	33.46%	855	293	2.92:1
	选修	400（动态调整）	12	4.23%					
系统整合课程	必修	12	83	29.26%	1527	45.73%	976	598	1.77:1
其他	必修	16	40.9	14.42%	714	20.81%	496	218	2.28:1
实践创新教育	必修	毕业实习	48	16.92%					
	选修	第二课堂	20	7.05%					

八、主要课程设置

(一)科学方法教育

加强学生科学思维能力和创新能力培养,是学校人才培养的重要内容。通过显性课程+隐性课程相结合的方式强化科学方法教育,使学生掌握一定的科研方法,将科学方法原理、医学研究方法和循证医学思想的教育融入人才培养过程。

1. 显性科学方法教育

开设科研方法、文献检索、预防医学(含医学统计学、流行病学)等必修课程共计 146 学时,8.1 学分。使学生初步掌握医学科学研究方法及其设计原理,初步掌握医学资料的统计分析方法,培养学生严谨的科学思维能力。设立专业拓展课:循证医学(36 学时,2 学分),培养学生批判性地阅读和评价文献的能力,有利于学生用科学的证据指导临床决策。

2. 隐性科学方法教育

一是科学前沿进课堂。要求教师在教授学科知识的同时,结合学科前沿发展和自身研究成果,介绍研究过程与研究方法,培养学生严谨的科学思维、批判性思维和主动创新意识。二是实验教学融入方法教育。优化实验教学内容,减少验证性实验比例,加大综合性、设计性实验比例。教学中引导学生自主设计实验,自主分析实验教学,培养科学思维。如医学遗传学教师将科研课题中一些先进的遗传分析方法加入本科生实验教学中;机能学实验课程以实验方式展示生物机体从正常到异常的疾病发病机理,开设探究性实验等。三是丰富课外科研活动。出台了《大学生科技创新活动奖励办法》,在实验室开放的基础上,通过大学生创新创业训练项目、大学生学科竞赛、学术讲座与交流、学生参与教师科研课题等活动,为学生科研搭建平台,培养学生科学素养和学术思维,并将以上活动作为第二课堂,给予相应学分激励。近年来,学生发表学术论文40余篇,多个项目在国家级、省级比赛中获奖。

(二)思想道德修养课程

思想政治教育紧紧围绕习近平总书记提出的"高校培养什么样的人、如何培养人以及为谁培养人"这个根本问题,通过思政课堂的主渠道作用,保证人才培养的政治方向和价值导向,开设思想道德修养与法律基础、马克思主义基本原理、中国近现代史纲要、毛泽东思想和中国特色社会主义理论体系概论、习近平新时代中国特色社会主义思想概论、形势与政策、中国传统文化等必修课和其他思想政治教育类选修课程。

思想政治教育过程中,努力推动"三个结合":思想政治教育与专业教育相结合;思想政治教育与红色文化教育相结合;理论与实践相结合。学校组织开展了现代医学模式兴起背景下生命教育融入"原理"课教学的实践探索,将生命教育融入教学活动;红色文化和社会主义核心价值观融入概论课教学探索;思政课程建立播州区平正乡大学生红色文化教育基地和播州区龙坑镇大学生社会实践基地,开展社会实践,思政类课程社会实践与专业教育相结合的教育模式。

(三)自然科学课程

医学课程计划中必须安排自然科学课程,为医学生学习医学科学的基础理论、基本知识、基本技能打下基础。自然科学课程设置包括高等数学、医用物理学、医用化学、计算机基础等必修课,共计266学时,14.7学分,另外设置了魅力科学、从"愚昧"到"科学"、科学技术简史、从爱因斯坦到霍金的宇宙、数学的思维方式与创新、科幻中的物理学等选修课程。为后续的生物医学课程和临床专业课程的学习奠定基础。

（四）生物医学课程

医学课程计划中必须安排适量的生物医学课程，为医学生学习临床专业课程打下坚实基础。生物医学课程体系以生命科学和基础医学课程为主体。教学安排在前2.5年，主要由基础医学院承担。

普通班和定向班生物医学必修课包括系统解剖学、组织胚胎学、细胞生物学、生物化学、生理学、病理学、医学免疫学、病理生理学、病原生物学、机能学实验、药理学、预防医学、医学遗传学。定向班还开设有社区预防与保健课程，并设置了基础医学PBL课程。

南山班（卓越医生班）以岗位胜任力为导向，打破学科界限，实施"以器官系统为中心"的课程整合，深入开展学科之间、医学基础与临床之间、科学与人文之间的纵向、横向课程整合。构建了人体结构与机能学Ⅰ、人体分子与细胞基础、人体结构与机能学Ⅱ、医学病原生物与免疫学4个基础医学课程模块，引导学生对疾病有系统的整体认识，建立整体医疗的理念。

（五）行为科学、人文社会科学以及医学伦理学课程

医学课程计划中必须安排行为科学、人文社会科学和医学伦理学课程，以适应医学科学的发展和医疗卫生服务的需求。学校强调行为科学、人文社会科学与医学伦理学的课程建设，重视人文精神培养，以适应现代医学科学发展和全方位全生命周期的健康服务需求。课程计划中开设的相关课程有大学生心理健康、医学心理学、医学伦理学、卫生法学4门必修课程，共计124学时，6.9学分；开设有社会医学、医学社会学、卫生经济学、卫生事业管理4门专业拓展课程；另外设置有生命科学与伦理、西方医学史、医学与人文、死亡文化与生死教育、心理、行为与文化等选修课程。

（六）公共卫生课程

大健康、大医学时代，特别强调大卫生观念，强调适应从疾病发现到健康促进的全链条的健康需求。公共卫生课程培养学生掌握群体保健知识和技能，掌握临床流行病学的相关知识与方法，了解环境因素、社会因素与行为心理因素对疾病形成与发展的影响，增强疾病预防意识和公共卫生意识。开设的相关课程有预防医学（含医学统计学、流行病学、环境卫生学、劳动卫生与职业病学内容）、传染病学和全科医学3门必修课，共计170学时，9.5学分；开设有营养与食品安全、突发事件

与自救互救、生命安全与救援、健康生活预防癌症、中医治未病、毒品与艾滋病预防、全球卫生导论等选修课。普通班和南山班(卓越医生班)安排传染科实习3周,定向班安排疾控中心实习3周,社区(乡镇)实习3周。同时"以项目驱动式"和社团活动等方式组织学生参与当地重大公共卫生项目,义务开展城乡社区居民健康调查和健康教育,艾滋病、结核病与慢性病的防治宣传工作,控烟宣传与食品安全等社会实践活动。

(七)临床医学课程

临床医学课程和临床实践教学是临床医学专业教育计划的重要组成部分,是决定人才培养质量的关键环节。学校临床医学专业实施"2.5+2.5"的人才培养方式,按照早临床、多临床、反复临床的理念,建立了贯通式的临床实践能力培养体系。前2.5年在基础医学院完成公共课程和生物医学课程学习,同时开展早临床活动;后2.5年在临床学院完成临床课程、课间见习和毕业实习,强调在临床环境下完成临床课程,并将模拟教学与虚拟教学作为临床教学的辅助手段,形成了以临床实践为主、模拟训练为辅的基本架构,将床旁教学与模拟技术、虚拟技术、网络技术和标准化病人教学等相结合,着重培养学生临床思维和实践动手能力。

临床课程设置分为临床医学专业桥梁课程、临床医学专业课程。临床医学专业桥梁课程主要包括临床医学导论、病理学、诊断学、手术学、医学影像学5门课程;临床医学专业课程主要包括内科学、外科学、妇产科学、儿科学等;并设置了临床医学 PBL 课程、康复医学、肿瘤病学等专业拓展课程。南山班(卓越医师班)开展基于器官系统的课程整合,构建八大系统:呼吸系统、运动系统、心血管系统、消化系统、泌尿生殖系统、血液系统、神经精神系统、内分泌系统。各类别临床医学课程体系详见表1-2-9。

表1-2-9 临床课程设置一览

班级	必修课	选修课(专业拓展课)
普通班	诊断学、内科学、外科学、妇产科学、儿科学、耳鼻喉科学、眼科学、皮肤性病学、口腔科学、临床医学导论、全科医学、麻醉学、医学影像学、手术学、神经精神病学、传染病学、中医学、临床技能培训	临床医学 PBL 课程、局部解剖学、核医学、肿瘤病学、法医学、针灸学、循证医学、急诊医学、康复医学、老年医学、社会医学、医学社会学、卫生经济学、卫生事业管理学及各类辅修课程

续表

班级	必修课	选修课（专业拓展课）
定向班	诊断学、内科学、外科学、妇产科学、儿科学、耳鼻喉科学、眼科学、皮肤性病学、口腔科学、临床医学导论、全科医学、麻醉学、医学影像学、手术学、神经精神病学、传染病学、急诊医学、中医学、临床技能培训	临床医学 PBL 课程、儿科临床药理学、耳鼻喉科用药、医学美学、社会心理学、心理咨询与治疗、局部解剖学、核医学、循证医学、肿瘤病学、法医学、针灸学、康复医学、老年医学、医学英语、社会医学、医学社会学、卫生经济学、卫生事业管理学等
南山班（卓越医生班）	早期接触临床、诊断学、手术学、医学影像学、麻醉学、呼吸系统、运动系统、心血管系统、消化系统、泌尿生殖系统、血液系统、神经精神系统、内分泌系统、儿科学、急诊医学、皮肤性病学、全科医学、传染病学、眼科学、耳鼻喉科学、口腔科学、中医学、临床技能培训	医学英语文献导读、核医学、肿瘤病学、法医学、针灸学、康复医学、循证医学、老年医学、社会医学、医学社会学、卫生经济学、卫生事业管理学及各类辅修课程

（八）临床实践教学

表 1-2-10　临床实践教学一览

第 1 学年		第 2 学年		第 3 学年		第 4 学年		第 5 学年	
1	2	3	4	5	6	7	8	9	10
大学生心理健康实践、医学心理学实践、医学伦理学实践、心理辅导									
入学教育、医学生宣誓、生命科学馆教育	自然科学、生物医学实验课程			课间见习		毕业实习临床师资培训，毕业实习三期教学检查，毕业实习综合理论考试，临床技能大赛		OSCE 毕业考试	
	临床医学实验课程、临床医学导论，创新项目训练，参与教师科研和教研，校园文体活动			临床技能培训					
	早期接触临床或公共卫生服务								
假期社会实践活动和居民健康管理（定向班）									

1. "早临床"实践活动

新生入学开展专业教育、医学专家讲座等活动,系统介绍临床医学专业历史沿革、培养方案,使新生增强对专业学习的兴趣,了解未来的职业要求。开设临床医学导论等课程,安排学生进入医院开展"早临床"实践活动,了解医学的发展、医生的职责、医院的结构与功能、疾病的基本知识。第一至第三学年利用寒暑假进行假期社会实践,开展"早临床"实践活动,提交实践报告,并进行审核鉴定认定学分;定向班学生还以居民健康管理为载体,实施早期临床实践活动。全体学生从入学至毕业,以亲友为对象,通过建立健康档案、拟订健康计划、开展健康教育指导等方法,对亲友进行连续健康管理,同时开展亲友病例讨论的自主学习、互助学习,既培养学生全科临床思维和实践能力,又增进了学生与亲友间的亲情和感情。

2. 临床见习

制定了临床见习大纲,明确了见习目的及意义、见习内容、见习方式与见习考核评价。普通班和定向班自第 7 学期起,南山班(卓越医生班)按照每个系统模块结束后即安排集中见习的模式,学生从第 1 学期即开始早期接触临床教学、第 5 学期开始临床床边见习,临床理论学习与见习紧密融合,同时践行"早临床"的教学理念。普通班和定向班内科(含神经、传染)见习 40 学时,外科见习 40 学时,妇儿科分别见习 20 学时。通过见习活动,加强学生对临床诊疗活动全过程的理解和认识,加深对疾病的认识、发展和学习疾病治疗过程,并融入人文医学教育,培养学生临床思维能力和人文精神。

3. 毕业实习

学校制定了规范的临床实习大纲、临床实习教师手册和学生考核手册,制定了包括病史采集、体格检查、辅助检查、诊断与鉴别诊断、制订和执行诊疗计划、临床操作等在内的规范标准,对临床能力和职业素养培养提出了明确的要求。毕业实习安排如下。

(1)普通班。毕业实习共安排 48 周:内科 12 周、外科 12 周、妇产科 6 周、儿科 6 周、神经内科 3 周、传染科 3 周、急诊科 3 周、心电图科 3 周。

(2)定向班。根据学生就业岗位需要,建立了三级甲等医院、县级综合医院、乡镇卫生院、疾病预防控制中心为一体的"三级一中心"联动实习模式,培养学生初步临床能力和全科医疗基本技能,既满足了学生毕业后基层医院的岗位需求,又充分考虑了学生今后的专业发展。毕业实习共安排 48 周:内科 12 周、外科 12 周、妇产科 6 周、儿科 6 周、乡镇卫生院、疾控中心、全科医学科、预防保健科、中医科 5 个科室共 12 周,每个科室 2~3 周。

(3)南山班(卓越医生班)。实习安排在第 9、10 学期,总时间 48 周。依托学校临床学系的资源,在有条件的教学基地,探索按器官系统开展的实习轮转。各系统实习轮转覆盖内科、外科、妇产科、儿科及相关学科实习内容,其中内科包括呼吸、心血管、消化,外科中普外包括胃肠外科、肝胆外科。

(九)第二课堂育人体系

学校坚持第二课堂和第一课堂有机衔接,为学生自主学习和个性发展提供更广阔的空间。将长征精神育人工程、社团活动、校园文化活动、大学生课外科技活动和志愿服务活动等统筹规划,形成了"五位一体"的第二课堂育人体系。将第二课堂纳入培养方案,制定了《第二课堂学分管理办法》《大学生科技创新活动奖励办法》《大学生创新创业训练计划项目管理办法》等相关文件,从政策层面上保障了第二课堂活动的有效开展。学校拥有国家级和省级大学生校外实践教学基地、省级大学生创新创业中心、暑期"三下乡"社会实践基地,每个学院均配备学生活动室,为第二课堂育人体系提供场地保障。同时,学校提供资金支持学生参与各类校内外文体活动、科技活动,为第二课堂育人体系提供经费保障。

第三节 医学教学基地建设与临床教学质量监控研究

医学院校必须建立稳定的临床教学基地管理体系与协调机制,确保有足够的临床教学基地以满足临床教学需要。临床教学基地必须成立专门机构,配备专职人员负责临床教学的领导与管理工作,建立完善的临床教学管理制度和教学档案,加强教学质量监控工作,特别是加强对临床能力考试的管理。附属医院和教学医院病床数必须满足临床教学需要。

一、临床教学基地建设

学校不断加强临床教学基地建设,推进医教协同育人。构建了"附属医院 + 教学医院 + 乡镇卫生院及社区卫生服务中心 + 疾控中心"的临床教学基地群。现有直属附属医院 4 所、非直属附属医院 9 所、教学医院 54 所、疾控中心 11 个、乡镇卫生院及社区卫生服务中心 7 个,承担全程教学的附属医院总开放床位数为 7869 张,医学类专业在校生人数与床位总数比为 1:1.10,临床医学专业在校生人数与床位总数比为1:1.41。临床教学资源充足,能充分满足临床教学需要。非直属附属医院均经过所在省份卫生及教育主管部门评估认定,拥有相应教学资质和教学资源。各教学医院符合贵州省高等医学院校临床教学基地评审指标体系的要求,且经过学校专家组评估认定。学校与各附属医院、教学医院均签订了实习合作协议书,建立了长期、稳定的协作关系。

二、临床教学基地的管理体系与协调机制

一是建立实习管理体系。形成学校教务处-临床学院-基地科教部门-实习科室四级联动的管理体系。教务处负责制定规章制度、安排教学计划,遴选、评估、建设和管理教学基地,对医院教师和教学管理人员进行培训以及其他教学活动;临床学院按照学校教务处的要求,选择和配置临床教学基地,并组织实施教学计划;临床教学基地设有教学主管院长、科教科等管理部门,负责临床教学的领导与管理工作;基地教研室/科室负责具体临床教学工作。在临床教学过程中,教务处、临床学院不定期前往各医院,了解学生学习、生活情况,确保教学的正常运行。二是完善实习管理制度。制订了《临床教学基地遴选方案》《毕业实习管理办法》《临床三期教学检查办法》《实践教学基地优秀带教老师和优秀兼职班主任评选办法》等文件,编订《临床实习大纲》《临床实习教学规范手册》等,用于指导临床实习教学。三是建立健全协调机制。建有实习生管理网络平台,强化与实习基地和实习生的联系、沟通和管理。将实习生的日常管理和实习教学等流程信息化、网络化,使学校、医院对实习生的管理做到实时、便捷、准确。通过实习初、中、后三期教学检查,全程监督临床实习教学开展情况,与实习基地和实习生保持密切联系。

三、临床教学基地基础设施建设

高度重视临床教学基地的基础设施建设,在师资培训、学科建设、共享教学资源方面也给予大力支持,积极创造条件改善教学基地教学和学生生活条件,安排好学生的学习与生活。各临床教学基地教学基础设施完善,各医院均配备有多媒体教室、电子阅览室、图书馆、临床技能培训室、学生宿舍、食堂、文体活动场所等基础教学设施;各临床科室配备有示教室和自习室。各教学基地制定了相应的政策和教师激励制度,确保临床教师的待遇和在教学方面的投入。如各基地均能够将业务收入的一定比例用于教学,逐年加大教学投入,改扩建学生教室、示教室、宿舍、食堂,购置教学设备和模具。同时学校的实习管理系统、图书资源、网络题库资源

都免费向各教学基地开放。

四、乡镇卫生院、社区卫生服务中心及疾控中心教学基地建设

学校高度重视对全科医学和预防医学相关教学基地的建设,与1所乡镇卫生院、6所社区卫生服务中心、11所疾病预防控制中心签订了实习协议,建立了良好稳定的合作关系,从医、教、研三方面开展全面协作,为全科医学和公共卫生教学提供了有力保障,满足了全科医学、临床医学、护理学和预防医学等专业的教学需求。通过在乡镇卫生院、社区卫生服务中心及疾控中心教学基地的实习,有利于临床医学专业的学生在实际工作中巩固预防医学知识,灵活应用预防医学的群体观念、社区诊断方法、预防医学三级预防的策略等知识,从而进一步培养学生分析、解决公共卫生问题的能力和科研能力,更好地掌握健康和疾病的关系,按照"三级预防"的原则做好医疗和卫生保健服务工作,提高突发公共卫生事件的处理能力。

五、临床教学基地的教学质量监控

为促进实习教学的同质化,学校推出了"四统一"和"五大专项行动"。

(一)四统一

一是管理制度统一。包括见习实习管理规定、基地遴选与建设标准、三期检查实施办法等。二是实习内容统一。包括毕业实习大纲、毕业实习计划、岗前培训、入科教育、理论讲座、教学查房、病例讨论、病历书写、技能培训的要求、内容和频次等。三是实习过程统一。包括实习轮转单位、实习时间分配、学生全程管理(考勤、请假、自联住宿)。四是实习考核统一。包括形成性评价、临床带教评价、出科考试、毕业实习临床综合理论考试、实习成绩综合评定等。并强化全过程考核与评价。实习前,对学生开展临床技能培训,强化"三基"训练与考核,通过者方可进入毕业实习。实习中,制定有实习生毕业考核手册与考核标准,记录学生日常工作表现、知识掌握和技能操作等情况,并开展出科考试,学校还专门模拟执医准入考试的题型、题量,组织各教学基地同时进行每季度一次的临床综合理论考试,将考试成绩纳入实习成绩总评中,占总实习成绩的30%。实习后,实施OSCE考试和毕业考试。

(二)五大专项行动

一是定期开展实践教学基地临床骨干师资培训。每年组织对教学医院青年临

床带教老师培训,推广先进教学理念和方法,规范各医院临床教学,改进临床带教方法,提高青年临床教师带教水平。不定期组织临床教学工作会议,对临床教学工作进行总结和表彰,交流各医院教学经验和教学管理经验。二是实施临床教学检查和巡回教学。每年对各附属医院和教学医院进行三期教学检查。检查组由学校和教务处领导带队,专家对医院的教学管理、教学能力、学生的理论知识和技能操作水平进行全面检查,根据检查情况,有针对性地指导和反馈,进一步提升医院的教学水平。三是联合教学基地开展远程教学活动。第一临床学院、教务处及附属医院远程医疗中心联合开展远程教学活动,每周四在远程医疗中心组织资深临床教师对附属医院及毕节市人民医院、播州区人民医院等9所基地通过远程教学方式进行同质化教学活动。目前已开展远程教学病例讨论10次,参与远程互动实习达到450余人次。四是在临床教学基地开展季度"毕业实习综合理论考试"。学校教务处按照国家执业医师考试大纲统一组卷,每季度对各教学医院的实习生在同一时间进行临床医学综合理论考试。这种阶段性综合理论考试不仅强化了学生临床医学理论知识,也有利于学生应用理论知识指导临床实践。五是定期开展实践教学基地临床技能竞赛。每年举办临床教学基地临床技能大赛,由学校临床专业实习生组队代表各教学医院同场竞技、一展身手。竞赛参照全国大学生临床技能竞赛模式进行,竞赛分预赛、决赛两部分。开展实践教学基地临床技能竞赛有助于规范临床实践教学环节,以赛促练、以赛促教、以赛促学,提高学校各临床实践教学基地实践教学能力,提高医学生临床综合思维能力和解决临床实际问题的能力。

第四节 医学院校学生成绩评定研究

一、学业成绩评定体系

学生学业成绩评定体系建设与改革是规范教学管理、深化教学改革、提升教学质量的重要抓手。学校制定了《本科学生学籍管理办法》《学分制实施细则》《考试管理办法》《试卷质量管理办法》《毕业实习管理办法》《学生成绩管理规定》等文件,建立了各环节的教学标准,形成了科学完善的学生学业成绩评定体系。学生学业成绩评定体系强化考核结果分析与反馈,注重发挥考核评价对教与学的导向作用;强化考核过程管理,注重形成性评价和终结性评价相结合;强化执医导向,注重学生知识综合、问题解决和临床思维能力的考查;强化学生知识、技能、行为、态度等的全面考查,促进学生的知识、能力和素质全面提高。评定体系包括课程考核、实习考核、毕业考核三方面。

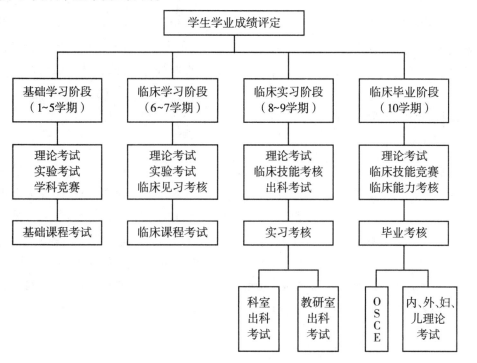

图1-4-1 学生学业成绩评定体系

(一)课程考核

人才培养方案中规定的全部必修课程和学生选择的选修课程均要进行考核。课程考核分为理论课程考核、实验课程考核、理论(含实践)课程考核,总成绩由平时成绩、实验成绩和期末成绩三部分组成。成绩组成由开课单位确定,并列入教学大纲。考核以教学大纲为依据进行命题。必修课考核一般采取闭卷笔试,通过纸质或网络考试的方式进行,成绩评定采用百分制。选修课考核采取闭卷、开卷、答辩、撰写专题报告、提交作品、学术论文等考核方式,成绩评定采用百分制,60(含)分以上为及格,60分以下为不及格。必修课考核不及格的课程,可参加重考或补考,重考或补考及格,成绩如实记载,绩点记为1.0。

1. 平时考试

平时考试采取平时测验、口试、课堂提问、作业、实验、读书心得、查阅文献资料、撰写学术论文、调查报告等形式。具体的考核方式,由任课教研室根据课程性质和内容决定。

2. 实验考试

实验考试主要包括实验报告撰写、实验素养评价、实验操作考核和实验设计考核。根据实验课程性质和实验项目类别,主要评价学生实验知识和实验技能掌握情况,验证性实验考核重点考查实验操作的科学性和规范性,综合性实验考核重点考查学生知识综合运用能力,设计性实验重点考查学生分析问题、解决问题的能力、科研思维和创新意识。

3. 期末考试

期末考试采取闭卷笔试,通过纸质或网络考试的方式进行。每门课程均须召开命题会,根据《试卷质量管理办法》制定双向细目表,保证命题质量,课程考试正考、重考、补考分对应 A、B、C 卷,三套试卷题量及难度相当。基础阶段课程考试注重考查学生对基本理论、基本知识、基本技能的理解掌握和综合分析、解决问题的能力以及批判性思维能力。临床阶段课程考试注重知识综合、问题解决,强化临床思维能力的考查。题型分为客观性试题和主观性试题。客观性试题包括选择题、填空题等。主观性试题包括简答题、论述题、案例分析题等。

(二)毕业实习考核

1. 平时考核

根据《毕业实习大纲》和《毕业实习考核手册》,临床科室从基本理论、临床技能操作、病历书写、医德医风、遵章守纪和工作行为态度等方面,对学生临床实习进行综合考查评价。同时采用 Mini – CEX、DOPS、SOAP 等方式开展形成性评价,注重反馈与改进。

2. 出科考核

毕业实习出科考核分临床科室和教研室两级进行,分为科室出科考试和教研室出科考试,考试包括理论考试和技能考试两种形式,考试成绩按一定比例计入学生实习成绩。

(三)毕业考核

学校毕业考试分理论和技能考核。安排在第 10 学期 4~5 月,全面考查临床医学生临床基本知识、基本理论和基本技能,重点考核学生知识综合能力、临床思维能力与解决临床实际问题的能力,选取内科学、外科学、妇产科学、儿科学为考试科目。

1. 理论考试

以执业医师考试试题为主要题型,命题审题专家须根据大纲要求及考核要求设计命题细目表,保证命题质量。考试内容包括内、外、妇、儿等各科临床常见病、多发病,适当兼顾神经科、精神科、传染科以及人文社会学科知识等方面的内容。考核发病机制、辅助检查与结果判读、诊断与鉴别诊断、治疗措施等相关知识。

2. 技能考核

实行多站式考核,考核包括病史采集、体格检查、运用诊断性辅助检查、临床诊断、医疗决策与执行、医患关系处理、职业态度等多方面的临床能力。考试由教务处统筹安排,国家级临床技能中心具体实施。详见表 1-4-1。

表 1-4-1 客观结构化临床考试(OSCE)内容设计

考站	考试内容	考试方法	考试时间(分钟)
第1站	病史采集	问诊 + SP	10
第2站	医患沟通	情景 + SP	8
第3站	体格检查	体格检查 + SP	15
第4站	内科操作技能	穿刺术	15
第5站	外科操作技能 Ⅰ	无菌术	15
第6站	外科操作技能 Ⅱ	切开、缝合、拆线	15
第7站	急救	心肺复苏	5
第8站	妇产科技能	妇科/产科检查	5
第9站	护理操作技能	吸痰吸氧/导尿术/胃管置入术	15
第10站	心电图分析	机考	5
第11站	影像诊断	机考	5
第12站	实验室结果判读	机考	5
第13站	综合(临床思维)	笔试	60

(四)考试改革

学校出台了《关于课程考核改革试点工作的实施意见》和《关于加强形成性评价的意见》等文件,全面推动学生学业评价体系改革,积极倡导包括"翻转课堂、综合测试、课堂答辩、调研报告、开卷考试、技能操作、上机操作、作品制作、竞赛"等形式在内的形成性评价与终结性评价相结合的多元化考核方式,注重考核内容向综合性转变,成绩评定向全面性转变,引导课程教学体系和教学内容变革,突出大学生知识、能力、素质的全面培养,逐步建立符合现代高等教育教学规律的考核制度和评价体系。至今,学校共有140余门课程开展了课程考核改革,有102门课程近9000人次参与网络考试,计算机基础课程实行"以证代考",临床医学专业注重与执业准入考试及考研相结合,推行客观结构化考试。

1. 形成性评价

形成性评价覆盖了理论教学和实践教学的各环节,采取平时作业/实验报告/小论文评价、随堂测验与阶段性测试、小组学习汇报与评价、PBL教学形成性评价、实验技能操作评价、社会实践活动评价、见习实习记录评价与形成性评价。详见表1-4-2。

表1-4-2 形成性评价的形式和基本内容

评价形式	基本内容
平时作业/实验报告/小论文评价	指导教师对提交作业、实验报告、小论文、研究报告、案例分析、学习总结等进行评阅和反馈。
随堂测验与阶段性测试	指导教师运用手机APP、微信、网络教学平台、网络题库与考试系统等在学习过程中开展若干次无纸化考核,考核内容与讲授内容同步,计算机分析得出知识点正答率,反馈成绩和教学。
小组学习汇报与评价	课程教学中指导教师根据小组讨论及汇报情况进行点评和反馈。
PBL教学形成性评价	PBL教学中,指导教师根据学生参加、发言、发言提纲、总结他人观点、参加讨论的体会等记录情况给予评价和反馈,并开展组内和组间评价。
实验技能操作评价	指导教师根据技能操作应达到的要求和学生的能力反应进行点评和反馈。
社会实践活动评价	课程内的实践教学或各类社会实践活动中,指导教师根据学生在教学实践活动(参与、体验、感受、操作等)中的综合表现进行点评和反馈。
见习实习记录评价与形成性评价	见习实习教学中,根据见习、实习考核手册,从基本理论、临床技能操作、病历书写、医德医风、遵章守纪和工作行为态度等方面,对学生临床实习进行综合考查评价。同时采用Mini-CEX、DOPS、SOAP等方式开展形成性评价,注重反馈与改进。

2. 客观结构化临床考试(OSCE)

客观结构化临床考试(OSCE)注重考核学生理论素质与实践能力,强调规范,讲求效果,循序渐进,形成富有学校特色的多站式技能考核系统。考核站数为 13 站,考站设置分长站和短站,包括病史采集、医患沟通站、体格检查站、内(儿)科操作站、外科技能站、外科操作站、急救站、妇产科技能站、护理技能站、心电图分析站、影像学站、辅助检查站(实验室结果判读)、综合站(笔试)。

3. 试题库建设与网络考试

学校采取多种形式建设题库,用于终结性考核和形成性测试,并利用题库推行网络考试。引进了南方医科大学考易网络题库与考试系统和人民卫生出版社中国医学教育题库。基础课程及临床课程建设了不同规模的试题库,并已用于期中、期末在线考试。规范的考题题库建设,为有效分析课程考试成绩、提高考试分析的质量奠定了基础。

4. 教学平台在线测试

一是利用网络教学综合平台开展理论在线学习及测试,医学所有主干课程均在网络教学综合平台上建立课程网站,在平时教学考核过程中发挥了重要的作用。二是课堂教学中运用"雨课堂""问卷星"等教学软件,开展随堂测试或阶段性测试,实时统计分析评价数据,即时反馈教学效果。三是通过医学虚拟仿真实验教学中心网络平台,在机能学实验、生物化学实验中开展线上实验教学。学生在进行虚拟实验操作时,系统会及时将错误操作反馈给学生,并显示正确的知识和操作;学生学习时,平台会记录学生的学习进度以及虚拟实验操作的成绩,教师可以据此分析学生学习中存在的问题,并反馈给学生,以便予以改进。

二、考试和学习之间的关系

评价活动必须围绕培养目标和课程的目的与要求,有利于促进学生的学习。提倡进行综合考试,以鼓励学生融会贯通地学习;提倡学生自我评估,以促进学生主动学习能力的形成。考试频次和类型应注意发挥考试对学习的导向作用,避免负面作用。

(一)目标导向,通过考试促进人才培养目标的实现

人才培养目标依托课程教学目标来实现,学校依据人才培养方案制订各门课程教学大纲,设计课程教学内容,设置教学环节,确定考核方式和评价手段。考试

围绕人才培养目标的知识、能力、素质要求,科学设置考核内容、试题难度、考核方式等,对学生进行综合评价。

(二)问题导向,通过考试持续改进教师教学和学生学习

课程考核是教师教学和学生学习成长的重要评价指标。一是教师对课程考试结果进行总结和分析,发现教学中的问题和不足,针对性地完善教学内容、改革教学方法和评价方式,不断提升教学质量。二是通过考试促进学风和学习方式的转变。学校通过完善学业成绩评定体系和标准,合理安排考试频次,整合优化考核内容,鼓励学生融会贯通和自主学习;应用形成性评价方法引导学生重视平时积累,检查学习过程,审视学习效果,改进学习方法,提高学习效率。如依托网络教学综合平台的 MOOC、SPOC 等促进学生自主学习、提交作业、师生互动、自测自练和反馈各类考试参考答案。网络选修课采取线上考试,在线反馈学习效果,实现学生自我检测、自我评估。通过开放诊断、影像、解剖、虚拟仿真、计算机等实验室和机房,安排专人值班,引导学生自我学习探索、同伴评价等,完成自我学习。

(三)能力导向,通过考试促进岗位胜任力的达成

以能力提升为主线,以岗位胜任力为导向,根据课程教学目的和要求,科学设置考试内容和考核方式,在理论考试中,增加综合理解应用题型的比重,着重考查学生综合分析能力;实验考试中,注重对分析和解决问题能力、科研思维和创新意识的考查;实践考核中,注重对临床技能、人文关怀、医患沟通能力、临床思维等进行综合评价。在形成性评价中,关注学生团队协作、自主学习能力、批判性思维的考查。

三、考试结果分析与反馈

在所有考试完成后必须进行基于教育测量学的考试分析,要将分析结果以适当方式反馈给有关学生、教师和教学管理人员,并将其用于改进教与学。考试分析包括整体结果、考试信度和效度、试题难度和区分度,以及专业内容分析。学校制订了《考试管理办法》《试卷质量管理办法》《毕业实习管理办法》《学生成绩管理规定》等文件,要求每门课程考试结束后进行考试结果分析、反馈和考试总结工作。建立了包含校长信箱、师生意见箱、网上评教系统、问卷星、调查问卷、教学相长会、教学督导组反馈等在内的多渠道评价反馈系统。教务处、教育教学质量控制中心负责全面系统收集和分析教师和学生的反馈意见,考试结束后,开展基于教育测量

学的考试分析,获得有效的信息,提出问题和改进措施,通报评测结果,为改进考试管理工作提供决策依据。

(一)考试结果分析

对考试成绩上报与分析做出明确要求,要求考试成绩分布合理,不得随意加分和减分。教研室对各次考试进行成绩与试卷分析,并写出考试总结。

考试总结中对试卷整体质量进行分析,包括考试结果对比双向细目表,查看与命题设计的预期是否相符;结合教学大纲,分析考试内容难度与教学大纲和考核标准的符合程度;试卷题型和分值分布是否合理,是否达到课程教学目的与要求;基于教育测量学,分析考试成绩的分布状态、标准差、区分度、平均分和难易度等;对于学生失分较多的考题,总结分析原因;根据考试结果和分析情况,总结考务管理、教师教学和学生学习中存在的问题,提出今后改进的办法和措施。

(二)分析结果反馈

1. 向学生反馈

课程考试结束后,教研室通过网络教学综合平台的 MOOC、SPOC 或"问卷星"、QQ 群、微信群等发布考试参考答案,用于指导学习改进。考试成绩发布后,学生可通过教务系统或教务处微信公众号查询考试总成绩及各分项成绩,了解自己的学习情况。学生对反馈的学习成绩情况如有疑问的,可在成绩发布一周内按程序申请复查。

2. 向教师反馈

教研室根据学生成绩分析情况及答题得分情况,进行考试结果分析,填写《课程成绩分析单》,分析学生学习情况,教师教学情况,从考试反映的问题及对试卷进行评价分析,从而得出本次的考试质量分析报告,教研室在集体备课环节,向教师反馈教学中存在的问题及改进措施,指导下一轮次的教学与考试命题工作。

3. 向管理人员反馈

教务处通过教务系统的成绩管理模块、统计分析报表中的课程考核分析单,了解各门课程的考核分析情况,并对成绩分析结果存在较大问题的课程通过教学检查工作进行检查和督导,督促教学单位整改,并在下一轮教学工作中切实践行。

四、考试管理

(一)考核管理机构与管理制度

管理部门必须制定有关考试具体的管理规章制度,建立专门的组织,规定相应的人员负责。医学院校应该对教师开展考试理论的培训,以提高命题、考试质量。

1. 考核管理机构

课程考核工作实行校、院、教研室三级管理体制和运行机制。分管教学工作的副校长负责学校考试工作的组织领导,教务处负责考试的具体组织与管理,包括考试安排、试题库建设、试卷审核、试卷印发、监考培训、成绩管理、考风考纪建设等;二级学院负责本院考务管理、考务协调与考风考纪建设工作;教研室负责考试命题、试卷评分工作。

2. 考核管理制度

学校制定了《考试管理办法》和《试卷质量管理办法》等规章制度,对考试的组织、命题与制卷、阅卷、成绩记载、考试分析、试卷管理、监考与巡考、违纪及作弊的认定与处理等全过程进行全面规范管理,并将试卷检查列入每学期三期教学检查的重点检查项目。硬件设施方面,试卷印制、保管场所及各考场均已实现全视频监控。临床医学相关专业各课程采用统一考核时间、统一命题、统一阅卷的方式,由教务处安排,课程由所属学院具体实施。

3. 考风建设

学校成立了校领导牵头,教务处、学生工作处、纪委监察、校专家督导组等部门组成的考试工作领导小组,建立了校领导、教学督导组专家和各级教学管理人员共同参与的考试巡查机制,开展考务管理监控、考试安全检查与考试巡视督查等工作,现场协调处理考试相关工作,翔实记录巡考情况。同时,学校与各学院齐抓共管,开展考风考纪建设与诚信教育宣传活动,促进考风和学风建设。

(二)考试培训

学校在组织考试时,严格选聘监考教师并对监考老师进行监考培训。选派考试管理人员到省招生考试院或到市教育局参加考务培训;选派骨干教师到台湾、广东、江苏等高校参加培训;邀请专家来校举办考试命题技术培训,通过教学例会、考务管理培训会、网络题库与考试分析系统培训会、试卷建档规范培训会等,促进教师和管理人员学习提升,相互交流,规范考试管理工作。

(三)考试工作检查

考试工作是每学期三期教学检查的一项重要内容。每学期初对上一学期的考试试卷进行专项检查,采取以院(系)自查为主、学校抽查为辅的方式组织,检查内容主要包括卷面质量、试卷与答案、成绩评定、考核分析和考核资料管理等。通过督导专家评分、教务处和教育教学质量控制中心对试卷成绩抽查核实等形式,对各学院考试工作进行全面评价。教育教学质量控制中心汇总检查结果形成报告,及时反馈给各学院和教研室,对发现的问题及专家提出的意见和建议进行整改,提高命题和考试质量,规范考试管理。

第五节　临床医学专业三类专业培养方案

一、临床医学专业(普通班)培养方案

专业名称:临床医学
专业代码:100201K

(一)培养目标

培养具有扎实的医学基本理论、基本知识和基本技能,一定的预防医学知识,具备初步临床能力、自主学习与终身学习能力,拥有良好的职业素养、人文素养和科学素养,能在各级医疗机构、疾病预防控制中心、医学院校等单位从事医疗、教学、科研和公共卫生等工作的高素质应用型人才。

(二)培养要求

1. 思想道德与职业素质要求

(1)遵纪守法,树立科学的世界观、人生观、价值观和社会主义荣辱观,热爱祖国,忠于人民,愿为祖国卫生事业的发展和人类身心健康奋斗终身。

(2)珍视生命,关爱病人,具有人道主义精神;将预防疾病、驱除病痛作为自己的终身责任;将提供临终关怀作为自己的道德责任;将维护民众的健康利益作为自己的职业责任。

(3)树立终身学习观念,认识到持续自我完善的重要性,不断追求卓越。

(4)具有与病人及其家属进行交流的意识,使他们充分参与和配合治疗计划。

(5)在职业活动中重视医疗的伦理问题,尊重患者的隐私和人格。

(6)尊重患者个人信仰,理解他人的人文背景及文化价值。

(7)实事求是,对于自己不能胜任和安全处理的医疗问题,应该主动寻求其他医师的帮助。

(8)尊重同事和其他卫生保健专业人员,有集体主义精神和团队合作开展卫生服务工作的观念。

(9)树立依法行医的法律观念,学会用法律保护病人和自身利益。

(10)在应用各种可能的技术去追求准确的诊断或改变疾病的进程时,应考虑病人及其家属的利益,并注意发挥可用卫生资源的最大效益。

(11)具有科学态度、创新和分析批判精神。

(12)履行维护医德义务。

2. 知识要求

(1)掌握与医学相关的数学、物理学、化学、生命科学、行为科学和社会科学等基础知识和科学方法,并能用于指导未来的学习和医学实践。

(2)掌握生命各阶段人体的正常结构和功能及正常的心理状态。

(3)掌握生命各阶段各种常见病、多发病的发病原因,认识到环境因素、社会因素及行为心理因素对疾病形成与发展的影响,认识到预防疾病的重要性。

(4)掌握生命各阶段各种常见病、多发病的发病机理、临床表现、诊断及防治原则。

(5)掌握基本的药理知识及临床合理用药原则。

(6)掌握正常的妊娠和分娩、产科常见急症、产前及产后的保健原则,以及计划生育的医学知识。

(7)掌握全科医学基本知识,掌握健康教育、疾病预防和筛查的原则,掌握缓解与改善疾患和残障、康复以及临终关怀的有关知识。

(8)掌握临床流行病学的有关知识与方法,理解科学实验在医学研究中的重要作用。

(9)掌握中国中医学(民族医学)的基本特点,了解中医学(民族医学)诊疗基本原则。

(10)掌握传染病的发生、发展、传播的基本规律,掌握常见传染病的防治原则。

3. 技能要求

(1)具有全面、系统、正确地采集病史的能力。

（2）具有系统、规范地进行体格及精神检查的能力，规范书写病历的能力。

（3）具有较强的临床思维和表达能力。

（4）具有内科、外科、妇产科、儿科等各类常见病、多发病的诊断、处理能力。

（5）具有一般急症的诊断、急救及处理能力。

（6）具有根据具体情况选择使用合适的临床技术，选择最适合、最经济的诊断、治疗手段的能力。

（7）具有运用循证医学的原理，针对临床问题进行查证、用证的初步能力。

（8）具有从事社区卫生服务的基本能力。

（9）具有与病人及其家属进行有效交流的能力。

（10）具有与医生、护士及其他医疗卫生从业人员交流的能力。

（11）结合临床实际，能够独立利用图书资料和现代信息技术研究医学问题及获取新知识与相关信息，能用一门外语阅读医学文献。

（12）能够对病人和公众进行有关健康生活方式、疾病预防等方面知识的宣传教育。

（13）具有自主学习和终身学习的能力。

（三）学制和时间分配

（1）标准学制为 5 年，实行有限弹性学制。最长修业年限在标准学制的基础上延长两年，即最长修业年限为 7 年。

（2）时间分配，按周计算，共 249 周。其中教学 129 周，毕业实习 48 周，考试 18 周，入学教育和毕业教育 2 周，社会实践和军训 8 周，机动 12 周，假期 32 周。详见表 1-5-1。

表 1-5-1 临床医学专业时间分配

单位：周

学年	教学	机动	考试	入学及毕业教育	社会实践及军训	毕业实习	假期	总计
一	32	2	4	1	4		9	52
二	34	3	4		2		9	52
三	34	3	4		2		9	52
四	29	3	4	1		10	5	52
五		1	2			38		41
总计	129	12	18	2	8	48	32	249

(四)主干学科及主要课程

1. 主干学科

基础医学、临床医学。

2. 专业核心课程

诊断学、内科学、外科学、妇产科学、儿科学。

3. 专业基础课程

系统解剖学、组织胚胎学、细胞生物学、生物化学、生理学、病理学、医学免疫学、病理生理学、病原生物学、机能学实验、药理学、预防医学、循证医学、医学遗传学等。

4. 主要专业课程

耳鼻喉科学、眼科学、皮肤性病学、口腔科学、全科医学、麻醉学、医学影像学、手术学、神经精神病学、传染病学、中医学、临床技能培训等。

5. 主要专业实验

系统解剖学实验、组织胚胎学实验、细胞生物学实验、医学遗传学实验、机能学实验、生物化学实验、病原生物学实验、医学免疫学实验、病理学实验、诊断学实验、手术学实验、临床技能培训等。

(五)课程体系设置

课程设置涵盖通识教育课程平台、专业基础教育课程平台、专业教育课程和实践创新教育四个平台,包括必修课程和选修课程。

1. 通识教育课程平台

通识教育必修课5个模块如下。

(1)思想政治课程模块:思想道德与法治、毛泽东思想和中国特色社会主义理论体系概论、习近平新时代中国特色社会主义思想概论、马克思主义基本原理、形势政策、贵州省情、中国近现代史纲要。

(2)身心素质课程模块:军事理论、大学体育、大学生心理健康、军事技能、医学心理、劳动教育。

(3)语言文化课程模块:生态文明教育、大学英语、医学英语、中国传统文化。

(4)创新创业课程模块:创业基础、职业生涯规划与就业指导、文献检索、科研方法。

（5）自然/行为与人文社会科学课程模块：医学伦理学、卫生法学、医用物理学、计算机基础、高等数学、基础化学、有机化学。

通识教育选修课根据实际情况进行动态调整，主要涉及生命科学与身体健康、文化经典与文化传承、社会热点与国际视野、哲学与批判思维、语言技能与社交礼仪、科技进步与科学精神、艺术与审美、就业与创业等课程。

2. 专业基础教育平台

生物科学与基础医学课程模块：系统解剖学、组织胚胎学、细胞生物学、生物化学、生理学、病理学、医学免疫学、病理生理学、病原生物学、机能学实验、药理学、预防医学、循证医学、医学遗传学。

3. 专业教育课程平台

专业教育课必修平台2个模块如下。

（1）专业核心课程模块：诊断学、内科学、外科学、妇产科学、儿科学。

（2）专业素质课程模块：耳鼻喉科学、眼科学、皮肤性病学、口腔科学、全科医学、麻醉学、医学影像学、手术学、神经精神病学、传染病学、中医学、临床技能培训。

专业教育课选修平台1个模块，即专业拓展课程模块，包括局部解剖学、核医学、肿瘤病学、法医学、临床医学 PBL 课程、基础医学 PBL 课程、针灸学、急诊医学、康复医学、老年医学、社会医学、医学社会学、卫生经济学、医学神经生物学、卫生事业管理、实验室安全教育等。

4. 实践与创新教育平台

实践创新平台主要目的在于培养学生将所学理论知识应用到实践中以解决实际问题，实现理论与实践的有机结合，强化动手能力和社会实践能力，培养学生临床思维能力及解决临床问题的能力。主要包括早期接触临床、课内实验、独立设置的实验课、临床见习与实习、社会实践、创新学分等。

（六）教学计划基本框架

本专业教学总学分最低应达到 279.3 学分：必修课总学时 3300 学时，计 185.3 学分；通识教育选修课 12 学分，专业素质拓展选修课 6 学分，第二课堂 20 学分；毕业实习 48 学分，毕业考试 8 学分。

（七）主要教学方法及手段

课堂讲授、小组讨论、翻转课堂、床旁教学等。

（八）见习及毕业实习

在临床医学专业课程授课期间，各教研室根据教学内容安排见习时间。

毕业实习共安排 48 周：内科 12 周、外科 12 周、妇产科 6 周、儿科 6 周、神经内科 3 周、传染科 3 周、急诊科 3 周、心电图科 3 周。

（九）课程评价及成绩考核

为检查教学效果，衡量学生的知识和技能水平，促进教学内容和教学方法的改革，提高教学质量，各门课程均要进行考核。必修课考核形式分考试、考查两种。考核可采用闭卷、开卷或其他方式进行。选修课可采取更为灵活的考核形式。各门课程可根据本学科的特点和要求，重点考查学生的基础知识和基本理论以及学生自学、综合分析问题和灵活运用所学知识解决实际问题的能力。实习期间开展出科理论考试和技能操作考核，毕业实习结束后，进行专业课程综合考试，重点考查学生对专业理论综合知识的掌握水平。同时根据实际条件，实施客观结构化临床技能考试（OSCE），检验毕业生的临床实践操作水平和临床思维能力。

（十）毕业考试

临床医学专业毕业考试科目为内科学、外科学、妇产科学、儿科学，均为 2 学分。

（十一）毕业及学位授予

具有正式学籍的学生，德智体美劳合格，按要求修完教学计划规定的全部必修课程且成绩合格，选修课程达到学校基本要求，总学分达到本专业所修课程最低学分 279.3 学分，通识选修 12 学分中，美育艺术类课程的选修必须达到 2.0 学分，国家体质测试成绩达 50 分及以上，准予毕业，颁发毕业证书；经审查符合《中华人民共和国学位条例》以及《学士学位授予实施细则》者，授予医学学士学位。

（十二）教学计划表

临床医学专业（普通班）教学计划表，详见表 1 - 5 - 2；第二课堂安排及要求，详见表 1 - 5 - 3。

表 1-5-2 临床医学专业（普通班）教学计划

课程类别		序号	课程名称	课程编码	学分	学时分配			各学期周学时									
						总学时	理论学时	实验实践	一	二	三	四	五	六	七	八	九	十
									15	17	17	17	17	17	17	12		实习48周
通识教育课	思想政治	1	思想道德与法治	TB180701	3.0	54	46	8	3.6									
		2	毛泽东思想和中国特色社会主义理论体系概论	TB180201	3.0	54	46	8			3.2							
		3	习近平新时代中国特色社会主义思想概论	TB180202	3.0	54	54	0		3.2								
		4	马克思主义基本原理	TB180301	3.0	54	46	8				3.2						
		5	贵州省情	TB180302	1.0	18	18				1.1							
		6	中国近现代史纲要	TB180101	3.0	54	46	8		3.2								
必修		7	形势与政策	TB180601	2.0	36	36	0	0.3	0.3	0.3	0.3	0.3	0.3	0.3	0.3		
	身心素质	8	军事技能	TB210102	2.0	2周（112学时）		2周（112学时）	2周（112学时）									
		9	军事理论	TB210101	2.0	36	36		2.4									
		10	大学体育	TB120101	8.0	144	16	128	2.0	2.0	2.0	2.0						
		11	医学心理学	TB040401	2.0	36	36							2.1				
		12	大学生心理健康教育	TB040501	2.0	36	18	18	2.4									
		13	劳动教育	TB220103	1.8	32	16	16		1.9								

续表1

课程类别		序号	课程名称	课程编码	学分	学时分配 总学时	理论学时	实验实践	各学期周学时 一(15)	二(17)	三(17)	四(17)	五(17)	六(17)	七(17)	八(12)	九 实习	十 实习
通识教育课 必修	语言文化	14	医学英语	TB130601	1.7	30	30							1.8				
		15	生态文明教育	ZB030703	0.9	16	16		1.1									
		16	大学英语	TB130501	10.0	180	180		3.2	2.8	2.8	2.1						
		17	中国传统文化	TB180401	1.0	18	18			1.1								
	创新创业	18	创业基础	TB220102	2.0	36	36					2.1						
		19	职业生涯规划与就业指导	TB220101	2.1	38	38		0.9		0.4				0.9			
		20	科研方法	TB030101	1.0	18	18									1.1		
		21	文献检索	TB190101	1.3	24	16	8		1.4								
	行为与人文社会科学	22	医学伦理学	TB260101	2.0	36	28	8					2.1					
		23	卫生法学	TB040301	1.3	24	24						1.4					
	自然科学	24	医用物理学	ZB171201	2.7	48	32	16	3.2									
		25	计算机基础	TB150101	1.6	28	21	7	1.8									
		26	高等数学	TB150104	2.0	36	36		2.4									
		27	基础化学	ZB140207	2.2	40	28	12	2.7									
		28	有机化学	ZB140208	3.7	66	42	24		3.8								
小计					71.3	1246	977	269	26.0	16.5	13.0	9.7	3.8	4.2	2.3	0.3		

续表2

课程类别		序号	课程名称	课程编码	学分	学时分配 总学时	理论学时	实验实践	一 15	二 17	三 17	四 17	五 17	六 17	七 17	八 12	九	十 实习
专业教育课	专业基础必修	29	系统解剖学	ZB170701	5.6	100	40	60		5.9								
		30	组织胚胎学	ZB171401	4.4	80	44	36		4.7								
		31	细胞生物学	ZB171301	2.9	52	28	24			3.1							
		32	生物化学	ZB170901	5.8	104	72	32			6.1							
		33	生理学	ZB170801	3.8	68	68				4.0							
		34	病理学	ZB010102	6.2	112	64	48				6.6						
		35	医学免疫学	ZB170601	3.1	56	36	20				3.3						
		36	病理生理学	ZB170101	2.7	48	48					2.8						
		37	病原生物学	ZB171001	6.4	116	72	44				4	2.8					
		38	机能学实验	ZB170201	3.3	60	0	60					3.5					
		39	药理学	ZB230102	3.8	68	68						4					
		40	预防医学	ZB030104	6.7	120	80	40				3.5	3.5					
		41	循证医学	ZX030102	2.0	36	36							2.1				
		42	医学遗传学	ZB171501	2.2	40	28	12					2.4					
小计					58.9	1060	684	376	0.0	10.6	13.2	20.2	16.2	2.1	0.0	0.0		

续表3

课程类别		序号	课程名称	课程编码	学分	学时分配			各学期周学时									
						总学时	理论学时	实验实践	一 15	二 17	三 17	四 17	五 17	六 17	七 17	八 12	九 实习	十 实习
专业教育课	专业核心 必修	43	诊断学	ZB011701	7.9	142	74	68					8.3					
		44	内科学	ZB011001	8.3	150	110	40						5.2	3.6			
		45	外科学	ZB011401	7.4	134	94	40						4.8	3.1			
		46	妇产科学	ZB010402	4.4	80	60	20							4.7			
		47	儿科学	ZB010202	4.1	74	54	20							4.4			
		48	耳鼻喉科学	ZX010301	1.1	20	20	0								1.7		
		49	眼科学	ZX011501	1.2	22	22	0								1.8		
		50	皮肤性病学	ZX011101	1.1	20	20	0								1.7		
		51	口腔科学	ZX080601	1.0	18	18	0								1.5		
		52	全科医学	ZX270101	2.0	36	36									3.0		
	专业素质	53	麻醉学	ZB090102	1.3	24	24							1.4				
		54	医学影像学	ZB160206	3.8	68	34	34						4.0				
		55	手术学	ZB011301	2.0	36	0	36						2.1				
		56	神经精神病学	ZB011202	2.8	50	50	0							2.9			
		57	传染病学	ZB010501	1.7	30	30	0								2.5		
		58	中医学	ZB011801	3.0	54	54							3.2				
		59	临床技能培训	ZB012001	2.0	36	0	36							2.1			
小计					55.1	994	700	294	0.0	0.0	0.0	0.0	8.3	20.7	20.8	12.2		

续表4

课程类别	序号	课程名称	课程编码	学分	学时分配			各学期周学时									
					总学时	理论学时	实验实践	一	二	三	四	五	六	七	八	九	十
								15	17	17	17	17	17	17	12	实习	实习
专业教育课 专业必修 专业拓展	60	局部解剖学	ZX170701	3.1	56	14	42			3.3							
	61	核医学	ZX010601	1.2	22	22						1.3					
	62	肿瘤病学	ZX011901	1.1	20	20								1.2			
	63	法医学	ZX020101	1.3	24	24					1.4						
	64	临床医学 PBL 课程	ZX011001	1.3	24	24							1.4				
	65	基础医学 PBL 课程	ZX170301	1.3	24	24						1.4					
	66	针灸学	ZX011601	2.0	36	24	12								3.0		
	67	急诊医学	ZB010701	1.1	20	20								1.2			
	68	康复医学	ZX010801	2.0	36	36									3.0		
	69	老年医学	ZX012201	2.0	36	36									3.0		
	70	社会医学	ZX040224	1.0	18	18				1.1							
	71	医学社会学	ZX260103	1.0	18	18			1.1								
	72	卫生经济学	ZX040308	1.0	18	18					1.1						
	73	医学神经生物学	ZX011201	3.0	54	54						3.2					

续表5

课程类别		序号	课程名称	课程编码	学分	总学时	理论学时	实验实践	一	二	三	四	五	六	七	八	九	十 实习
									15	17	17	17	17	17	17	12		
专业教育课	专业拓展必修	74	卫生事业管理	ZX040225	1.3	24	24	0	0.4									
		75	实验室安全教育	ZT233u005	0.3	6	6	0					1.4					
	小计				24	436	382	54	0.4	1.1	4.4	2.5	7.3	1.4	2.4	9.0	0	
必修课合计					185.3	3300.0	2361.0	939.0	26.0	27.1	26.2	29.9	28.3	27.0	23.1	12.5		48.0

通识教育必修学分71.3学分,占总学分的25.49%

专业基础必修学分58.9学分,占总学分的21.09%

专业课必修学分55.1学分,占总学分的19.73%

临床实习48学分,占总学分的17.19%

毕业考试8学分,占总学分的2.86%

综合能力培养(含通识选修课程12学分,专业拓展课6学分,第二课堂教育20学分)学分38学分,占总学分的13.61%

毕业应取得最低总学分(279.3学分)

表 1 - 5 - 3　第二课堂安排及要求

参加文化、科学、体育竞赛	国家级	一等奖	4.0	活动组织部门
		二等奖	3.5	
		三等奖	3.0	
	省级	二等奖	2.5	
		三等奖	2.0	
	校级	一等奖	2.0	
		二等奖	1.5	
		三等奖	1.0	
参加大学英语等级考试	四级	合格	2.0	二级院系
	六级	合格	3.0	
参加全国计算机等级考试	二级	合格	2.0	
	三级	合格	3.0	
参加国家认可的各类资格证考试		通过考试获得相应证书	1.0~2.0	
发表学术论文、申请获得专利		根据不同级别	2.0~5.0	科技处
参加科研及创新实践活动		根据成绩及贡献大小	0.5~5.0	活动组织部门
参加创业行动队活动		承办创新创业大赛	0.5~1.5	活动组织部门
		组建项目团队完成创业训练,并形成报告材料	0.5~5.0	
		实施创业,进行工商登记并运营3个月以上	5.0~8.0	
参加学术活动/讲座	校级	撰写综述1篇被评为"合格"	1.0	
		经主办单位审核认可	0.5/次	

续表

参加思想政治教育相关主题社会实践活动		提交调查报告或其他文字材料,被评为"合格"	1.0~2.0	活动组织部门及院系
参加各类志愿者服务		满10次为1分	1.0~3.0	
加入学校社团组织或担任学生干部、加入大学生自律委员会、担任新生军训大学生教官		年度评为合格	2.0	主管部门
学生参加学校公益劳动,在完成有关规定任务后		满10次为1分	1.0~3.0	二级院系
早期接触专业实践教育(如医学生利用寒暑假参加专业相关医疗实践、卫生管理专业学生参加卫生行政部门实践等)		根据专业特点进行设置,每完成一项计2.0分	2.0	
*劳动教育		普通本科学生须完成4学分,专升本学生须完成2学分,具体计分细则由各院系制定	2.0~4.0	各院系
经教务处审核同意的其他可加分项目		根据具体情况认定相应学分	0.5~3.0	教务处

注:加 * 项目为必选项目。

二、临床医学专业(卓越班)培养方案

专业名称:临床医学

专业代码:100201K

(一)培养目标

着眼"少而精、高水平、国际化"的目标,服务健康中国战略,培养适应医疗卫生事业发展需要,德智体美劳全面发展,拥有崇高的政治信仰和强烈的社会责任感,兼具宽厚的人文情怀和职业素养,具备坚实的基本知识、基础理论和基本技能,富有国际视野、科学精神、创新能力和发展潜能,能够胜任临床医疗、医学科学研究和医学教育与医疗管理工作的拔尖创新型卓越医学人才,且赋能未来,为塑造优秀未来医生和医学科学家奠定良好的发展基础。

1. 专业素质要求

(1)遵纪守法,热爱祖国,忠于人民,具有科学的世界观、人生观、价值观和社会主义荣辱观。

(2)珍视生命,关爱病人,具有人道主义精神;将预防疾病、驱除病痛作为自己的终身责任;将提供临终关怀作为自己的道德责任;将维护民众的健康利益作为自己的职业责任。

(3)具有终身学习观,认识到持续自我完善的重要性,不断追求卓越。

(4)具有较强的医患沟通能力,能使病人与家属充分参与和配合治疗计划。

(5)尊重患者隐私与人格,重视医学伦理。

(6)具有良好的社会礼仪和文化修养,尊重患者个人信仰,理解他人的人文背景及文化价值。

(7)具有良好的心理素质,实事求是,对于自己不能胜任和安全处理的医疗问题,能主动寻求其他医师的帮助。

(8)具有良好的集体主义和团队合作精神。

(9)依法行医,会用法律保护病人和自身的权益。

(10)在应用各种可能的技术去追求准确的诊断或改变疾病的进程时,应考虑到病人及其家属的利益,并注意发挥可用卫生资源的最大效益。

(11)具有科学态度、创新和分析批判精神。

2. 专业知识要求

(1)掌握与医学相关的数学、物理学、化学、生命科学、行为科学和社科学等基

础知识和科学方法,并能用于指导未来的学习和医学实践。

(2)掌握生命各阶段人体的正常结构和功能,正常的心理状态。

(3)掌握生命各阶段各种常见病、多发病的发病原因,认识到环境因素、社会因素及行为心理因素对疾病形成与发展的影响,重视疾病的预防。

(4)掌握生命各阶段各种常见病、多发病的发病机理、临床表现、诊断思维及防治原则。

(5)掌握基本的药理知识及临床合理用药原则。

(6)掌握全科医学基本知识,掌握健康教育、疾病预防和筛查的原则,掌握缓解与改善疾患和残障、康复以及临终关怀的有关知识。

(7)掌握临床流行病学的有关知识与方法,理解科学实验在医学研究中的重要作用。

(8)掌握中医学的基本特点,了解中医学诊疗基本原则。

(9)掌握传染病的发生、发展与传播的基本规律,掌握常见传染病的防治原则。

3. 专业技能要求

(1)全面、系统、正确地采集病史的能力。

(2)系统、规范地进行体格及精神检查的能力,规范书写病历的能力。

(3)较强的临床思维和表达能力。

(4)内科、外科、妇科、儿科等常见病及多发病的诊断、处理能力。

(5)一般急症的诊断、急救及处理能力。

(6)根据具体情况选择使用合适的临床技术,选择最适合、最经济的诊疗手段的能力。

(7)运用循证医学的原理,针对临床问题进行查证、用证的初步能力。

(8)从事社区卫生服务的基本能力。

(9)具有与病人及其家属进行有效交流的能力。

(10)具有与医生、护士及其他医疗卫生从业人员有效沟通的能力。

(11)具有对患者和公众进行有关健康生活方式、疾病预防等方面知识的宣传教育能力。

(12)结合临床实际,能够独立运用图书资料和现代信息技术研究医学问题及获取新知识与相关信息。

(13)了解科学实验在医学研究中的重要作用,懂得科学研究的基本规律和方法。逐步提高发现问题、分析问题、解决问题及终身学习的能力,获得从事本专业科学研究工作的初步训练。

（14）能用英语熟练阅读本各个学科专业的外文资料和书刊，并能用外语和外籍就诊患者进行有效沟通，和外籍专家进行讨论学习。

（15）具有自主学习、终身学习和自我提升的能力。

4. 科研要求

（1）结合临床实际具备发现问题的能力、思维和习惯。

（2）能熟练使用各类平台查阅文献。

（3）具备分门别类管理各种信息、数据、文献、资料的能力。

（4）能用设计试验来完成比较、筛选、摸索、验证、解析等。

（5）具备实验组织及实施的能力。

（6）具备基本科研表达能力，能够撰写研究进展、学术论文、毕业论文，能够自然顺利地讲述自己的科研成果。

（二）修业年限与时间分配

（1）标准学制为5年，实行有限弹性学制。最长修业年限在标准学制的基础上延长两年，即最长修业年限为7年。

（2）修业时间分配，按周计算。详见表1-5-4。

表1-5-4 临床医学专业（卓越班）修业时间分配

单位：周

学年	教学	机动	考试	入学及毕业教育	社会实践及军训	毕业实习	假期	总计
一	32	2	4	1	4		9	52
二	34	3	4		2		9	52
三	34	3	4		2		9	52
四	28	9	4	1			5	47
五			2			48		50
总计	128	17	18	2	8	48	32	253

（三）课程体系设置

1. 必修课程

（1）通识类人文社科和自然科学基础课程：思想道德与法治、毛泽东思想和中国特色社会主义理论体系概论、习近平新时代中国特色社会主义思想概论、马克思主义基本原理、中国近现代史纲要、贵州省情、形势政策、军事技能、军事理论、大学体育、医学心理学、大学生心理健康教育、中国传统文化、生态文明教育、劳动教育、大学英语、科研方法与实验技术、创业基础、职业生涯规划与就业指导、文献检索、医学伦理学、卫生法学、医用物理学、计算机基础、高等数学、基础化学、有机化学。

（2）器官系统整合课程：人体结构与机能学Ⅰ、人体分子与细胞基础、人体结构与机能学Ⅱ、医学病原生物与免疫学、呼吸系统、运动系统、心血管系统、消化系统、泌尿生殖系统、血液系统、神经系统、内分泌系统。

（3）其他必修课程：诊断学、手术学、麻醉学、医学影像学、预防医学、临床流行病学与循证医学、中医学、儿科学、急诊医学、皮肤性病学、全科医学、传染病学、耳鼻喉科学、眼科学、口腔科学。

2. 通识选修课

通识教育选修课根据实际情况进行动态调整，主要涉及生命科学与身体健康、文化经典与文化传承、社会热点与国际视野、哲学与批判思维、语言技能与社交礼仪、科技进步与科学精神、艺术与审美、就业与创业等课程。

（四）教学计划基本框架

本专业教学总学分最低应达到 283.7 学分：必修课总学时 3389 学时，计 189.7 学分；通识教育选修课 12 学分，专业素质拓展选修课 6 学分，第二课堂 20 学分；毕业实习 48 学分，毕业考试 8 学分。

（五）成绩考核、毕业要求及学位授予

1. 成绩评定

形成性评定与终结性评定相结合，具体按照相关规定执行。

2. 毕业要求

符合学校学籍管理规定的相关毕业要求，并且获得毕业最低要求学分 283.7 学分，含必修课学分 189.7 学分，通识教育选修课 12 学分，专业素质拓展选修课 6

学分,第二课堂 20 学分,毕业实习 48 学分,毕业考试 8 学分。

3. 学位授予

符合教育部和学校有关学位授予规定者,经学校学位评定委员会审核通过,授予医学学士学位,具体按照相关规定执行。

(六)器官系统整合课程实施方案

1. 设置以产出为导向的课程体系

根据人才培养目标,采用以产出为导向(OBE)的教育模式,明确五年制临床医学本科生所需达到的知识、能力、素质要求,围绕临床技能与医疗服务能力、职业精神与素养、医患沟通能力、团队合作能力、疾病预防与健康促进、医学知识与终身学习能力、信息与管理能力、学术研究能力、国际视野九大核心能力的培养,设置通识与人文培养平台、医学专业知识与技能培养平台、创新与发展平台,构建与预期结果相匹配的课程体系。

2. 实施基于器官系统的课程整合

以岗位胜任力为导向,打破学科界限,实施"以器官系统为中心"的课程整合,深入开展学科之间、医学基础与临床之间、科学与人文之间的纵向、横向课程整合。组建跨学院、跨学科的骨干教师团队,充分论证,将医学基础与临床核心课程进行了重新融合、构建。

以常见病、多发病为主线,由疾病引出器官部位,按照"组织器官的正常发育过程—正常解剖组织结构—正常生理功能和调节—病理变化与功能异常—疾病诊治—流行病学与循证医学—疾病预防与营养—社会心理因素影响"的整体思路,按照临床医学专业中国本科医学教育标准的要求,有机融合生物医学、基础医学、临床医学、人文社会科学与行为科学课程内容及疾病预防、健康促进观念、科研素养、职业素养等培养要求。

构建人体结构与机能学Ⅰ、人体分子与细胞基础、人体结构与机能学Ⅱ、医学病原生物与免疫学、呼吸系统、运动系统、心血管系统、消化系统、泌尿生殖系统、血液系统、神经精神系统、内分泌系统等课程模块,引导学生对疾病有系统的整体认识,建立整体医疗的理念。器官系统整合课程模块内含学科详见表 1-5-5。

表1-5-5　临床医学专业(卓越班)器官系统整合课程内含学科一览

序号	模块名称	贯通内容	涵盖学科内容
1	人体结构与机能学Ⅰ		系统解剖学、组织胚胎学和生理学
2	人体分子与细胞基础		细胞生物学、生物化学、遗传学
3	人体结构与机能学Ⅱ		病理生理学总论、病理学总论和药理学总论,并融入机能学实验
4	医学病原生物与免疫学		免疫学、病原生物学(包括微生物学和人体寄生虫学)
5	呼吸系统		病理学、病理生理学、药理学、诊断学、影像学、急诊科、感染科、儿科、呼吸内科、胸外科
6	消化系统	专业英语 卫生法学 预防医学 医学心理学 医学伦理学	病理学、病理生理学、药理学、诊断学、影像学、感染科、儿科、消化外科、消化内科
7	心血管系统		病理学、病理生理学、药理学、诊断学、影像学、儿科、妇产科、心血管内科、心外科、血管外科
8	神经精神系统		病理学、药理学、诊断学、影像学、骨科、儿科、感染科、精神科、神经内科、神经外科、康复科
9	泌尿生殖系统		病理学、病理生理学、药理学、诊断学、影像学、妇产科、皮肤科、儿科、肾内科、泌尿外科、乳腺外科
10	血液系统		病理学、病理生理学、药理学、诊断学、儿科学、风湿免疫科、血液科、感染科
11	内分泌系统		病理学、病理生理学、药理学、诊断学、核医学、影像学、流行病学、儿科、妇产科、骨科、内分泌科、肾内科、泌尿外科
12	运动系统		病理学、药理学、诊断学、影像学、骨科、神经内科、儿科

注:原则上每门整合课程包含1个PBL案例,1个CBL案例。

3. 构建医学生人文素质培养体系

构建"三结合两渗透"的医学生人文素质培养体系:课内与课外相结合、显性与隐性相结合、线上与线下相结合、教学与考评相结合,全过程、全方位渗透的人文素质培养体系,使医学生的专业成长与人文精神成长同步。

通过显性课程和隐性课程设计,开阔医学生对疾病、对社会的观察力,提高个人修养、职业道德素养、法律意识和人文情怀,了解病人和防病治病能力,增强社会保健工作能力。在器官系统整合课程中融合医患沟通、医学伦理学、医学道德、卫生法学、医学心理学等教学内容,教育学生"以患者为中心"的医疗理念。与学校团委、学生处组织的学生志愿者、义工活动等教育形式相结合,安排医疗组带领学生进行乡村义诊,参与敬老院、孤儿院、留守儿童家庭、贫困家庭等社会帮扶工作,并且利用假期进行医院实践、病人看护、临终关怀,让学生充分体会病患及家属"同理心",为以后职业生涯树立正确的心态和观念。在素质拓展课程中,安排音乐欣赏、文学鉴赏、医学美学、社会心理、社会礼仪、文化讲座等多重素质培养课程。在 PBL 学习、临床技能训练、社会实践、见习、床旁教学、实习中增加人文素养要求,须进一步开展多形式、多元化的人文素质评价反馈,培养医学生关爱病人、尊重生命的职业操守和解决临床人文问题的能力。

4. 强化实践教学创新精神培养体系

按"早临床、多临床、反复临床"的理念,按课内与课外相互衔接、校内与校外相互补充、理论与实践相结合的原则,形成以实验、临床技能、见习、实习为主,以课外科技文化活动和社会实践为补充的科学合理的实践教学体系。

按照系统顺序设计模块内实验,更新实验教学内容,改进教学方法。模块内设置基础医学综合设计性实验课程,多学期开设,贯穿培养全程,按照科研设计的整体思路,培养学生科研创新思维与素养。

各模块系统均设计涵盖专科临床技能的内容。各专科临床技能应整合诊断学基础(全身体格检查、病史采集、病历书写)、无菌术、外科、内科、儿科、急救、护理等数十种日常临床实践中的核心临床操作,并将医学人文关怀教育、沟通技能、卫生法规等内容渗透到整个教学过程中。

按照每个系统模块结束后即安排集中见习的模式,学生从第 3 学期即开始临床床边见习,临床理论学习与见习紧密融合,践行"早临床"的教学理念。

实习安排在第 9、10 学期,总时间 48 周。依托学校临床学系的资源,在有条件的教学基地,探索按器官系统开展的实习轮转。各系统实习轮转覆盖内科、外科、妇产科、儿科及相关学科实习内容,其中内科包括呼吸、心血管、消化,外科中普外包括胃肠外科、肝胆外科。

(七) 教学计划表

临床医学专业(卓越班)教学计划表,详见表 1-5-6。

表 1－5－6 临床医学专业（卓越班）教学计划

课程类别		序号	课程名称	课程编码	学分	学时分配			各学期周学时									
						总学时	理论学时	实验实践	一 15	二 17	三 17	四 17	五 17	六 17	七 17	八 12	九 实习	十 实习
通识教育课	思想政治必修	1	思想道德与法治	TB180701	3.0	54	46	8	3.6									
		2	毛泽东思想和中国特色社会主义理论体系概论	TB180201	3.0	54	46	8			3.2							
		3	习近平新时代中国特色社会主义思想概论	TB180202	3.0	54	54	0			3.2							
		4	马克思主义基本原理	TB180301	3.0	54	46	8				3.2						
		5	贵州省情	TB180302	1.0	18	18				1.1							
		6	中国近现代史纲要	TB180101	3.0	54	46	8		3.2								
		7	形势政策	TB180601	2.0	36	36	0	0.3	0.3	0.3	0.3	0.3	0.3	0.3	0.3		
	身心素质	8	军事技能	TB210102	2.0	2周（112学时）		2周（112学时）	2周（112学时）									
		9	军事理论	TB210101	2.0	36	36		2.4									
		10	大学体育	TB120101	8.0	144	16	128	2.0	2.0	2.0	2.0	2.0	2.1				
		11	医学心理学	TB040401	2.0	36	36											
		12	大学生心理健康教育	TB040501	2.0	36	18	18	2.4									
		13	劳动教育	TB220103	1.8	32	16	16		1.9								

器官系统系统式实习52周

续表1

课程类别		序号	课程名称	课程编码	学分	学时分配			各学期周学时									
						总学时	理论学时	实验实践	一	二	三	四	五	六	七	八	九	十
									15	17	17	17	17	17	17	12		实习
通识教育课 必修	语言文化	14	生态文明教育	ZB030703	0.9	16	16		1.1									
		15	大学英语	TB130501	4.0	72	72		2.4	2.1								
		16	中国传统文化	TB180401	1.0	18	18			1.1								
	创新创业	17	创业基础	TB220102	2.0	36	36				2.1							
		18	职业生涯规划与就业指导	TB220101	2.1	38	38		0.9		0.4				0.9			
		19	科研方法与实验技术	TB030101	3.2	58	34	24			0.7	2.7						
		20	文献检索	TB190101	1.3	24	16	8		1.4								
	自然科学	21	医学伦理学	TB260101	2.0	36	28	8					2.1					
		22	卫生法学	TB040301	1.3	24	24						1.4					
	行为与人文社会科学	23	医用物理学	ZB171201	2.7	48	32	16	3.2									
		24	计算机基础	TB150101	1.6	28	21	7	1.8									
		25	高等数学	TB150104	2.0	36	36		2.4									
		26	基础化学	ZB140207	2.2	40	28	12	2.7									
		27	有机化学	ZB140208	3.7	66	42	24		3.8								
小计					65.8	1148	855	293	25.2	15.8	13.0	8.2	3.8	2.4	1.2	0.3		

器官系统系统式实习52周

续表2

课程类别	序号	课程名称	课程编码	学分	总学时	理论学时	实验实践	一 15	二 17	三 17	四 17	五 17	六 17	七 17	八 12	九 实习	十 实习
专业教育课 · 专业必修课 · 专业基础	28	人体结构与机能学 I	ZH030001	12.0	248	162	86		14.6								
	29	人体结构与机能学 II	ZH030002	5.7	102	72	30				6.0						
	30	人体分子与细胞基础	ZH030003	10.0	180	116	64			10.6							
	31	医学病原生物与免疫学	ZH030004	8.9	160	96	64				9.4						
	32	预防医学	ZB030104	5.8	104	72	32					6.1					
	33	临床流行病学与循证医学	ZB2303002	2.6	46	46							2.7				
		小计		44.9	840	564	276	0.0	14.6	10.6	15.4	6.1	2.7	0.0	0.0		
专业桥梁课	34	诊断学	ZB011701	5.9	106	46	60				4.4	1.9					
	35	手术学	ZB011301	3.3	36	0	36					2.1					
	36	麻醉学	ZB090102	1.3	24	24	0					1.4					
	37	医学影像学	ZB160206	3.8	68	34	34					4.0					
		小计		14.3	234	104	130	0.0	0.0	0.0	4.4	9.4	0.0	0.0	0.0		
器官系统整合课程	38	呼吸系统	ZH030004	7.1	128	80	48					7.5					
	39	运动系统	ZH030005	4.5	81	37	44						4.7				
	40	心血管系统	ZH030006	6.0	108	56	52						6.4				
	41	消化系统	ZH030007	6.9	124	83	41						7.3				

续表3

课程类别		序号	课程名称	课程编码	学分	学时分配			各学期周学时									
						总学时	理论学时	实验实践	一 15	二 17	三 17	四 17	五 17	六 17	七 17	八 12	九	十 实习
器官系统整合课程		42	泌尿生殖系统	ZH030008	8.4	152	96	56							8.9			
		43	血液系统	ZH030009	2.4	44	32	12							2.6			
		44	神经系统	ZH030010	8.1	146	108	38							8.6			
		45	内分泌系统	ZH030011	3.0	54	38	16								4.9		
	小计				46.4	837	530	307	0	0	0	0	7.5	18.4	20.1	4.9		
专业教育课	专业必修课 专业素养课	46	儿科学	ZB010202	4.1	74	54	20							4.4			
		47	急诊医学	ZB010701	1.1	20	20	0							1.2			
		48	皮肤性病学	ZX011101	1.1	20	20	0								1.7		
		49	全科医学	ZX270101	2.0	36	36	0								3.0		
		50	传染病学	ZB010501	1.7	30	30	0								2.5		
		51	耳鼻喉科学	ZX010301	1.1	20	20	0								1.7		
		52	眼科学	ZX011501	1.2	22	22									1.8		
		53	口腔科学	ZX080601	1.0	18	18									1.5		
		54	中医学	ZB011801	3.0	54	54	0						3.2				
		55	临床技能培训	ZB012001	2.0	36	0	36							2.1			
	小计				18.3	330	274	56	0.0	0.0	0.0	0.0	0.0	3.2	7.7	12.2		

61

续表4

课程类别	序号	课程名称	课程编码	学分	学时分配			各学期周学时									
					总学时	理论学时	实验实践	一	二	三	四	五	六	七	八	九	十
								15	17	17	17	17	17	17	12	实习	实习
		专业教育课合计		123.9	2241.0	1472.0	769.0	0.0	14.6	10.6	19.8	23.0	24.3	27.8	17.1		
		必修课合计		189.7	3389.0	2327.0	1062.0	25.2	30.4	23.6	28.0	26.8	26.7	29.0	17.4		
专业教育课 必修课 实践教学环节	56	军事技能	TB210102	2.0	2W												
	57	早期接触临床			75.0	0.0	75.0	第一学年 15 学时、第二学年 25 学时、第三学年 35 学时									
	58	科研训练						双导师制培养，贯穿全程五年									
	59	呼吸系统	ZH030004	4	4W												
	60	运动系统	ZH030005	4	4W												
	61	心血管系统	ZH030006	4	4W												
	62	消化系统	ZH030007	7	7W												
	63	泌尿生殖系统	ZH030008	12	12W												
	64	血液系统	ZH030009	2	2W												
	65	神经系统	ZH030010	4	4W												
	66	内分泌系统	ZH030011	2	2W												
	67	儿科	ZB010202	6	6W										9,10 学期 实习	
	68	传染科	ZB010501	2	2W												
	69	急诊科	ZB010701	3	3W												
	70	心电图		2	2W												

续表5

课程类别	序号	课程名称	课程编码	学分	学时分配			各学期周学时									
					总学时	理论学时	实验实践	一	二	三	四	五	六	七	八	九	十 实习
								15	17	17	17	17	17	17	12		
专业教育课 必修 专业拓展课	71	医学英语文献导读	ZT2317003	1.0	18	18		1.0									
	72	核医学	ZX010601	1.2	22	22						1.2					
	73	肿瘤病学	ZX011901	1.1	20	20								1.1			
	74	法医学	ZX020101	1.3	24	24					1.3						
	75	针灸学	ZX011601	2.0	36	24	12								4.0		
	76	康复医学	ZX010801	2.0	36	36									4.0		
	77	老年医学	ZX012201	2.0	36	36									4.0		
	78	社会医学	ZX040224	1.0	18	18				1.0							
	79	医学社会学	ZX260103	1.0	18	18			1.0								
	80	卫生经济学	ZX040308	1.0	18	18					1.0						
	81	医学神经生物学	ZX011201	3.0	54	54						3.0					
	82	卫生事业管理	ZX040225	1.3	24	24						1.3					
	83	实验室安全教育	ZT2330005	0.3	6	6	0.0	0.4									
小计				18.2	330	318	12	0.4	1.0	1.0	2.3	5.5	0.0	1.1	12.0		

续表6

课程类别	序号	课程名称	课程编码	学分分配				各学期周学时									
				学分	总学时	理论学时	实验实践	一	二	三	四	五	六	七	八	九	十
								15	17	17	17	17	17	17	12	实习	实习
		毕业应取得最低总学分（283.7学分）		通识教育必修学分65.8学分，占总学分的23.19%													
				系统整合课程学分83学分，占总学分的29.26%													
				其他必修学分40.9学分，占总学分的14.42%													
				临床实习48学分，占总学分的16.92%													
				毕业考试8学分，占总学分的2.82%													
				综合能力培养（含通识选修课程12学分，专业拓展课6学分，第二课堂教育20学分）学分38学分，占总学分的13.39%													

三、临床医学专业(定向班)培养方案

专业名称:临床医学

专业代码:100201K

(一)培养目标

培养适应基层医药卫生事业发展需要,具备良好的职业素养、初步基层临床能力、公共卫生服务能力、终身学习能力,能够在基层医疗机构从事医疗、预防、保健、康复和健康管理等工作的高素质应用型人才。

(二)培养要求

1. 思想道德与职业素质要求

(1)热爱祖国、拥护中国共产党的领导,树立科学的世界观、人生观和价值观,具有爱国主义、集体主义精神,忠于人民,愿为祖国卫生事业的发展和人类身心健康奋斗终身。

(2)具有良好的思想道德素质、文化素质、业务素质、身体素质和心理素质以及较强的适应能力,正直诚实,刚毅执着,能勇敢地承担时代赋予的社会责任。

(3)珍视生命,关爱病人,具有人道主义精神;将预防疾病、驱除病痛作为自己的终身责任;将提供临终关怀作为自己的道德责任。

(4)具有自主学习、终身学习的意识,认识到持续自我完善的重要性,不断追求卓越。

(5)具有良好的沟通能力,能与病人、家属及上级医疗部门进行有效沟通。

(6)具有良好的职业道德和医学伦理观念,关爱病人,严守病人秘密,尊重患者个人信仰,理解他人的人文背景及文化价值。

(7)实事求是,对于自己不能胜任和安全处理的医疗问题,应该主动寻求其他医师的帮助。

(8)尊敬师长,团结同事,具有良好的团队协作精神。

(9)遵纪守法、品行端正,能够遵守医疗行业的基本法律法规,会用法律保护病人和自身的权益。

(10)在应用各种可能的技术去追求准确的诊断或改变疾病的进程时,应考虑到病人及其家属的利益,并注意发挥可用卫生资源的最大效益。

(11)具有求真务实的科学态度以及分析批判精神。

2. 知识要求

（1）掌握与医学相关的数学、物理学、化学、生命科学、行为科学、社会科学等基础知识和科学方法，并能用于指导未来的学习和医学实践。

（2）掌握生命各阶段人体的正常结构和功能，正常的心理状态。

（3）掌握生命各阶段各种常见病、多发病的发病原因，认识到环境因素、社会因素及行为心理因素对疾病形成与发展的影响，认识到预防疾病的重要性。

（4）掌握生命各阶段各种常见病、多发病的发病机理、临床表现、诊断及防治原则。

（5）掌握正常的妊娠和分娩、产科常见急症、产前及产后的保健原则等医学知识。

（6）掌握基本的药理知识及临床合理用药原则。

（7）掌握全科医学基本知识，掌握健康教育、疾病预防和筛查的原则，掌握缓解与改善疾患和残障、康复以及临终关怀的有关知识；能够理解健康问题以及健康和疾病的决定因素。

（8）掌握临床流行病学的有关知识与方法，理解科学实验在医学研究中的重要作用。

（9）掌握中医学的基本特点，了解中医学诊疗基本原则。

（10）掌握传染病的发生、发展、传播的基本规律以及常见传染病的防治原则。

3. 技能要求

（1）具有全面、系统、正确地采集病史的能力。

（2）具有系统、规范地进行体格检查及精神检查的能力。

（3）具有规范书写病历的能力。

（4）具有较好的临床思维和初步的全科医疗思维能力。

（5）具有内、外、妇、儿各科常见病、多发病的诊疗能力。

（6）具有常见急症的诊断、急救及处理能力。

（7）具有收集、利用和分析卫生相关信息的能力。

（8）具有从事基层卫生服务的基本能力，对慢性病患者、重点人群等能进行综合、连续性保健和康复。

（9）具有开展个体、群体预防和健康教育的能力。

（10）具有良好的人际交流与医患沟通的能力。

（11）具有团队协作的能力。

（12）掌握计算机信息技术,具有文献检索能力。

（三）学制和时间分配

（1）标准学制为 5 年,实行有限弹性学制。最长修业年限在标准学制的基础上延长两年,即最长修业年限为 7 年。

（2）时间分配,按周计算,共 249 周。其中教学 129 周,毕业实习 48 周,考试 18 周,入学教育和毕业教育 2 周,社会实践和军训 8 周,机动 12 周,假期 32 周。详见表 1-5-7。

表 1-5-7　时间分配

单位:周

学年	教学	机动	考试	入学及 毕业教育	社会实践 及军训	毕业实习	假期	总计
一	32	2	4	1	4		9	52
二	34	3	4		2		9	52
三	34	3	4		2		9	52
四	29	3	4	1		10	5	52
五		1	2			38		41
总计	129	12	18	2	8	48	32	249

（四）主干学科及主要课程

1. 主干学科

基础医学、临床医学。

2. 专业核心课程

诊断学、内科学、外科学、妇产科学、儿科学、全科医学。

3. 专业基础课程

系统解剖学、组织胚胎学、细胞生物学、生物化学、生理学、病理学、医学免疫学、病理生理学、病原生物学、机能学实验、药理学、社区预防与保健、循证医学、医学遗传学。

4. 主要专业课程

耳鼻喉科学、眼科学、皮肤性病学、口腔科学、全科医学、麻醉学、医学影像学、手术学、神经精神病学、传染病学、中医学、临床技能培训等。

5. 主要专业实验

系统解剖学实验、组织胚胎学实验、细胞生物学实验、医学遗传学实验、机能学实验、生物化学实验、病原生物学实验、医学免疫学实验、病理学实验、诊断学实验、手术学实验、临床技能培训等。

(五)课程体系设置

课程设置涵盖通识教育课程平台、专业基础课程平台、专业课程和实践创新教育四个平台,包括必修课程和选修课程。

1. 通识教育课程平台

通识教育必修课 5 个模块如下。

(1)思想政治课程模块:思想道德与法治、毛泽东思想和中国特色社会主义理论体系概论、习近平新时代中国特色社会主义思想概论、马克思主义基本原理、形势政策、贵州省情、中国近现代史纲要。

(2)身心素质课程模块:军事技能、军事理论、大学体育、大学生心理健康教育、劳动教育。

(3)语言文化课程模块:大学英语、中国传统文化、生态文明教育、医学英语。

(4)创新创业课程模块:创业基础、职业生涯规划与就业指导、科研方法、文献检索。

(5)自然/行为与人文社会科学课程模块:医学伦理学、卫生法学、医用物理学、计算机基础、高等数学、基础化学、有机化学。

通识教育选修课根据实际情况进行动态调整,主要涉及生命科学与身体健康、文化经典与文化传承、社会热点与国际视野、哲学与批判思维、语言技能与社交礼仪、科技进步与科学精神、艺术与审美、就业与创业等课程。

2. 专业基础教育平台

生物科学与基础医学模块:系统解剖学、组织胚胎学、细胞生物学、生物化学、生理学、病理学、医学免疫学、病理生理学、病原生物学、机能学实验、药理学、社区预防与保健、循证医学、医学遗传学。

3. 专业教育课程平台

（1）专业核心课程模块：诊断学、内科学、外科学、妇产科学、儿科学。

（2）专业素质课程模块：耳鼻喉科学、眼科学、皮肤性病学、口腔科学、全科医学、麻醉学、医学影像学、手术学、神经精神病学、传染病学、中医学、临床技能培训。

（3）专业拓展课程模块：局部解剖学、核医学、肿瘤病学、法医学、临床医学 PBL 课程、基础医学 PBL 课程、针灸学、急诊医学、康复医学、老年医学、社会医学、医学社会学、卫生经济学、医学神经生物学、卫生事业管理、实验室安全教育等。

4. 实践与创新教育平台

实践创新平台主要目的在于培养学生将所学理论知识应用到实践中以解决实际问题，实现理论与实践的有机结合，强化动手能力和社会实践能力，培养学生临床思维能力及解决临床问题的能力。主要包括早期接触临床、课内实验、独立设置的实验课、临床见习与实习、社会实践、创新学分等。

（六）教学计划基本框架

本专业教学总学分最低应达到 279.3 学分：必修课总学时 3300 学时，总学分为 185.3 学分，通识教育选修课 12 学分，专业素质拓展选修课 6 学分，第二课堂 20 学分，毕业实习 48 学分，毕业考试 8 学分。

（七）主要教学方法及手段

课堂讲授、小组讨论、翻转课堂、床旁教学等。

（八）见习与毕业实习

本专业在临床医学专业课程授课期间，各教研室根据教学内容安排见习时间。毕业实习共安排 48 周：内科 12 周、外科 12 周、妇产科 6 周、儿科 6 周，乡镇卫生院、疾控中心、全科医学科、预防保健科、中医科 5 个科室共 12 周，每个科室 2～3 周。

（九）课程评价及成绩考核

为检查教学效果，衡量学生的知识和技能水平，促进教学内容和教学方法的改革，提高教学质量，各门课程均要进行考核。必修课考核形式分考试、考查两种。考核可采用闭卷、开卷或其他方式进行。选修课可采取更为灵活的考核形式。各门课程可根据本学科的特点和要求,重点考查学生的基础知识和基本理论以及学生自学、综合分析问题和灵活运用所学知识解决实际问题的能力。毕业实习结束后,进行专业课程综合考试,重点考查学生对专业理论综合知识的掌握水平。同时创造条件,实施客观结构化临床考试(OSCE),检验毕业生的临床实践操作水平和临床思维能力。

(十)毕业考试

临床医学专业(定向班)毕业考试科目为内科学、外科学、妇产科学、儿科学,均为2学分。

(十一)毕业及学位授予

具有正式学籍的学生,德智体美劳合格,按时修完教学计划规定的全部必修课程且成绩合格、选修课程达到学校基本要求,总学分达到本专业所修课程最低学分279.3学分,通识选修12个学分中,美育艺术类课程的选修必须达到2.0个学分,准予毕业,颁发毕业证书;经审查符合《中华人民共和国学位条例》以及《学士学位授予规定(试行)》规定者,授予医学学士学位。

(十二)教学计划表

临床医学专业(定向班)教学计划表,详见表1-5-8。

表 1-5-8　临床医学专业（定向班）教学计划

课程类别			序号	课程名称	课程编码	学分	学时分配			各学期周学时分配									
							总学时	理论学时	实验实践	一	二	三	四	五	六	七	八	九	十
										15	17	17	17	17	17	17	12	实习 48周	实习
通识教育课	必修	思想政治	1	思想道德与法治	TB180701	3.0	54	46	8	3.6									
			2	毛泽东思想和中国特色社会主义理论体系概论	TB180201	3.0	54	46	8			3.2							
			3	习近平新时代中国特色社会主义思想概论	TB180202	3.0	54	54	0			3.2							
			4	马克思主义基本原理	TB180301	3.0	54	46	8				3.2						
			5	贵州省情	TB180302	1.0	18	18				1.1							
			6	中国近现代史纲要	TB180101	3.0	54	46	8		3.2								
			7	形势政策	TB180601	2.0	36	36	0	0.3	0.3	0.3	0.3	0.3	0.3	0.3	0.3		
		身心素质	8	军事技能	TB210102	2.0	2周（112学时）		2周（112学时）	2周（112学时）									
			9	军事理论	TB210101	2.0	36	36		2.4									
			10	大学体育	TB120101	8.0	144	16	128	2.0	2.0	2.0	2.0						
			11	大学生心理健康教育	TB040501	2.0	36	18	18	2.4									
			12	医学心理学	TB040401	2.0	36	36	16						2.1				
			13	劳动教育	TB220103	1.8	32	16	16		1.9								

续表1

课程类别		序号	课程名称	课程编码	学分	学时分配			各学期周学时									
						总学时	理论学时	实验实践	一	二	三	四	五	六	七	八	九	十实习
									15	17	17	17	17	17	17	12		实习
通识教育课 必修	语言文化	14	医学英语	TB130601	1.7	30	30							1.8				
		15	生态文明教育	ZB030703	0.9	16	16		1.0									
		16	大学英语	TB130501	10.0	180	180		3.2	2.8	2.8	2.1						
		17	中国传统文化	TB180401	1.0	18	18			1.0								
	创新创业	18	创业基础	TB220102	2.0	36	36					2.1						
		19	职业生涯规划与就业指导	TB220101	2.1	38	38		0.9		0.4				0.9			
		20	科研方法	TB030101	1.0	18	18								1.1			
		21	文献检索	TB190101	1.3	24	16	8		1.4								
	自然、行为与人文社会科学	22	医学伦理学	TB260101	2.0	36	28	8					2.1					
		23	卫生法学	TB040301	1.3	24	24						1.4					
		24	医用物理学	ZB171201	2.7	48	32	16	3.2									
		25	计算机基础	TB150101	1.6	28	21	7	1.8									
		26	高等数学	TB150104	2.0	36	36		2.4									
		27	基础化学	ZB140207	2.2	40	28	12	2.7									
		28	有机化学	ZB140208	3.7	66	42	24		3.8						0.3		
小计					71.3	1246	977	269	25.9	16.4	13	9.7	3.8	4.2	2.3	0.3		

续表2

课程类别			序号	课程名称	课程编码	学分	学时分配			各学期周学时									
							总学时	理论学时	实验实践	一	二	三	四	五	六	七	八	九	十
										15	17	17	17	17	17	17	12	实习	实习
专业教育课	必修	8个模块	29	系统解剖学	ZB170701	5.6	100	40	60		5.9								
			30	组织胚胎学	ZB171401	4.4	80	44	36		4.7								
			31	细胞生物学	ZB171301	2.9	52	28	24			3.1							
			32	生物化学	ZB170901	5.8	104	72	32			6.1							
			33	生理学	ZB170801	3.8	68	68				4.0							
		专业基础	34	病理学	ZB010102	6.2	112	64	48				6.6						
			35	医学免疫学	ZB170601	3.1	56	36	20				3.3						
			36	病理生理学	ZB170101	2.7	48	48					2.8						
			37	病原生物学	ZB171001	6.4	116	72	44				4	2.8					
			38	机能学实验	ZB170201	3.3	60		60					3.5					
			39	药理学	ZB230102	3.8	68	68						4					
			40	社区预防与保健	ZB030103	6.7	120	80	40				3.5	3.5					
			41	循证医学	ZX030102	2.0	36	36							2.1				
			42	医学遗传学	ZB171501	2.2	40	28	12					2.4					
		小计				58.9	1060.0	684.0	376.0	0.0	10.6	13.2	20.2	16.2	2.1	0.0	0.0		

任选12学分

续表3

课程类别	序号	课程名称	课程编码	学分	总学时	理论学时	实验实践	一 15	二 17	三 17	四 17	五 17	六 17	七 17	八 12	九 实习	十 实习
专业核心必修课	43	诊断学	ZB011701	7.9	142	74	68					8.3					
	44	内科学	ZB011001	8.3	150	110	40						5.2	3.6			
	45	外科学	ZB011401	7.4	134	94	40						4.8	3.1			
	46	妇产科学	ZB010402	4.4	80	60	20							4.7			
	47	全科医学	ZB270101	2.0	36	36									3		
	48	儿科学	ZB010202	4.1	74	54	20							4.4			
	49	眼科学	ZX011501	1.2	22	22	0						1.7				
	50	口腔科学	ZX080601	1.0	18	18	0								2.4		
	51	皮肤性病学	ZX011101	1.1	20	20	0								2.4		
	52	耳鼻喉科学	ZX010301	1.1	20	20	0							1.4			
	53	医学影像学	ZB160206	3.8	68	34	34						4				
	54	麻醉学	ZB090102	1.3	24	24							1.4				
	55	手术学	ZB011301	2.0	36	0	36						2.1				
	56	神经精神病学	ZB011202	2.8	50	50	0							2.6			
	57	传染病学	ZB010501	1.7	30	30	0							2.1			
通识教育课	58	中医学	ZB011801	3.0	54	54							3.2				
	59	临床技能培训	ZB012001	2.0	36	0	36							2.1			
小计				55.1	994	700	294	0	0	0	0	8.3	22.4	24	7.8		

续表 4

课程类别	序号	课程名称	课程编码	学分	总学时	理论学时	实验实践	一	二	三	四	五	六	七	八	九	十
								15	17	17	17	17	17	17	12		实习
专业核心必修	60	局部解剖学	ZX170701	3.1	56	14	42			3.1							
	61	临床医学 PBL 课程	ZX011001	1.3	24	24							1.3				
	62	基础医学 PBL 课程	ZX170301	1.3	24	24						1.3					
	63	核医学	ZX010601	1.2	22	22						1.2					
	64	肿瘤病学	ZX011901	1.1	20	20								1.1			
	65	法医学	ZX020101	1.3	24	24					1.3						
	66	针灸学	ZX011601	2.0	36	24	12								4		
	67	急诊医学	ZB010701	1.1	20	20								1.2			
	68	康复医学	ZX010801	2.0	36	36									4		
	69	老年医学	ZX012201	2.0	36	36									4		
	70	社会医学	ZX040224	1.0	18	18				1							
	71	医学社会学	ZX260103	1.0	18	18			1								
	72	卫生经济学	ZX040308	1.0	18	18					1						
	73	医学神经生物学	ZX011201	3.0	54	54						3					
	74	卫生事业管理	ZX040225	1.3	24	24						1.3					
通识教育课	75	实验室安全教育	ZJT2330005	0.3	6	6	0	0.4									
小计				24	436	382	54	0.4	1	4.1	2.3	6.8	1.3	2.3	12		

续表5

课程类别	序号	课程名称	课程编码	学分	总学时	理论学时	实验实践	一	二	三	四	五	六	七	八	九	十 实习
		必修课合计		185.3	3300	2361	939	15	17	17	17	17	17	17	12		
								25.9	27.0	26.2	29.9	28.3	28.7	24.2	5.1		48.0

毕业应取得总学分(279.3学分)

通识教育必修学分71.3学分,占总学分的25.53%

专业基础必修学分58.9学分,占总学分的21.09%

专业课必修学分55.1学分,占总学分的19.73%

临床实习48学分,占总学分的17.19%

毕业考试8学分,占总学分的2.86%

综合能力培养(含通识选修课程12学分,专业拓展课6学分,第二课堂教育20学分)学分38学分,占总学分的13.61%

第二章

「一轴三联」医学人才培养模式改革背景下的典型个案研究

第一节　"以本为本、四个回归"背景下本科医学教育改革的思考

近年来,随着国家经济社会发展和供给侧结构性改革的深入,高等教育正面临着历史性、深刻性的变化与挑战。"以本为本、四个回归"是国家推进高等教育现代化建设的先手棋,是教育部推进高等教育高质量发展的前奏曲。对于"如何切实提升高等教育质量,以四新的质量革命实现高等教育内涵式发展"这一课题,我们需要坚持问题导向,处理好顶层设计和实践探索的关系,找准"推动本科教育综合改革、全面提升本科人才培养能力"的突破口,解决好实施路径这个关键点。

一、认清形势,精准把握高等教育发展大势

(一)识变应变,顺应高等教育的高质量发展

当前,我国迈入高等教育普及化阶段,高等教育总规模世界第一,但大而不强、质量不高确是不争的事实。毛入学率是马丁·特罗的高等教育大众化理论提出的量化标准,是高等教育大众化的显性条件。究其理论背后,是一个量与质统一的概念,由于高等教育规模在量上的增加,人才培养将产生各种问题,高等教育的全部活动都将发生变化。因此,高等教育系统必须解决这些问题,才能实现进一步的发展。因此,提高质量是21世纪的时代命题,由数量向质量的转移,标志着一个时代的结束和另一个时代的开始。谁轻视质量,谁就将被淘汰出局!围绕质量提升,从欧洲的博洛尼亚进程到美国的改革行动计划,世界范围内的高等教育正在掀起新一轮的改革浪潮,如斯坦福大学2025计划、佐治亚理工学院开创未来教育行动、新工程教育转型计划、伦敦大学学院综合工程项目等。

在这样的背景下,当前高等教育一个显著特征就是进入新时代,全面开启了建设高等教育强国的新征程,高等教育改革进入深水区,高等学校人才培养工作进入提高质量的升级期、变轨超车的机遇期、改革创新的攻坚期。在这样一个历史交汇阶段,在高等教育领域,教育部已经做了全面部署和顶层设计,把全面振兴本科教育作为新时代高等教育改革发展的核心任务,把立德树人贯穿人才培养全过程作为全面振兴本科的第一要务,推动奏响质量意识、质量革命、质量品牌三部曲。有四个重要的会,请大家务必关注、学习和落实。第一,全国教育大会,这给中国教育

提供了指南。第二,新时代全国高等学校本科教育工作会议,同时下发了高教40条,这是中国本科教育的指南。第三,2018年—2022年教育部高等学校教学指导委员会委员工作会议,陈宝生部长做了重要讲话,林蕙青部长专门对工作进行了部署。第四,"六卓越一拔尖"计划2.0启动大会,这是一次任务部署会,标志着"六卓越一拔尖"本科教育改革发出了发令枪,起跑了。陈宝生部长在会上指出,要来一场高等教育的质量革命。

习近平总书记指出,我们现在正处在一个百年未有之大变局。新科技革命和产业变革的时代浪潮奔腾而至,如果我们不应变、不求变,将错失发展机遇,甚至错过整个时代。面对新的历史拐点,学校自然不能置身事外。全国教育大会、全国本科教育工作会议已经吹响了振兴本科教育集结号,作为高校就是要全面打响振兴本科教育攻坚战。这是一个从量变到质变的发生发展过程,我们既要保持定力、保持耐心,又要迎头赶上、奋发赶超。高等医学教育要努力找准新时代教育事业发展新定位,做好顶层设计和发展谋划,做到问题导向、精准发力、综合施策,推动迈向高质量发展的新阶段。

(二)主动求变,找准学校本科教育发展方向

回顾近年来学校本科教育发展,在国家"五位一体"的评估制度下,学校本科教育实现一个又一个的突破与跨越,质量文化管理机制初步形成,内部质量保障体系建设成效显著,外部质量保障成绩喜人。从教育部本科教学工作水平评估优秀到教育部本科教学工作审核评估高质量通过,从教育部口腔医学专业认证顺利通过到教育部临床医学专业认证取得7年优异成绩,从本科教学工程和一流大学建设硕果累累到国家级教学成果奖的零的突破、国家级虚拟仿真实验项目做到贵州唯一,学校本科教学工作成绩斐然。但在取得成绩的同时,我们应当清醒地认识到,我们依然没有真正实现外延式发展向内涵式发展的完全和根本性转变,质量提升和人才培养能力提升这两方面的工作依然任重而道远。这里边有几个关键性问题,需要加以强调,那就是学校教育思想观念亟须更新,质量意识不强、质量革命不彻底、质量文化积淀不深、质量管理机制不够健全,高水平人才培养能力不够强、特色育人效果不够明显的问题,成为学校推动一流本科教育实现更大突破的拦路虎和绊脚石。今后相当长的一段时期,就是围绕质量工作做文章,围绕特色促发展,扎根红色沃土育人才,扎根贵州大地办教育,在这里就要求我们既要脚踏实地,做好自己的事,又要仰望星空,对标国家标准和国家计划。在这个过程中,学校本科教育工作要重点做好以下几方面的工作。一是落实两个根本:把立德树人作为根

本任务,把立德树人的成效作为检验学校一切工作的根本标准;二是把握好两个基本点:以本为本、四个回归;三是落实好一项本科教育核心任务:形成高水平人才培养体系,建设一流本科教育,全面提升本科人才培养能力,推动学校本科教育高质量发展;四是聚焦两项重点计划:瞄准四新,落实教育部双万计划和卓越人才培养计划2.0,建金专、建金课、建高地,逐步推动卓越人才培养从试验田向大田耕作方向发展。

(三)本科教育发展的指导思想,基本思路

1. 指导思想

以习近平新时代中国特色社会主义思想为指导,落实党的十九大、全国教育大会及本科教育工作会精神,围绕两个根本,以"建设西部一流医科大学、办好人民满意的高等教育"为己任,面向区域,服务基层,全面提升本科人才培养能力,推动本科教育实现高质量发展。

2. 基本思路

以构建以学生为中心新型人才培养体系为重点,建设一流本科教育;以专业教育综合改革为突破口,推动高水平人才培养体制机制创新;以质量文化构建为核心,完善人才培养质量保障体系。通过以上举措,回应本科教育质量诉求,重塑教学生态、再造质量文化,完善本科教育高质量发展体制机制,全面推进本科教育发展形成新格局、取得新突破。

二、精准发力,开创一流本科教育新局面

(一)与时俱进,让教育理念新起来

教育理念是教育事业发展的上位概念,开创一流本科教育,首先要解决思想认识不到位、教育理念不新的问题。一是统一思想。要将"以本为本、四个回归"作为基本遵循,按照教育部"三个不合格、八个首先"的要求,在人才培养体制机制、保障体系,特别是运用好绩效考核的评价杠杆,引导本科教学的中心地位贯彻落实到位。二是教育理念革新。紧紧抓住人才培养能力这个核心点,构建新型人才培养体系,实施质量革命,实现本科教育的内涵式发展。在实施路径上,贯彻"育人为本、德育为先、能力为重、全面发展"的教育理念,坚持"理论与实践教学并重、人文与专业教育融通、第一课堂与第二课堂有效衔接"的教学理念,深化教育综合改革,提升人才培养能力,为基层培养高素质应用型人才。在质量管理上,贯彻落实"学

生中心、产出导向、持续改进"的质量保障三大理念,构建学校特色的校内质量保障体系。在教学改革上,推行以学生为中心的教学模式改革,建立新型本科人才培养体系。对于医学教育,充分认清新时代医学教育的大民生、大国计、大学科、大专业的新定位,服务健康中国和教育强国战略,适应以大健康发展,服务生命全周期、健康全过程,以医教协同为突破口,深入实施以岗位胜任力为导向的医学教育改革,全类型推进培养模式改革、全方位推进协同育人、全过程培育质量文化。

(二)强基固本,让本科教育基础强起来

夯实本科教育基础,要求从根本上做到正本溯源,让教育回归本来面目,依据就是高教40条,关键是以质量管理为核心,完善本科教学管理组织和制度体系,严把教学关口和教学环节,强化过程控制。让本科教育基础强起来就是以科学管理提升高等教育办学质量和发展水平:让学生忙起来,让教学活起来,让管理严起来,让毕业难起来。学校将从以下七方面下功夫,引导本科教育回归梦想。

一是按照省级主管部门关于一流本科教育的相关要求,稳步推进适应校情的学分制改革计划和大类招生培养改革,进一步修订各专业培养方案、缩减总学时,逐步建立重辅修制度、校内选课和校外课程互选与学分互认制度,逐步完善转专业制度等。二是在专业为王的时代,适应招生制度改革的严峻形势,着重加强非医学科专业建设,建立专业预警和退出机制。三是全面修订教学管理制度,加强教学管理全过程、全环节管理,提高教学管理的有效度和保障度。特别强化课堂教学管理与建设,出台学校课堂建设管理办法,建立党委领导、校长和分管负责人全面负责、教务部门和院系具体负责的课堂教学管理体系,严格教师资格准入制度,完善课程负责人制度,强化课程考核与评价制度。四是逐步完善和严格执行三项制度,师德师风一票否决制、教学质量一票否决制和教授给本科生上课制度,强化教师教学主体责任。五是修订教学奖励实施办法,绩效考核和人事制度改革进一步加大教学比重,将教学和科研纳入同等重要的位置,引导教师回归本分。六是严把四个关口,引导学生回归常识。考试关口:全面取消清考制度,强化考风建设;实习关口:全面启动实习准入制度;论文(设计)关口:修订完善管理制度,加强全过程管理,严格实行论文查重和抽检制度,严肃处理学术不端行为;毕业关口:适度控制学位授予率。七是聚焦三个率:行业考试过关率、英语四六级考试通过率和考研通过率。实施执医考试导向和考研导向改革,启动基础阶段和临床阶段理论考试,建立基于学科单元促进的激励机制;加强英语能力培养与训练,择优开设一定比例双语课程,出台和实施大学英语提升计划。

(三)提质增效,把本科教育质量提起来

提质增效,要紧紧扣住质量和能力这两个关键词。归根结底两句话:厚植"学生中心、产出导向、持续改进"的基本理念,构建质量文化;完善高水平本科人才培养体系,全面提升本科人才培养能力。学校拟通过五个强化、五个着力和一项计划,来落实人才培养的高阶进位。

1. 五个强化

一是强化立德树人,引导教育回归初心。将思想政治教育贯彻育人全过程,将三全育人落实到教学工作和教学管理各环节。做好学科思政和思政课程的同时,通过立项建设,加快推进专业思政、课程思政建设工作,通过价值导向、红色基因传承、职业素养培养,逐步构建起学校特色人文教育体系。

二是强化专业结构调整,扭转专业发展风向标。专业结构调整由粗放型扩张式发展全面转入精细化耕作和内涵式发展,今后专业结构调整主要坚持需求导向,适应产业结构转型以及新旧动能转换,服务区域健康卫生事业需求,重点对接学科评估和博士点授权申报学科建设需求,围绕医学类专业进行增设和布局;对现有专业,开展校内评估,通过警、停、增、转,完成专业结构的升级换代,逐步构建起与学校办学定位和办学特色相匹配的学科专业体系。

三是强化教师为本,推动教师发展。学校应按照"道术、学术、技术、艺术、仁术"的五术标准,建设"德高、学高、艺高"的教师队伍。既要强调教师专业发展,更要注重教学能力提升,系统推动教师能力发展计划,完善各类绩效考核评价体系,修订教学奖励办法,建立以激励、成长为核心的教师职业发展评价体系,充分引导教师潜心教学,回归本分。

四是强化教育信息化的支撑作用,加快推动教育信息化2.0。应用驱动构建"互联网 + 教育"大平台,加快建设学校网络教学综合平台,分批建设涵盖专业主干课程的金课;加大力度推进网络教育评价工作;推进智慧教室建设,高标准推进虚拟仿真实验教学中心建设,加大虚拟仿真项目的开发和应用。

五是强化协同育人。通过实施校地协同,深化"政产研学用"融合,建立和发挥"一体两翼六中心"办学格局效能;通过实施医教协同,加快推进"2.5 + 2.5"分段培养方式改革步伐,实施以直属非直属附属医院为重点的教学能力建设提升计划,逐步扩大全程临床教学的基地辐射面,逐步形成以学生为中心、覆盖诊疗全过程、基础和临床融通的临床教学管理组织体系、教学体系和保障体系;通过实施科教协同,推动科研反哺教学,培养学生批判性思维和创新能力;深化国际合作育人,从专

业、课程、教师、学生四个维度,建立国际合作育人机制。

2. 五个着力

一是从专业培养改革上着力,面向全体专业,分类推进基于以岗位胜任力为导向的人才培养模式改革,全面推进对标工作,依照国家标准,全面修订专业培养方案,探索各专业均建立具有专业特质的新模式,同时以专业评估、专业认证、学位评估为抓手,建立专业建设发展的长效机制;面向医学类专业,出台《关于南山班综合改革试点暨推进卓越医生教育培养计划2.0的实施意见》,努力构建起面向未来、适应需求、区域引领、理念先进、保障有力的医学人才培养体系。

二是从课程教学改革上着力,深入实施以学生为中心的课程教学模式改革,出台《金课建设实施方案》,实施分类金课建设计划(线上金课、线上线下混合式金课、线下金课、虚拟仿真金课和社会实践金课),从课程整合、多元化教学方法与手段改革、考核与评价四个维度,突出学生中心,注重能力培养,有效提升课程的高阶性、创新性、挑战度。

三是从实践教学上着力,进一步增加实践教学比重,保证各专业实践教学比例不低于国家标准;深化"一主线、两结合、三平台、四能力、六模块"实践教学体系改革,以能力培养为主线,做实基础实践、专业实践和综合实践。

四是从学风建设上着力,实施学风建设专项行动计划,强化部门协同,营造良好学风环境,促使学生主动进教室、进图书馆、进实验室。

五是从创新创业上着力,以课程为载体,以项目为依托,以创新教育为重点,融合创业教育,面向全体、分类施教、结合专业、强化实践,促进学生全面发展。设立大学生创新创业基金,开展深化创新创业课程体系、教学方法、实践训练、队伍建设等改革,搭建大学生创新创业与社会需求对接平台。

3. 一项计划

以一流大学建设牵总本科教育综合改革,推动本科教育实现新突破。加快推进一流大学4+X建设发展计划,"4"即一流专业、一流课程、一流平台、一流团队这几个重点项目,"X"即教学成果奖、教改项目与招标课题、青年教师讲课大赛、临床技能大赛、PBL教案设计大赛、混合式教学设计(教案)大赛、学生讲课大赛/思维导图大赛等拓展项目。一流大学4+X建设发展计划坚持目标导向,瞄准国家一流专业和一流课程双万计划,定位于国家标准、校本建设,按照统筹实施、分类指导、梯度建设的原则,聚焦质量提升、强化内生动力。

新时代学校一流本科教育建设计划就是要来一场教育思想的大洗礼,就是来一次本科教育的质量革命,就是打一场本科教育的攻坚战。这些关键环节、重点领域的本科教育改革工作,具有层次深、关联性强、综合程度高的显著特点,没有成熟的体系和现成的经验可以套用,并不是用单项改革和局部突破能够解决的,站在新的历史起点上,必须唯有不忘教育初心、回归育人本分,责任在肩、干字当头,以协同创新的行动保持高等医学教育事业发展的良好势头,以无畏改革的勇气擘画一流本科教育新蓝图,为高等医学教育的高质量发展、可持续发展和创新发展打下坚实根基。

第二节　地方医学院校拔尖创新型卓越医生培养模式改革的实践探索

党的二十大报告指出,"教育、科技、人才是全面建设社会主义现代化国家的基础性、战略性支撑",要"全面提高人才自主培养质量,着力造就拔尖创新人才"。国家实施的"强基计划""六卓越一拔尖"计划等均瞄准拔尖创新型人才培养,也都通过不断增强教育服务创新发展能力,自主培养出更多适应高质量发展、高水平自立自强的拔尖创新人才。但如何建立起"内外协同、整体推进"的拔尖创新型卓越医生培养模式,是一项具有挑战性的改革课题。学校基于贵州高等医学教育现状,结合学校自身学科优势和办学特色,探索建立起了"文化引领、多元协同、双轨并进、本硕衔接"的拔尖创新型卓越医生培养模式,为贵州打造医学人才培养的新高地,做出了一定的贡献。

一、文化引领,二元特质,落实立德树人的根本任务

学校南山班将以"勇于担当的家国情怀、实事求是的科学精神、追求卓越的人生态度"为核心的南山精神和"信念坚定、顾全大局、顽强拼搏、严谨治学、开拓创新"的遵医精神有机融入南山班人才培养过程中,致力于培养适应国家和地区卫生健康事业发展需要,理想信念坚定,富有创新精神和奉献精神,德智体美劳全面发展的未来医学科学家、卓越医生和医学教育引领者。在办学过程中逐步形成了"六位一体－五剂药方"素养模型,助力拔尖创新型卓越医生培养。其中,"六位一体"是指"自主学习和自我成才能力、创新科学研究能力、临床操作技能能力、职业素质、交流沟通能力、通用能力"六个方面相结合的综合素养培养内容。"五剂药方"

是指包含"适应转变胶囊、职业探索冲剂、生涯决策速效丸、学习补脑补心丸、美容美颜口服液"，这五种"医治"学生潜在"症状"的良方的培养内容。通过以上举措把医学生培养成为"重自主、厚基础、精技能、实创新、强责任、养情怀"的拔尖创新型人才。以该模型为核心的教育案例于2022年获得了全国高校大学生思想政治教育案例一等奖。

二、多元协同，东西协作，形成育人合力的机制保障

学校坚持"顶层设计、一体谋划、校内外协同"推进南山班综合改革工作。一是强化校际联合、东西协作。南山班人才培养是广州医科大学与遵义医科大学落实东西部教育协作，打造地方医学院校卓越医生联合培养改革样板的系统性工程。两所高校通过课程资源共享、同上院士课、学期交换学习、短期交流学习、开办专题讲座、开设座谈会等为学校南山班学生扩展学习空间，同时为促进双方交流，建立起南山班人才培养的每年互访机制。二是校内协同，形成育人合力。为整体协同推进，学校制定了"1＋N"改革推进计划，包括《临床医学专业南山班综合改革实施方案》《临床医学专业南山班导师制实施办法》《临床医学专业南山班课程整合工作方案》等，重点打造三支团队。首先，打造一支"保障有力"的教学管理团队。学校组成一支由学校党委书记、校长亲自挂帅，各职能部门和教学院系参与的教学管理工作团队，进行南山班改革的顶层设计和项目推动。同时，建立专职班主任和辅导员制度。其次，着力打造一支"临床与科研能力双优"的导师团队。由钟南山院士任总导师，且配备基础阶段和临床阶段的双导师，对学生学习进行全学程咨询和指导。最后，重点打造一支以"学生发展为中心"的教学团队。成立器官系统整合领导小组，组建整合式教学团队，并实施三年期团队建设计划。

三、双轨并进，能力主线，培养卓越临床医生岗位胜任力

（一）以临床医生岗位胜任力为导向，推动器官系统整合式教育改革，强化临床思维与临床能力培养

学校以临床医生岗位胜任力为导向，实施了全面器官系统整合方案，打破传统学科教学体系。课程设置方面，推动人体结构与机能学Ⅰ、人体分子与细胞基础、人体结构与机能学Ⅱ、医学病原生物与免疫学、运动系统疾病、呼吸系统疾病、消化系统疾病、循环系统疾病、神经系统疾病、泌尿生殖系统疾病、血液系统疾病、内分

泌系统疾病等12门器官系统课程的整合。教学模式方面,实行精英化、小班制教学,开展小组式、问题式、案例式的PBL、CBL等教学方法改革,为学生构建临床思维和提升知识综合应用能力。实践教学方面,临床实践与理论教学并重,从大一至大五,全面实施早临床、多临床、反复临床计划,提升学生临床实践能力。

(二)强化科研驱动,实行双导师制,着力探索本科阶段创新精神和科研能力培养的有效路径

为强化学生科研能力培养,学校南山班全面实行双导师制。特聘钟南山院士为总导师,且为每名学生配备基础和临床双导师,并为每名学生设立科研项目,进行科研基金支持,实现学生早进团队、早进实验室、早进课题组。学生的导师指导和科研培养贯穿南山班学制全程,5年不断线。培养计划中涉及的各类医学类课程均有意识、有计划地推进学科前沿进课堂、进实验室,有关教师和导师将南山班学生纳入课题组成员,并要求学生承担明确且具体的科研任务。同时,为配合科研能力培养,学校开设了科研方法与实验技术、医学英语文献导读2门课程,助力学生科研能力提升。南山班学生目前共主持大创项目60项,其中国家级17项,省级23项,校级16项。参加第七届、第八届、第九届基础医学创新研究暨实验设计论坛,获国赛银奖2项、铜奖3项,西部赛区二等奖3项,西部赛区三等奖3项,"一带一路"赛道三等奖1项。发表论文20余篇,其中,发表SCI论文10篇,中文核心1篇。

四、发展为本,本硕衔接,助力学生成长

学校建立以学生发展为本的理念,创新人才成长模式。一是发挥榜样力量。单设"钟南山"奖学金,与学校各类奖助学金并行,鼓励学生积极进取、努力学习,勇攀医学高峰。二是强化经费支持。保障南山班人才培养投入,每年设立南山班专项建设经费,同时,广东省钟南山医学基金会给予专项建设经费,用于南山班人才培养综合改革。三是关注学生全面发展。结合"三下乡、学生晚会、公益活动、志愿者服务、学术交流会、各类学生科技文艺体育类赛事"等活动为学生提供成长平台。南山班学生先后获得贵州省"三下乡"社会实践"优秀团队"、贵州省全国青少年模拟政协提案一等奖、贵州省大学生职业生涯规划大赛铜奖等。四是拓展国际国内两个视野,助力学生成长。为学生提供国际学术交流、国(境)内外寒暑假游学或国(境)外高校交换生培养项目。如组织全体学生到加拿大阿尔伯塔大学、澳大利亚

西澳大学、泰国玛希隆大学、新加坡新跃社科大学、香港大学、清华大学、上海交通大学等进行短期访学交流活动。同时组织学生参加国内外各类学术交流会议。五是本硕衔接，搭建南山班人才成长的上升通道。学校与国内高水平大学探索建立人才培养和推免研究生合作机制，南山班学生毕业后，达到南山班推免资格者，100%推荐免试攻读硕士研究生，为南山班人才培养打通深造通道。

第三节　农村订单定向医学生
"医教、校地、家校"协同育人模式创新与实践

加强以全科医生为重点的基层医疗卫生队伍建设，是国家医改的基础性工程，是缓解看病难、看病贵问题的基础环节，是实现人人享有基本医疗卫生服务的基本途径。全科医学自从20世纪80年代末引入我国，至今在我国有了较大的发展，全科医学教育体系基本建立，全科医生制度正在逐步完善[6]。作为全科医生培养的一个重要方式，农村订单定向医学生(以下简称"定向医学生")培养对充实基层卫生人才队伍具有重要意义。2010年，国家发改委、教育部、国家卫健委等部门联合下发了《关于开展农村订单定向医学生免费培养工作的实施意见》，重点为乡镇卫生院及以下的医疗卫生机构培养从事全科医疗的卫生人才。响应国家号召，学校立即启动定向医学生招收和培养工作。2012年，教育部启动了首批卓越医生培养计划——农村订单定向医学生免费培养项目试点，学校为首批试点单位。

一、精准对接社会需求和贵州省定向医学生群体特点

(一)对接基层短板，助力贵州脱贫攻坚

2010年，国家医疗卫生短板明显，特别是基层医疗卫生人才不足、缺医少药现象十分严重，严重制约基层服务能力。一是全科医生数量严重不足。尤其是中西部基层地区，合格的医疗卫生人才更为短缺，以贵州为例，每千人口执业(助理)医师数仅为1.04，每千农业人口乡镇卫生院人员数仅为0.59。二是基层医疗卫生队伍不稳定。由于社会认同度低，职业发展路径不清晰，缺乏有效的激励约束机制，基层医疗卫生机构难以吸引和稳定人才，条件较为艰苦的山区、民族地区和贫困边远地区尤为突出。三是尚未建立人员准入、评价与退出制度，人才使用和管理政策不配套。一方面培养的人才"下不去"，也"留不住"；另一方面现有人员积极性不

高,老百姓信任度不够,业务量较少,从而形成了不良循环。

(二)聚焦贵州生源特点,精准实施培养计划

高等医学院校作为培养我国医疗卫生人才的源泉地,须结合当代医学生特点,因材施教,培养出更多优秀的全科医学人才[7]。贵州定向医学生普遍存在着生源质量偏低、家庭情况困难、专业思想不稳固、民族多元化的特点。我们针对定向医学生开展了专题调查,调查显示:贫困家庭达到68.87%,深度贫困者45.32%,少数民族48.57%,且民族呈现多样性。根据贵州定向医学生群体特点,学校对接社会需求,服务健康中国和脱贫攻坚战略,系统实施了全科医学人才定向培养的实践探索,统筹推进院校5年教育和3年全科医学住院医师规范化培训的有效衔接,创新"医教、校地、家校"协同育人模式,培养扎根贵州、服务基层的高素质应用型全科医学人才,有力地推动了定向全科医学生真正实现"下得去、用得上、留得住、有发展"的国家政策设计初衷,解决培养、使用和可持续发展难题,在全国率先实现"三个百分百"(100%履约、100%入编、100%落实待遇),助力贵州实现每个乡镇卫生院平均有3.7名定向全科医学生,每万人有2名全科医生的目标,为贵州脱贫攻坚、建设健康乡村做出了重要贡献。详见图2-3-1。

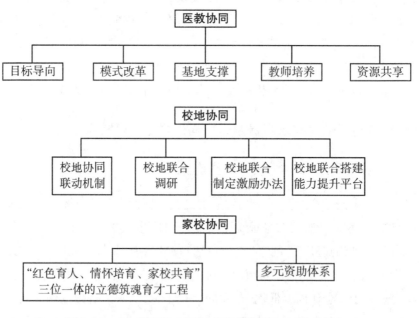

图2-3-1 "医教、校地、家校"协同育人模式框架

二、"医教、校地、家校"协同育人模式创新与实践

(一)创新体制机制,完善教育管理和教学体系

组织机制建设方面,建立了学校、政府、医院、学生家庭、用人单位五方参与的育人、用人、留人机制,形成了涵盖招生、培养、使用等关口的"学用一体"育人平台,为学生成长和发展保驾护航。建立了校、系、科三级联动的协同管理培养体系,成立了定向全科医学生培养计划项目领导小组,统筹培养计划实施。教育教学体系方面,根据基层群众健康服务需求,将"预防、保健、诊断、治疗、康复、健康管理"等要求有机融入,构建了以基层岗位胜任力为导向,与农村医疗卫生工作相适应的全科医学教育教学体系。

(二)医教协同,下好全科医学人才培养的先手棋

2017 年 7 月 10 日,全国医学教育改革工作会议在京召开。国务院总理李克强做出重要批示,批示指出:人才是卫生与健康事业的第一资源,医教协同推进医学教育改革发展,对于加强医学人才队伍建设,更好保障人民群众健康具有重要意义。第三代医学教育改革以系统为基础,以胜任能力为导向,强调建立医教协同的卫生服务系统,解决的是综合素养下的公共服务型的医学[8]。我们从医教协同这个点上出发,主要是学校与医院的协同上,与各基地从目标协同、基地协同、培养模式协同、教师队伍协同、资源协同共享五方面入手,着力打好定向全科医学人才培养的根基。

1. 目标协同

本科阶段培养具备初步临床工作能力的合格医学毕业生,确立了"宽口径、厚基础、重人文、强临床、懂公卫、识中医"的全科医学人才培养目标,构建了"平台 +模块"的课程体系,主要包括"通识课程教育平台、专业基础教育平台、专业课程教育平台、实践创新教育平台"四大模块化课程平台和全科医学特色课程群,为实现定向全科医生培养目标提供了有力支撑。规培阶段更加注重专业能力提升,培养全科医学生临床能力和专业能力,围绕"预防、保健、诊断、治疗、康复、健康管理"等目标要求,着重提升定向全科医学生专业素养和临床能力,培养仁心仁术的全科医生和居民健康守门人。这样就建立了分阶段衔接、阶梯式递进的人才培养目标体系。详见图 2 - 3 - 2。

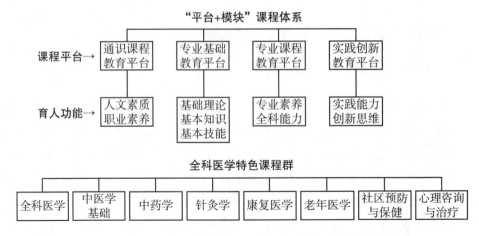

图2-3-2 "平台+模块"课程体系与全科医学特色课程群

2. 培养模式协同

本科阶段创建"三养成、三融合、三协同"培养模式(详见图2-3-3),即知识、能力、素质全面养成,理论、实践、人文有机融合,学校、医院、全科基地有效联动。实施过程中,坚持人文引领、课程优化、方法创新、全程实践、全面发展,搭建特色全科医学课程体系和教学体系。探索进行以学生为中心的多元化教学方法改革,如PBL、CBL、TBL、床旁教学、体验式教学、互联网+教学改革等,以岗位胜任力为导向,深化专业综合改革。在规培阶段强化"组织规范、制度规范、基地规范、师资规范、培养规范"五个规范,完善住培教学体系和质控体系,培养合格住院医师。这样就建立了系统分层、螺旋递进的教学体系。

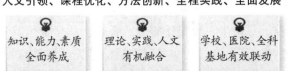

图2-3-3 "三养成、三融合、三协同"培养模式

同时,开展富有全科特色的实践教学改革活动。实施贯穿全学程、全体学生参与的亲友健康档案管理,全体学生从入学至毕业,以亲友为对象,通过建立健康档案、拟订健康计划、开展健康教育指导等,对亲友进行连续健康管理,既培养学生全

科临床思维和实践能力,又增进了学生与亲友间的亲情和感情。推行临床实习互助学习活动,临床实习阶段,成立了由导生负责,5～7人为单位的互助学习小组,开展病历书写及批改、病例讨论、临床模拟及读书报告等活动,学校组织专家进行评比及表彰。通过这些活动,培养了学生团队合作精神与领导能力,提升了学生自主学习和临床实践能力。

3. 基地协同

强化与附属医院协同。在全省率先成立全科医学系,组建党政机构、设立全科医学等8个教研室,成立全科医学科和全科医学病房。全科医学系设在附属医院,附属医院副院长任全科医学系主任,由学校和附属医院进行全科医学临床教学联合建设,强化与全科基地协同。有步骤地推进全科医学教学基地能力建设提升计划,本科阶段建立"三级一中心"(三甲医院、县级医院、乡镇卫生院与社区服务中心、疾控中心)联动实习教学模式,通过"四统一、五大专项"(四统一:统一制度标准、统一实习内容、统一实习过程、统一实习评价;五大专项:坚持了28年的临床教学检查与巡回教学、实施基地骨干师资培训、开展教学基地远程教学,开展临床实习生技能竞赛、开展毕业实习临床综合理论考试),保障了临床实践教学质量。规培阶段建立全科住培四级联动模式(综合医院、社区卫生服务中心、乡镇卫生院、精神病院),并通过完备质控体系,保障住培教学质量。详见图2-3-4。

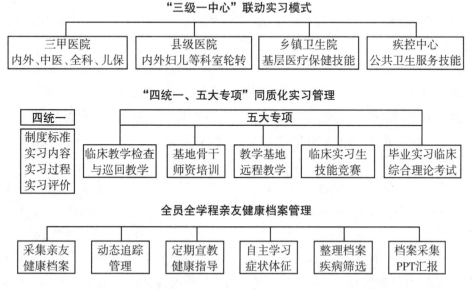

图2-3-4 以能力提升为主线的特色全科实习改革计划

4. 教师协同

建立学校、附属医院、全科基地、社区基地培养和交流机制。开展临床基地与社区基地联合教学查房,召开全科专题工作会,定期到基层指导全科医学建设,开展教学督导、巡回教学和教学检查等活动。同时强调全科医师和临床教师双重身份认同,出台职称晋升和教学奖惩措施等,不断推进各基地教学同质化。同时,建立导师制,追踪学生发展,指导学生职业成长。

5. 资源协同共享

学校图书馆藏资源以及所有科研教学平台均向所有基地开放。学校和各基地共建共享病例库、考试题库,使用统一的学生实习管理平台系统,共建线上线下一流课程,提升协同育人效果。依托国家临床技能实验教学示范中心等 30 多个国家省级平台和各类项目为基地培养人才。

(三)校地协同,扭住全科医学人才使用的牛鼻子

国家有关部门出台了系列专项政策,提出要提高全科医生的待遇、改善全科医生的晋升途径等,各地贯彻实施效果有待评估。要从根本上解决全科医生培养与使用相脱节的问题,需要有宏观层面上体制的规定性和机制的保障性与激励性做支撑[9]。针对全科医学人才使用这个牛鼻子问题,学校与地方政府建立协同机制,共同致力于破解使用与激励机制难题。贵州省政府及卫生主管部门积极与地方政府、高校、医院协同,把好"入口关、培养关、出口关、使用关、成长关"五道关口。出台系列文件,完善农村订单定向免费医学生的使用与激励机制。2018 年 5 月,贵州省政府办公厅日前印发《改革完善全科医生培养与使用激励机制实施方案》,要求在教育培养、薪酬绩效、聘用管理、职称晋升、开办诊所等方面向全科医生倾斜,加快全科医生培养,加强基层医疗卫生服务体系建设[10]。一系列政策文件在全科医生使用、激励机制上做出了重大改革和完善,为本省加快壮大全科医生队伍提供了坚实保障。一是形成校地协同联动机制。形成了涵盖招生、培养、使用等关口的"学用一体"育人平台,与贵州省卫健委、疾控中心和用人单位等共同遴选及建设全科基地,共同讨论制订培养方案,定期召开学生座谈会、开展毕业生追踪调研等。二是校地联合调研。发挥智库作用,多次承担贵州省委组织部、贵州省卫健委的专项调研项目,开展贵州省定向全科医学生培养与使用调查研究,多次向政府提出建议、向政协提出提案,如《关于实施多部门协同联动机制确保定向医学生留得住有发展的建议》《关于协同创新全科医学生使用机制助力贵州脱贫攻坚的建议》《关

于加大定向全科医学生培养力度,助力贵州乡村振兴的建议》等。在此过程中,学校围绕学生"来自农村、服务家乡"意愿,提出了"县域招生、属地就业"办法,在贵州率先实施,保障学生"下得去"。三是校地联合制定激励办法。学生住培期间享受"单位人"待遇,人均收入 4000 元以上。基层服务期每人每月 1500 元生活补贴,可直接参加中级职称考试等,保障学生"留得住"。四是校地联合搭建能力提升平台。实施黔医攀登计划,定向全科医学生可免费在职攻读同等学力研究生,单位提供进修学习机会,保障学生"有发展"。

(四)家校协同,铺就全科医学人才助学的新路子

面对农村定向医学生这一特殊群体,将"感恩国家培育、扎根基层奉献"作为重点,创设"红色育人、情怀培育、家校共育"三位一体的立德筑魂育才工程。一是红色育人,将红色文化融入人才培养。学校坚持立德树人根本任务,通过思政课程与课程思政改革,依托遵义红色资源,打造长征精神"十个一工程"教育等活动,坚定学生理想信念,培育艰苦奋斗、甘于奉献的精神。二是情怀育人,实施家乡情怀培养计划。系统开展契约精神教育、感恩励志教育、优秀毕业生和最美乡村医生报告,开展少数民族知识竞赛等,激励学生服务家乡信念。三是家校共育,建立双向沟通机制。家访是大学生思想政治教育的重要途径,是构建家庭、学校、学生"三位一体"教育模式的有效路径[11],学校将家校协同育人作为学校三全育人的重要组成部分,通过定期开展困难学生家访和慰问,从家长角度了解学生思想动态、生活状况和身体状况。建立辅导员常态化联系家长制度,密切家校联系。同时,建立多元资助体系,解除定向医学生后顾之忧。通过同心特岗基金、奖助学金、钟南山专项基金、学校全科医学圆梦成才基金等,解决学生实际困难。此外,学校还结合该部分学生身体健康状况,开展了"健康伴我跑"等丰富多彩的文体活动。针对学生专业思想不稳定和家长顾虑多的问题,开展了省级主管部门政策解读座谈会、以长征精神为引领的感恩教育活动、以优秀毕业生和全国最美乡村医生励志报告为代表的励志教育活动等,激发扎根基层的责任感、荣誉感。

三、"医教、校地、家校"协同育人模式的培养效果

(一)人才培养成效突出

2020 年,学校作为四所发言高校之一在全国定向全科医学生培养 10 周年工作会议上做主旨发言,教育部钟登华副部长在大会上给予高度肯定。2021 年,学校

作为全国唯一定向全科医学生培养典型高校在教育部"办实事、见实效"新闻发布会上发言,吴岩司长高度赞扬,并指出:学校已招收 2147 名学生,占全省培养总数的 41%,700 名毕业生在乡镇卫生院服务,其服务点覆盖了全省 86% 的县区市,更实现了毕业生 100% 履约、100% 入编、100% 落实待遇的"三个百分百"的好成绩,其中更有 16 人已经担任乡镇卫生院正副院长职务,为贵州地区基层医疗卫生体系建设提供了强有力的人才支撑。2022 年,学校以《创建医教、校地、家校全科医学协同育人模式培养扎根西部医学人才十年实践》为题,获得 2022 年高等教育(本科)国家级教学成果奖一等奖,实现了学校历史性突破。这是全省唯一以第一完成单位拟获高等教育(本科)国家级教学成果奖一等奖的高校,也是贵州省高等教育(本科)国家级教学成果奖一等奖的历史性突破。目前,学校累计培养 2189 人,为贵州地区脱贫攻坚、建设健康乡村做出了重要贡献。

(二)学科建设成效明显

学校临床医学专业获教育部专业认证 7 年有效期,是贵州省首个进入 ESI 全球前 1% 的医学学科,临床医学为国家一流专业,获国家一流课程 7 门、国家级教学平台和基地 6 个,主参编教材 28 部,获得课题 37 项,发表论文 99 篇。学校全科医学学科在中国医院及专科声誉排行榜西南地区排名第二,仅次于四川大学华西医院。学校是全国优秀全科专业住培基地,荣获全国抗疫工作先进个人、吴阶平全科医生奖、全国十佳优秀全科医生等称号。学校成为中国医师协会全科医学分会农村订单定向组组长单位,中国医师协会全科医师分会常务委员单位,中国健康管理协会全科与健康医学分会副会长单位。毕业生国家执医考试通过率超过全国平均水平,其中学校首届毕业生杨涛同学国家执医理论考试获全国第一名。定向全科医学生参加全国大学生基础医学创新论坛暨实验设计大赛取得优秀成绩,获得贵州省首届临床技能大赛二等奖、学校临床技能大赛一等奖。在第九届中国国际"互联网 +"大学生创新创业大赛"青年红色筑梦之旅"活动全国启动仪式上,学校定向医学生杨作章代表全国定向全科医学生演讲,得到教育部的高度肯定和赞扬。

(三)成果突出,推广有力

学校定向全科医学生培养入选国家卫健委全科医生培养与使用激励机制改革典型案例,入选国家健康扶贫典型案例,在央视《脱贫,健康先行》专题片中播出。《人民文学》刊发反映学校全科医学生培养的报告文学。该培养经验在昆明医科大学、潍坊医学院、吉林医药学院等院校推广应用,并在中国全科医生高峰论坛等全国性大会上主旨报告了 10 余次,中国科学院陈竺院士、中华医学会全科医学分会原主任委员祝墡珠教授等给予高度肯定。该培养成效被中央电视台《焦点访谈》《人民日报》、贵州电视台等媒体广泛宣传,产生强烈社会反响。

(四)基层作用发挥突出,老百姓满意度高

学校助力贵州 2020 年实现每个乡镇卫生院平均有 3.7 名定向全科医学生,每万人有 2 名全科医生的目标。用人单位和规培基地满意度 100%,毕业生已经成长为乡镇卫生院的中坚力量,16 名同学担任乡镇卫生院正副院长。毕业生李田书到凤冈县琊川镇卫生院的第二年就被提拔为副院长,有力地带动了乡镇卫生院发展。乡亲们发现,自从镇上来了高水平的全科医生,很多过去乡镇治不了的病都能治,再也不用到县、市医院来回跑,省了钱、减了痛、治了病。李田书说:"城里医生多,不缺我一个,乡亲们的健康,需要我守护。"老百姓说:"好呀,随喊随到啊。"《人民日报》赞扬学校定向全科医学生"素质过硬下得去、独当一面有干头、心无旁骛留得住"。

四、定向医学生培养工作的反思与展望

一年之计,莫如树谷;十年之计,莫如树木;终身之计,莫如树人。定向全科医学人才培养的十年,也是为国家、为地方、为基层打基础、树根基、汇智力的十年,在十年的探索中,定向全科医生培养工作的成绩是有目共睹的,但对于基层医疗卫生事业的发展以及整个全科医生培养体系来讲,我国全科医生制度建设仍处于起步阶段,还存在着全科医学学科建设比较薄弱、高等医学院校和全科人才培养基地对学科发展重视还不够、教育培训体系还需进一步完善、全科医学人才培养的标准化与规范化程度有待提高等问题[12]。在这种基础和前提之下,对于定向全科医学生人才培养,我们需要再定位、再出发、再创新,建立起适应时代发展需求的人才培养体系。一是需要进一步对接基层岗位需求,完善适应全方位、全生命周期健康服务需求的课程体系和教学体系。二是强化医教协同,院校教育与毕业后教育需要一体化建设。三是在定向全科医学生使用上,薪酬问题和发展前景依然是影响全科医生岗位吸引力的一个最主要的因素,要进一步强化校地协同,积极向政府建言献策,逐步落实国家全科医生培养使用激励机制的相关意见,进一步解除他们生活上的困难、发展上的瓶颈,让全科医学生能够在基层安心工作,看得到可以实现的发展前景。下一个十年的定向全科医生培养,学校将坚持不忘初心、牢记使命、赋能未来,将定向医学生人才培养文章写在贵州农村的广袤大地上,努力为贵州乡村振

兴战略贡献智力支持。

第四节　微型临床演练评估
Mini – CEX 在消化内科实习教学中的应用效能分析

临床实习是医学生学习生涯的重要阶段,是医学生从理论知识学习向临床实践过渡的桥梁,也是将医学生培养成合格临床医生的关键时期[13]。医学生临床实践能力的提高,不仅指专业知识理论水平的提高,还包括沟通能力、临床思维能力、操作能力、职业精神等综合水平的提高[14]。2016 年,教育部临床医学专业认证工作委员会发布《中国本科医学教育标准——临床医学专业》(2016 版),提出了规范医学院校办学过程的要求和毕业生应达到的质量标准,明确要求推进形成性评价,鼓励使用客观结构化临床考试(OSCE)、微型临床演练评估(Mini – CEX)、临床技能直接观察(DOPS)等评价工具[15]。目前,国外很好地应用了 Mini – CEX 等临床教学评价与考核手段,证明了该类评价的效度和可靠性[16][17]。国内也开展了此类研究与评价,取得了不错的应用效果,希望能进一步研究 Mini – CEX 的应用效能,为进一步扩大临床实习教学应用带来更为有效和可行的建议参考。

一、理论基础

从人才培养的角度上来看,医学教育对医学生的训练不再只着重于专业知识和能力的传授,而是要求其具有医疗技术、执业能力、职业精神与人文素养等综合能力,更加注重的是知识综合和临床思维能力的训练。从学习理论上来看,学习金字塔理论研究发现:小组讨论、操作实践和立即应用的学习效果最为显著,学习者两周后的知识保留率均在 50% 及以上,甚至可达 90%;能力金字塔理论研究发现:临床能力评估能够有效促进知识转化,促进临床思维形成[18]。从教学理念上来看,要将以教为主转变为以学为主,临床能力评估方法要求学生主导、教师指导,贯彻以学生为中心,实施临床教学;Mini – CEX 量表是美国内科医学会研发并推荐的一种评价住院医师临床能力以及具有教学功能的测评工具[19]。Mini – CEX 要求教师即时评价、即时反馈,贯彻以产出为导向,改进临床教学。作为一种形成性评价方法,强调评价最重要的目的不是证明,而是改进,精髓在于反馈[20]。在测评中教师可以直接观察学生,考评结束后学生可得到实时反馈,教学互动性好[21]。

二、对象与方法

(一)研究对象

本研究选取 2017 年 10 月至 2017 年 12 月在附属医院消化内科的临床医学专业实习生作为测评对象,共 39 名。

(二)研究方法

在充分考虑评价相关因素的基础上,组织专家小组多次论证,制定《Mini – CEX 微型临床演练评估量表》,通过 Mini – CEX 量表对医学实习生进行测评,每名实习生在消化内科实习期间接受三次测评,分为初期、中期、末期。患者在病区内随机抽取。

(三)评价内容

Mini – CEX 评价量表的基本框架包含以下项目。

(1)医学面谈技巧。此项目主要考查实习生如何鼓励病人陈述病史,如何自我介绍并进行沟通,通过适当提问来获得所需要的正确且充分的信息,对病人的情绪及肢体语言做适当的回应。

(2)体格检查技能。此项目主要考查实习生告知病人检查目的与范围,根据病情进行全面有重点的检查,适当且谨慎处理病人的不适。

(3)人文关怀。此项目主要考查实习生对病人表现出的尊重和关心,与病患建立良好的关系和信赖感,满足病人对舒适、受尊重、守密、渴望信息的需求。

(4)临床判断能力。主要考查实习生归纳病史和体检资料,判断相关检查结果,做出鉴别诊断,考查临床思维的合理性,判断治疗的益处、风险与费用。

(5)沟通技能。此项目主要考查实习生解释检查和治疗的理由,解释检查的结果和临床的相关性,解释给予相关治疗的健康宣教和咨询。

(6)组织效能。主要考查实习生能否按合理的顺序处理病人,处理是否及时且适时、历练而简洁。

(7)整体表现。评价量表的每个项目分值为 1 ~ 5 分:5 分为非常出色,4 分为高于平均水平,3 分为平均水平,2 分为低于平均水平,1 分为远低于平均水平。

三、结果与分析

(一)初期、中期、末期 Mini – CEX 量表评估项目平均值的比较

由表 2 – 4 – 1 可见,实习初期,实习生在体格检查、临床判断能力、沟通技能、组织效能和整体表现方面得分较低;经微型临床演练评估后,这五项能力在中期接受调查时得分已有明显的提高,末期接受调查的分数较中期又有所提高;在医学面谈技巧方面,得分则呈"U"型,中期的分数下降,而后末期的分数又有所上升;在人文关怀方面,经微型临床演练评估后,得分有所提高,但分数上升的幅度并不大。

表 2 – 4 – 1   初期、中期、末期评估表项目得分平均值情况

考核指标	初期	中期	末期
医学面谈技巧	4.28 ± 0.27	4.05 ± 0.22	4.31 ± 0.22
体格检查	3.10 ± 6.41	4.15 ± 0.37	4.18 ± 0.37
人文关怀	4.03 ± 0.43	4.10 ± 0.31	4.15 ± 0.37
临床判断能力	2.95 ± 0.56	3.64 ± 0.49	3.92 ± 0.42
沟通技能	3.00 ± 0.69	3.51 ± 0.56	3.97 ± 0.36
组织效能	3.00 ± 0.65	3.54 ± 0.51	3.92 ± 0.35
整体表现	2.92 ± 0.58	3.54 ± 0.51	3.92 ± 0.27

(二)初期和末期 Mini – CEX 量表评估的合格率比较

由表 2 – 4 – 2 可见,实习初期,学生在体格检查、临床判断能力、沟通技能、组织效能、整体表现五方面的合格率均较低。通过 Mini – CEX 评估,学生在现场通过带教教师的即时反馈了解到自身的薄弱环节,并在之后的实习过程中加强练习,使医学生在消化内科实习末期除医学面谈技巧和人文关怀外的各项能力均明显提高,且差异具有显著统计学意义($P < 0.05$)。医学面谈技巧和人文关怀暂未观察到显著差异,由此可知,医学面谈技巧和人文关怀是一个长期培养的过程,需要大样本和长周期的评估之后再做分析和评价。

表2-4-2　实习期间初期和末期 Mini-CEX 量表评估的合格率比较 [n(%)]

考核指标	初期考核合格 例数及比率	末期考核合格 例数及比率	X^2 值	P
医学面谈技巧	27(69.2)	33(84.6)	12.068	0.364
体格检查	12(30.8)	27(69.2)	11.023	0.041
人文关怀	27(69.2)	34(87.2)	10.575	0.310
临床判断能力	8(20.5)	28(71.8)	11.956	0.000
沟通技能	10(25.6)	29(74.4)	9.256	0.000
组织效能	13(33.3)	26(66.7)	12.457	0.000
整体表现	12(30.8)	27(69.2)	11.486	0.000

(三)病历复杂程度、病人配合度和整体表现的关系

病历复杂程度和病人配合度属于有序变量,故采用 oeder 模型进行回归分析(详见表2-4-3与表2-4-4)。数据显示:病历的复杂程度与实习生的整体表现呈显著负相关关系,相关系数为 -0.86,且 P < 0.05,具有统计学意义。这意味着病历越复杂,实习生的整体表现越差。病人配合度与实习生的整体表现呈显著正相关关系,相关系数为 1.02,且P < 0.05,具有统计学意义。这意味着病人配合度越高,实习生的整体表现越好。

表2-4-3　病历复杂程度与实习生整体表现的回归分析结果

变量	相关系数	标准误差	Z 统计量	Z 统计量的收尾概率
病历复杂程度	-0.859056	0.415332	-2.068361	0.0386
极限点				
极限_3:C(2)	-2.740227	0.965729	-2.837470	0.0045
极限_4:C(3)	-0.619802	0.876335	-0.707266	0.4794
伪 R^2	0.067018	赤池信息量准则		1.755976
施瓦茨准则	1.883942	对数似然函数		-31.24153
汉南-奎因准则	1.801889	限制对数似然函数		-33.48567
LR 统计量	4.488288	平均对数似然函数		-0.801065
LR 统计量收尾概率	0.034128			

表 2 – 4 – 4　病人配合度与实习生整体表现的回归分析结果

变量	相关系数	标准误差	Z 统计量	Z 统计量的收尾概率
病人配合度	1.015903	0.406429	2.499583	0.0124
极限点				
极限_3:C(2)	1.314897	0.864463	1.521057	0.1282
极限_4:C(3)	3.581411	1.049421	3.412750	0.0006
伪 R^2	0.103239	赤池信息量准则		1.693777
施瓦茨准则	1.821743	对数似然函数		– 30.02864
汉南 – 奎因准则	1.739690	限制对数似然函数		– 33.48567
LR 统计量	6.914060	平均对数似然函数		– 0.769965
LR 统计量收尾概率	0.008552			

四、讨论

目前存在的多种形成性评价工具中,有研究者认为 Mini – CEX 的可行度是最高的[22]。通过使用 Mini – CEX,把真正的患者送到学生面前,促使学生通过与患者的沟通,做出恰当的回应[23]。Mini – CEX 由于更贴近临床实践,对患者做重点的询问和检查,耗时 20 分钟左右,且可多次实践更接近临床的实际情况[24]。教师在开展学生评价的同时,进行自我评价与反思,在第二次测评前给予针对性教学指导,从而促进教学相长并能切实做到经验的传承[25]。本项目研究发现:从评价内容上看,涵盖医学面谈技巧、体格检查、人文关怀、临床判断能力、沟通技能、组织效能、整体表现七个维度,评价较为全面,涵盖临床能力的相关知识能力素质要求;从评价指标上看,赋予其相应量化权重,有利于掌握学生学习状态,教师适时调整教学策略;从评价功能上来看,鉴于其即时的评价与反馈的双功能,对学生的发展促进是即时的、持续的,教学改进效果较为明显。

本项目研究还发现以下问题,为大规模推广该评价方法提供参考。一是单次耗时较长,教师任务重。在未进行录像和学生深入反思的情况下,一次评价需耗时 15～30 分钟,甚至更长时间,在超过 20 分钟的情况下,如不是项目完成压力,临床教师是否愿意投入这么多精力,值得思考。二是次数多,实习时间有限,难以全部完成。项目要求完成三次,但学生实习周期短、教师精力有限、临床病历不足、学生动手机会少,给项目开展带来很大难度。三是评价方式和过程的取舍问题。按照程序,Mini-CEX 需要经过学生操作、录像自我反思和教师反馈指导三个阶段,但在开展时,未开展录像自我反思,究其原因是教师时间和精力无法满足。在广泛推行时,鉴于医学院校普遍招生规模较大的现实性,需要充分考虑多方因素,决定程序是否取舍。另有研究表明:教师的主观判断和个人能力水平可能对评价结果产生影响[26],临床教师评估标准可能主观性较强,在客观上不一致,每个考官的评判尺度差别比较大[27]。因此需要对考核教师进行规范化的培训和考核。

综上所述,提出如下建议:该类形成性评价活动讲究短、平、快,通过小型评估活动,来达到改进教学的目的。如临床学生较少,建议全部完成学生操作、录像自我反思和教师反馈指导三个程序,保证评价质量和效果。如招生规模较大,需考虑减少评价次数,每个科室根据实习时间长短开展 2~3 次即可,体现短;评价程序取消录像环节,减少单个时长,体现平;在 OSCE 的相关评价和学校组织的检查活动、技能考核中,融入以上评价方法,并将程序做到完整,不再对实习过程中的评价做过多程序上的要求,减轻教师工作量,体现快。

第五节 同伴互助学习研究

高等教育大众化的变革,对医学教育提出了更加严峻的挑战,教学模式正由以教师为主体转变为以学生为主体,以往灌输式、填鸭式的传统教育模式,已不能跟上时代发展的步伐,学习方式的转变是适应这个知识爆炸时代的重要途径,中国本科医学教育标准指出:医学院校必须积极开展"以学生为中心"和"自主学习"为主要内容的教育方式和教学方法改革,注重批判性思维和终身学习能力的培养,关注沟通与协作意识的养成[28]。新时代正呼唤着学习方式的变革。

目前,学习方式正朝着多元化的方向发展,国内外关于自主学习(Independent Study)、合作学习(Cooperative Learning)、探究式学习(Inquiry-Based Learning)和基于问题的学习(Problem-Based Learning,PBL)等新学习方式的研究和实践开展得如火如荼,关于同伴互助学习(Peer-Assisted Learning,PAL)的探讨也悄然兴起,对于同伴互助学习,国外已有比较成熟的理论研究和实践基础,国内研究较少。本章基于国内外研究成果,就同伴互助学习模式进行介绍。

一、同伴互助学习的国内外研究背景

同伴互助学习在欧美国家已被普遍接受,且已取得实质性成果。实际上,其发展最早可以追溯到古希腊时期的亚里士多德、苏格拉底和柏拉图等人的以同伴学习形式来开展辩论学习[29]。18 世纪 60 年代,英国爆发了工业革命,为解决经费问题,采用了"导生制"(Monitorial System)的人才培养模式,可以说是同伴互助学习的萌芽阶段。1974 年亚历山大等人在共同创作的论文中首次提出"同伴互助学习"[30]。20 世纪中叶,美国教育与课程改革遭遇挫折,寻找一种更有效的教学策略便成为教育研究改革的重点。随后,联合国教科文组织 1990 年提出全民教育计划(Education for All,EFA),开启了世界教育与课程改革的序幕,它要求人人都能接受教育,人人都能满足基本学习需要。传统教学策略已不能满足需要,多元化的教学理论、教学策略或学习方式成为教育与课程教学改革的重中之重,同伴互助学习正是顺应这一时代要求发展起来的。同伴互助学习的普遍形式称为补充指导(Supplement Instruction,SI),是密苏里大学发展起来的辅助教学,在英国也有一个辅助教学网,试图确定并联合在英国各种学科中发展的各种同伴互助学习方法[31]。

类似同伴互助学习的形式在各欧洲国家广泛存在,如同伴教育,起源于澳大利亚,流行于西方国家。它主要采用小组讨论、游戏、角色扮演等参与性强和互动性强的方式进行培训。参与的人主要是年龄相仿,知识背景、兴趣爱好相近的同伴和朋友。同伴教育的培训中,侧重于态度的讨论和技能的培训,而不是知识的传授。其中主持人的角色不是教师,而是话题讨论的引导者,启发大家就共同关心的话题提出建议。主持人侧重正确知识和核心信息的传达,而不将知识的讲解作为重点。再如德国的少儿混龄教育,在混龄班里,年龄小的儿童与年龄大一些的儿童在一起游戏与生活,因而有机会向大龄儿童学习,得到大龄儿童的帮助,减少竞争压力,增多合作的机会。而且,幼儿喜欢模仿年龄、能力与地位比自己高的同伴。同样,年龄大一些的儿童也可以帮助年龄小的儿童,通过与他们一起活动而得到益处。他们通过帮助年龄小的儿童,获得快乐的体验。研究发现,同伴教学对扮演教育者的儿童有正向的影响。他们由于帮助了别人,又得到成人的赞扬,会更加善于互相帮助。

在我国历史上,同伴互助学习也有相似概念提出,如"相观""伴读""小先生制"和"结对子"等。在《学记》中提出"相观二善之",警告"独学而无友,则孤陋寡闻"。大教育家孔子说过"学然后知不足,教然后知困。知不足,然后能自反也;知困,然后自强也。"故曰:"教学相长也""三人行,必有我师焉"。《周易·兑》提出

"君子以朋友讲习"。可见,同学、朋友之间是可以相互学习,相互促进,讨论切磋,取长补短,共同进步的。1914年前后,还兴起了分团教学法。

我国自20世纪80年代开始进行现代意义上的互助学习研究,目前,我国关于同伴互助学习的研究属于刚刚起步阶段,如汕头大学的互助学习中心、重庆出现的互助英语学习现象、宝安高级中学的同伴咨询服务模式等,各中小学在《国务院关于基础教育改革与发展的决定》文件中新课程体系改革思想的指引下,也开展了自主互助合作学习的诸多研究,取得了良好的效果。

二、学生互助学习的基本内涵

学习是通过教与学,或者自身的经验阅历汲取知识或技能的过程。而所谓协助是指帮助、支持、促进或者救助,同伴则是指处于相同水平或者位置的人,是一个与之相匹配的伙伴。

1998年,英国的托平(Topping,K)教授和美国的鄂利(Ehly,S)博士在《同伴互助学习》一书中指出:"所谓同伴互助学习,是指通过地位平等或匹配的伙伴(同伴)积极主动地帮助和支援来获得知识和技能的学习活动。"[29]同伴互助学习也是指那些具有相似社会背景的、非专业的教育工作者,他们通过互相帮助来进行学习,同时通过这样的方式来促进其自主学习。

(一)同伴互助学习的教育功能

同伴互助学习的含义广泛,包括同伴指导(Peer Tutoring)、同伴示范(Peer Modeling)、同伴教育(Peer Education)、同伴咨询(Peer Counseling)、同伴监督(Peer Monitoring)与同伴评价(Peer Assessment)。其中一些方法倾向于对知识的获取,一些方法则倾向于对个人发展的促进。同伴互助学习依据其广泛的学习形式和内容,在学生的协作精神、交往能力、平等竞争意识、自主学习能力等方面的培养具有强大的教育功能。

(二)同伴互助学习是一种补充的学习方式

在这里,同伴互助学习与其他合作学习方法是不同的,同伴互助学习不是弱化或替代教育教学,它只是要以独特的品质和丰富的同伴间的交流来对专业的教学进行补充(而非替代),并授予学生更多的学习主动权来使其为自己的学习承担更多的责任。

只是在同伴互助学习活动中,要建立一定的机制使所有的参与者在一个或者多个领域有所收获;要建立在向所有人提供平等机会的基础上,因为在这种学习方式中,每个人都能体现其价值;要有专职的教师进行认真细致的组织与监控。

(三)同伴互助学习是培养自主学习和终身学习能力的重要途径

保罗·朗格朗作为终身教育理论的奠基人指出:"教育并不止于儿童期和青春期,它应该伴随人的一生而持续地进行。"他认为终身教育的意义在于:一是帮助人在知识的学习和建构中不断总结学习方法;二是通过各种自我学习和教育的过程,提供自我完善和发展的工具。在终身教育和学习的理念下,国际 21 世纪教育委员会《教育——财富蕴藏其中》提出终身教育的四大支柱,即学会认知、学会做事、学会共同生活、学会生存,并指出,要寻求教育的协同作用,在终身学习过程中,要学会如何学习、自主学习知识,要培养参与合作的精神。高等学校开展互助学习活动,就是培养学生终身学习习惯的一种尝试。互助学习,正是在自学的基础上,学生自发意愿寻求帮助,并最终达到解决问题的学习方式。互助学习的开展,还能促进教师进行教学方法改革,在课程讲授等方面为培养学生的自学能力和终身持续发展能力做好准备,达到为学生的终身学习做准备的目的[32]。

三、学生互助学习的教育心理学基础

(一)人本主义学习理论

人本主义学习理论强调"以学生为本",强调人的价值,关注学习者的个人知觉、情感、信念和意图,并以此发展人的潜能和树立自我实现观念。人本主义心理学代表人物罗杰斯认为,人类具有天生的学习愿望和潜能,它们可以在合适的条件下释放出来。促进学习的最有效的方式之一,就是让学生直接体验到面临各种问题,可以通过设计各种场景,让学生扮演各种角色,以便让学生对各种角色有切身的体会;也可以安排学生亲身实践体会。当学生负责地参与学习过程时,就会促进学习。同时罗杰斯提出人的学习原则的一个核心就是让学生自由学习,并提出了包括同伴教学和小组学习在内的十大自由学习方法,对学习活动的开展具有重要现实指导意义。

(二)认知学习理论

认知学习理论强调学生共同活动本身对学习活动的影响。维果茨基将由个人独立解决问题所决定的实际发展水平和通过成人的指导,或与能力更强的同伴合

作解决问题所确定的潜在发展水平之间的距离确定为儿童最近发展区[33]。在彼此最近发展区内合作,各类学生可以在协作中扬长避短,完成学习目标,促进学生学习质量的提高。皮亚杰的社会认知发展理论认为,与同伴共同学习,互帮互助,使得有机会了解别人的观点,特别是当他人观点与自己不同时,会激发思考,因为同伴间地位平等、便于沟通交流,不会简单地接受对方的思想,而试图通过比较、权衡进而自己得出结论,这对去自我中心性的发展具有重要意义。

（三）建构主义学习理论

建构主义学习理论认为"情境""协作""会话"和"意义建构"是学习环境中的四大要素。协作发生在学习过程的始终,协作对学习资料的收集与分析、假设的提出与验证、学习成果的评价甚至意义的最终建构均有重要作用。会话是协作过程中不可或缺的环节,学习小组成员之间必须通过会话商讨如何完成规定的学习任务的计划。此外,协作学习过程也是会话过程,在此过程中,每个学习者的思维成果（智慧）为整个学习群体所共享。因此会话是达到意义建构的重要手段之一。建构主义认为,学习者与周围环境的交互作用,对于学习内容的理解（对知识意义的建构）起着关键性的作用,这是建构主义的核心概念之一。在建构主义学习理论的影响下,支架式学习（Scaffolding Instruction）、抛锚式学习（Anchored Instruction）和随机进入学习（Random Access Instruction）的教学模式被逐步开发,其中都有互助学习理论的影子存在。

（四）自控学习理论

自控学习理论是注重发挥学生学习的主观能动性,注重学生独立学习和自主学习能力的培养。要求主体充分认识到学习的价值,利用自我效能感设立成就目标,利用学习动机,主动选择和创造适宜的学习环境,并在学习过程中扮演重要角色[34]。同伴互助学习能更加有利于发挥学生主观能动性的心理需求,发展学生意识和情感,促进学生自主学习能力的提高。

（五）群体动力理论

群体动力理论的创始人是德国心理学家勒温。他在研究人的心理行为时认为,人的行为取决于内部力场与情境力场,即内在需要和环境因素的相互作用。之后勒温又将此理论应用于群体行为的研究,并提出群体动力理论的概念,认为群体活动的方向同样决定于内部力场和情境力场的相互作用。同伴互助学习活动中,具有不同智力水平、知识能力结构、思维方式、情感风格的成员可以互补。从群体动力的角度来看,同伴之间的凝聚力、驱动力使得他们互勉、互助、互爱,从而产生学习动力,提高学习的效果。

(六)目标结构理论

多伊奇在勒温群体动力理论的基础上提出了目标结构理论,认为个体之间的相互作用方式分为三种:相互促进方式、相互对抗方式、相互独立方式。基于此种交互方式,将目标结构分为以下三种类型:合作型、竞争型和个体化型。并结合实验研究提出,较之于竞争和个体化目标结构,合作型目标结构使得成员之间的交互作用更为广泛和频繁,他们互帮互助、相互激励,每一名成员都得到了肯定、认可和被其他成员所接纳,因此使得学习积极性更高,学习水平也提高得更快。很明显,同伴互助学习中的合作目标结构创设的学生之间积极互赖的同伴关系,对学生的学习产生了积极且意义深远的影响。

另外,在同伴互助学习中学生社会地位的变化也是学生的学习动力之一。斯莱文发现,在传统教学班级中地位很低的学生由于小组的成就而获得了他们的社会地位,也就是说由于小组成员学业上的成功导致了成绩水平低的学生社会地位的变化。同时,科尔曼还发现对于成绩水平较好的学生来说,由于在帮助其他学生学习的过程中,使他们成为小组的"领导阶层"。这一社会地位的变化也会使他们更为自豪和更有信心,从而付出更多的努力进行自身的学习和帮助同伴成功。

四、学生互助学习实施策略

(一)学生互助学习教学计划

1. 学生互助学习课程及安排

(1)学生互助学习课程的适用性。同伴互助学习具有扎实教育理论、教学理念和教育基础,但并不适用于医学教育的所有课程和领域。比较适用于如基础医学和临床技能训练,也可应用于复杂的沟通技能培训、自我指导学习和课程组织等复杂领域。同伴互助学习可能不适用于需要教师具备广阔知识或者需要教师掌握多重概念的学科,例如那些需要传授伦理学、一些较高的会诊技能、鉴别诊断和组织管理选择权的学科。因研究还不够深入,需要不断实践,以探索其更为广泛的适用性[31]。

(2)课程安排。在PAL课程的安排上,互助学习项目可纳入培养方案和教学计划,在教学计划中给予一定的学时和学分规定,确立积极地位,对教学目标的实现也是一种保障;也可建立互助学习中心,根据学生意愿,以预约自选的方式进行,当然此种形式,需要强有力的院校政策扶持。不过在初期的 PAL 学习实践阶段,以试点的形式开展,积累经验,再逐步推广,不失为一种比较稳妥的方式。

(3)学习形式。作为正式课程教学计划的补充,大部分的 PAL 课程教学计划采用了便捷的小组式学习,可以是预习、复习、补充或者实践临床技能。不过同伴互助学习的形式多样,根据 PAL 方法的不同,可以是面对面的接触、同伴说教式的指导,也可以是心理咨询、学习小结、复习指导、计算机辅助教学(CAL)等[31]。

(4)政策支持(经费、人员、教学指导、教学研究、培训与开发)。开展学生互助学习,学校首先应该转变教学理念和教育思想,将以学生为中心的教学理念落实到政策上,贯彻到行动中。其次,开展学生互助学习高校必须进行适当的计划和组织,为互助学习提供资源和条件。在硬件方面,开辟出专门场地、提供经费自主、提供课程资源。在软件上,包括组织机构的建立、学习指导的研究与制定、人员配置、培训与开发、资源共享。

2. 导生(Peer Tutor)

互助学习的自我管理模式是教育界普遍倡导的一种形式,导生在互助学习中的作用至关重要,其在一定程度上,扮演着领导者、组织者或者指导者的角色。关于互助学习学生预约申请的处理,教学计划的实行、知识的传授,小组成员角色定位、学习成果评价等都需要导生组织和实施。因此,导生的招募需要具备一定的条件:

德智体美劳全面发展,具有强烈的责任心、较强的全局观念,性格主动热情,具有良好的耐心,具有较强的语言表达能力和组织协调能力。

导生可以来自同一年级也可来自高年级,学习成绩应该处于同一水平或者较高水平。一般来讲,应综合考评,择优推荐。

导生毕竟是学生,学习活动中,依然存有诸多未知因素,如知识深度不够、缺乏教学经验易传授错误信息、小组成员对导生信心不够导致难以维持小组凝聚力等,因此导生需要进行培训,包括对教学项目的理解、知识和技能的掌握程度、人际交往沟通技能、组织和协调能力等。

互助学习小组的成立,在最初的阶段可由教师确定导生。事实上,小组的人员结构和角色定位并不是一成不变的,互助小组具有以下特性:在一个小组中导生与各种角色处于不同的地位;导生具有初步领导权威;一个角色可以由多名学生承担,同时一名学生也可以承担多个角色。学习过程中,随着对小组学习贡献值的大小改变,导生也会改变。

3. 同伴学习者(Peer Learner)

互助学习的教学计划原则上是对有兴趣的学生开放。实际上,目前的互助学习研究活动也根据项目要求,安排定向教学计划要求特定人群参与。

无论怎样,同伴学习者或小组之间须是一个互助共同体,学习的主体是在个体与个体的互动过程中实现的,同时个体之间思维、情感、能力的差异性和多样性为互助共同体的创建提供了可能,个体间的主动参与和主体间的交互发展行为,保证了互助共同体的形成。

同时,互助学习因是团体交互学习行为,冲突和矛盾也是互助学习的一部分,学生之间通过调适自我的学习过程,以消解矛盾,建立互惠共通的有效途径,更锻炼了学生分析处理问题的社会认知与自我调节能力。

(二)学生互助学习方法

1. 同伴指导

同伴指导通常被描述为一种特殊的角色扮演学习活动:它依据课程或项目内容,选择不同能力水平的参与人员,确定导师和被指导者的角色并加以培训,通过设置一定的交互程序展开学习活动[29]。主要包括以下几项工作内容。

(1)参与者选择、匹配和角色分配:参与者的选择一般是能力互补的学生组合,导师和同伴学习者的角色不固定,依据课程内容不断变化。

(2)课程内容:课程内容的选择和设计应有适当的挑战性,以激发学生兴趣。

(3)培训(训练):在同伴互助学习中,参与者的培训是一个关键性环节。导生的培训可以使教学策略更加有效,导生的培训一般采取直接指导、教学示范和操作过程监督相结合的方式。实践证明,参加过培训的导生在小组学习中,更加积极主动,对于错误问题的更正更加及时有效,能够更加有效地处理教与学的关系。同伴学习者需要培训他们积极参与学习和独立解决问题的能力,同伴学习者需要训练他们展示有效的学习行为,比如参加指导、回答问题、反馈和请求帮助等。

(4)强化:强化可以使得知识和技能得以保持和转化。

(5)监测和评估:对同伴互助学习进行经常性监测和基于课程的定期评估,有利于维持互助学习程序的完整性和辅导成果的圆满完成,主要包括互助学习计划的执行和参与成员的学习表现。

2. 同伴示范

同伴示范是树立一个有能力的学习行为典范(示范者),让其他人进行观察学习或模仿。示范者并不一定具有专业水准,但更符合模仿者的日常生活。

示范者是有能力的,但并非完美无缺,其所展示的可以是已成功的模型,也可以是信心、热情、解决问题、自我纠正的能力,为目标不懈努力和协作精神等。

(1)影响同伴示范学习活动的因素:一是内部因素即模仿者的态度,包括感性认知的能力(对示范者的行为能够定义)和认知水平(对示范者的行为理解和领会);二是外部因素即示范者,示范者在年龄、能力、学习方式等方面与模仿者具有相似性,才能取得更好的效果。

(2)同伴示范学习活动的学习内容:包括学习内容的选择和学习活动的时间,掌握的主要原则是学习内容和过程不宜太复杂,可以有一定难度,但通过努力能够实现学习目标,避免太多挫败感,以满足学生自我成就感。

3. 同伴教育

同伴教育可以简单定义为:同伴在非正式的集体环境中,提供关于敏感生活问题的可信和可靠的信息,并进行讨论。主要广泛应用于健康教育、毒品预防、艾滋传播等领域,现在已扩展至其他社会领域。

同伴教育的实施主要有以下九方面。

(1)同伴教育者的选择:①同伴教育者的选择有两种方式,即学校招募和学生自我组织,后者更有利于学生之间的交流与沟通;②同伴教育者需要具备的条件,即一定的名望或权威、沟通能力、适当的社会认知水平和成熟度、参与交流的主动性、保守秘密;③同伴教育者之间最好有不同的长处和短处,以利于相互学习和补充指导。

(2)角色扮演:在同伴教育活动前,要阐述清楚教育内容、保密程度、扮演的角色等,如不参加者可在对其培训前及时退出。

(3)人数:一个小组的同伴教育者一般两人结对为宜,最好来自相同的班级,以利于时间安排。

(4)培训:对同伴教育者培训的主要目的是扩展其知识水平和认知能力,增加其领导者的自信。培训者可以从学校教师、青年领导者、当地卫生部门工作人员中选择,也可以从以前的同伴教育者中选择。

(5)性别问题:①目标人群的性别问题:同性别的目标人群有利于参与者敞开心扉,但对于不太敏感的话题,目标人群的性别差异性,反而有利于小组讨论效果的展现;②同伴教育者的性别问题:目前,同伴教育者女性居多,应该鼓励男性去参与同伴教育者的志愿者活动。

(6)同伴教育目标:同伴教育要明确每次活动要达到什么目的,这是取得成功的关键环节。

(7)时间:一次同伴教育活动可能持续十五分钟到两个小时的时间。这需要组织者根据学校课程安排进行合理时间分配,同时要考虑培训时间、教育活动时间和可能的延迟时间。

(8)支持:学校、教师和家长应对同伴教育活动给予信任、关注和支持。

(9)同伴教育者的报酬:对于同伴教育者应该给予认可和肯定,可以发放补贴,也可以发放资格证书,为就业提供资本。

4. 同伴咨询

同伴咨询的定义:人们从相似的群体选择辅导者,他们不是专业教师,但他们能帮助澄清一般的生活问题并能通过倾听、反馈、总结,正确给予帮助以找出解决问题的办法。如同 PAL 的其他形式,这可能发生在一对一的基础上或群体里。

有困难的学生可能非常不愿意采取专业辅导的方法。基于较高的意识共鸣,进行同行辅导或许更有可能。同行辅导员可以处理简单问题,但或许更重要的是,他们可以鼓励其去寻找一个适当的人来帮助。

5. 同伴监督

同伴监督是指合作伙伴之间通过适当的和有效的学习过程和程序来互相监督。这个过程和程序同样可被称为学习行为。同伴监督反馈能使学习者在朝着目标前进的过程中更好地自我调节他们的行为。工作程序如下。

(1)确定学习者的行为和目标。

(2)设计一个数据记录系统,包括叙事记录、事件记录、时间记录和间隔记录。

(3)选择同伴监督者。

(4)培训同伴监督者。

6. 同伴评价

同伴评价是指对小组其他学习者学习成果的形成性和结果性评价。同伴评价是在实施计划中形成的,它能在发展阶段对学习的成果或产量给予评价,而不是在最后。它能比教师指导行为给予更多的经常或立即的评价,同伴评价是改善自我评价的一个手段。

在同伴评价中,根据目标要求和学习内容,需要考虑以下几个问题:评价目标、评价标准,同行匹配,培训,活动内容(包括做什么、和谁做、时间、地点、信息资料、注意的关键问题等),过程监测,调整,以后的行动和评价。

(三)操作要素

同伴互助学习至少包括以下十三方面的操作要素的变化。

1. 学习内容

学习的内容包含知识和技能,同伴互助学习的学习内容有着相当广泛的范畴,教学策略的方方面面都有同伴互助学习项目被提出。

2. 同伴间数目对比关系

一些项目中,一个帮助者面对的是一组受助者,小组的人数可能在 2 ~ 30 人之间变化或者更多,或者两个和以上的帮助者共同承担一个小组,而两人组成的互助学习小组更为常见,两人小组可以避免互助学习小组流于形式。

3. 是在机构内部还是机构之间

虽然大多数的互助学习小组产生于机构内部,但是它也可以产生在不同的机构之间,比如说一个高中生作为指导者来帮助邻居家的小学生,或者是大学生在其他的正规学校提供帮助。

4. 学习的年限

提供帮助者和被帮助者可能有着不同的学习年限。

5. 能力

虽然很多项目是建立在小组间双方能力互补的基础上的,但是,双方能力相同也许更能提高学习的兴趣。在双方能力相近的小组中,所谓提供帮助者可能只是更好地掌握了所学课程的很小一部分,又或者其本身就和受助者有着一样的能力,但是其在朝着获取更加深入的、正确的认识并和其同伴分享的方向努力。当然,在这样的小组中需要清晰的操作流程来避免双方犯错。事实上,最严重的错误是帮助者自己都没有认识到他们没有搞清楚正确的事实。

6. 小组中角色扮演的连续性

在双方能力近似的小组中,帮助者和受助者的角色不是固定不变的。在小组中,角色转变(交替式的互助学习)更能引起更大的新鲜感和激发学习者的自尊心,这样小组中所有人都能成为帮助其他人学习的人。

7. 时间

同伴互助学习可以存在于正规的课堂学习时间内,也可以在课外,这取决于它对课堂正常教学的替代或者补充的程度。

8. 地点

与时间相应的,同伴互助学习的地点也会发生巨大的变化。

9. 提供帮助的同伴的特点

传统的假设认为帮助者应该是最好的学生(例如那些与专职教师能力相近的学生),但是,很多实验证明小组能力上的过大差距对那些帮助者没有很大的激发作用;另一些则证明一些过大差距是妨碍同伴互助学习效果的。但是,如果帮助者仅仅是那些一般水平的学生或者是更差一些的学生,那么,所有参与者都将在共同的活动中面临挑战,得到提高。尽管帮助者可能从中获得的没有想象中的多,但是双方获得的总收益会更大。在很多研究项目中,有学习或者能力方面障碍缺陷的人被安排为帮助者,以达到使这些人获益的目的。

10. 接受帮助的同伴的特点

一些项目可能针对的是所有群体或者某些小群体。例如具有特殊的能力和天赋的人,那些成绩较差的、失败的、辍学的人。

11. 学习的目标

互助学习的目标是获得智力(认知)上的收益,产生学术成果,得到情感和态度上的收获,得到自我形象或者自我认识的改变或者兼而有之,组织的目标也可能包括减少辍学和促进进取。

12. 自愿还是非自愿

一些项目中,成员是被要求参与的,而另一些则是帮助者自愿参与。

13. 辅助条件

一些项目中,对帮助者有提供一些外在的辅助条件(有时候也针对受助者),而另一些则依旧依靠小组的内在动力。除了简单的社会荣誉之外,外在辅助条件也可以是获得认证、课程学分,或更加强劲的激励——金钱。在北美,为互助学习计划提供外在的辅助条件和回报较其他的地方更加常见,这也导致了这方面存在很多争论。不过,令人放心的是,研究证实,提供外在的辅助并不危害内在的凝聚力。但是,外在条件可能对那些需要招募志愿者的项目产生影响,这种影响有好有坏。

五、学生互助学习的实践

(一)互助学习中心

美国很多大学都开设了互助学习中心,加州大学伯克利分校创办的互助学习中心(Student Learning Center)就是一个比较成功的例子。美国从伯克利大学到布朗大学,从哈佛大学到休斯顿社区学院目前都设有互助学习的机构。早在1976年,加拿大惠灵顿学院就已经创办了互助学习中心,除了为学生提供课程学业服务以外,从更为深远的意义上来讲,是培养学生自主学习和终身学习的习惯。

国内汕头大学于2004年成立了互助学习中心。互助学习中心采取学生自我管理模式,学校制定管理制度,规范管理流程,对中心进行引导和监督。其主要教学形式是学业问询,即设置固定课程,选拔高年级学生作为导师指导低年级学生,改善学习方法,除学业问询外还开展了小组讨论和互动交流等学习形式,同时也对大学生学习和生活的各个方面提供咨询和指导。

(二)基础医学的互动性教学:Noodim(1997)贝宁[31]

20世纪80年代开始,一些研究审视了解剖学领域的互动性同伴教学,学生研究一个课程然后把研究成果传授给同伴。一个有趣的改变是一个班级分成了两个组:第一个组共同完成解剖标本单元而第二个组个人自学,下一节课让第一组去图书馆之前向第二组报告其在解剖过程中的发现,于是第二组进行下一单元解剖标本,接着在下次课上向第一组报告。以此类推,每个组只做了所有单元的一半学习。研究中指出,通过这种方法学习的学生在理论考试中明显优于单纯做完全部解剖单元的学生。

(三)临床技能培训[35]

英国格拉斯哥大学每年都会招约250名医学生。格拉斯哥大学的课程主要包括5周的学生选择的模块(Student-Selected Modules,SSMs),以鼓励学生在他们喜欢的领域中扩展自己的知识。在学生的要求下,依据英国医学总会(GMC)的规定,以对培养学生的教学技能为主题,开发了一个关于心血管、呼吸道与胃肠系统方面的SSMs教学策略,以调查PAL方法是否可用于提高学员临床技巧。

第一阶段:首先从四年级和五年级中选出3名学生作为培训者,与工作人员接触,希望能改善他们在临床检验领域对教学和学习技术的理解。其次,让这些高年级学生(培训员)研究小组教学和 PAL 的基本原则。学习内容包括文献查阅,描述技术的培训视频,在适当的顾问监督下彼此练习这些技能,所涵盖的主题包括心血管、呼吸道和胃肠系统检查。

第二阶段:从一年级和二年级招募学员,使用海报和电子邮件广告培训学员。建立了 32 个小组,每组最多 5 名学员(中位数 3)自愿参加培训班的 PAL 学习制式。

第三阶段:在格拉斯哥大学的课程中,学生 50% 的时间分配给自我导向学习,所以每名学员有充足的时间来接受这个额外的培训。工作人员给学员放映了一段录像临床检查,并培训人员解释有关技术,使用额外的资源利用包括海报和模型来解释有关的解剖。受训人员看录像练习他们的检查,反馈之后,又与他们的教练指导重复这些程序,直到他们的表现达到培训录像的标准。

这次研究表明,使用 PAL 以补充临床技能培训,对于学员是有益的。这样的 PAL 学习模式不妨纳入核心课程加以整合,作为一种辅助的临床技能培训。

(四)补充指导(SI)

美国堪萨斯市密苏里大学主持的补充指导教学研究是互助学习的一种形式。主要目的是有针对性地改进课程,提高学生的成绩;减少这些课程学生的流失率;增加学生最终毕业率。其对象是高风险的课程,指的是学生流失率高的课程(30%的学生在最后的期末成绩中得到一个 D 或 F 或者是退学),而不是高风险的学生。

1. 内容

一般包括特殊咨询和学术指导,一对一的辅导,补习或发展课程和学习技巧课程。这些计划的主要目的是支持和留住学生。

2. 课程和教学方法

SI 的宗旨是最大限度地提高学生参与课程的积极性。SI 的领导者既不是重新演讲也不是介绍新的课程,相反,SI 的领导者引导学生用自己的课堂笔记和阅读材料,用以帮助学生澄清在上课过程中的概念。虽然 SI 的领导者提供结构和指导,但是负责材料的收集和加工的仍然是学生。

3. 学习活动

SI 可以为每周的每一门课花至少 3 小时或更多。在 SI 的会议期间,SI 的领导者模型申请学习策略,如记笔记、图形组织、提问技巧、词汇的收集,并预测试题。学生学会互相信任,相互表达彼此明白的并弄清楚不明白的。在本学期开始时,SI

的领导者提供了学习课程的结构。然而,由于本学期的进步,学生承担了建立非正式的测验、视觉模型、笔记卡或时间线结构,集思广益,解决设计活动的配对问题或预测试题。这是一个功能强大关于协作学习策略的应用。

这项研究结果表明,SI 教学策略的实施对课程成绩、流失率和毕业率产生了积极的影响。

(五)用客观结构化临床考试(OSCE)技巧和评价:Howman(2003)伦敦[31]

一个为期 5 个星期的学生选择的项目,高年级临床学生参加两天的授课培训,从主治医师那里接受对临床技能的校正,向低年级学生小组教授临床检查技能(对于低年级学生而言,这是他们首次临床实践),组织并监督适合低年级学生的客观结构化临床考试。一组低年级组学生作为对照,由全科医师教授临床技能也同样做 OSCE。

根据 OSCE 的结果,由同伴辅导的小组与由全科医生训练的小组相比,并无什么缺陷。

(六)互助学习在医学院校中的实践探讨

在美国中华医学基金会 CMB#08-935 项目资助下,学校正系统开展互助学习实践活动,已设立子课题 4 个。从互助学习平台建设、学科试点入手,逐步推广项目研究成果,在其中一项研究活动——组织胚胎实验教学中,实施了以护理学专业学生为对象的互助学习研究,采取 4~6 人的互助学习小组形式,设立小组长和小助教,并对导生(小助教)进行了规范化培训。之后,学生自主开展了互助学习活动,带教老师予以补充指导,学业结束时,开展了学生互评、教师点评、小助教考核等多元化的学业评价活动。经过一个学期的实践,比照对照组(临床医学专业、医学检验、医学影像学等专业学生)的学习成绩,护理学专业学生学习成绩大幅提升,学生学习积极性明显提高,学习目标更加明确,广大学生对互助学习有着广泛且显著的需求。

六、反思与展望

(一)同伴互助学习的作用

国内外教学实践证明,同伴互助学习是一项切实有效的学习策略。在高等教育的今天,特别具有生命力和现实意义,对于学校、教师和学生都有着不可替代的作用,主要体现在以下几方面。

1. 对于学生

(1)改善学习成绩。

(2)改善同伴关系。

(3)增强个人价值、自我成就感。

(4)创造积极的学习环境。

(5)提高学生学习兴趣。

2. 对于教师

(1)学习手段和方法进一步多元化。

(2)教师有更多机会去观察和评估学习活动,以利于改进课程教学。

3. 对于学校

(1)节省学校开支。

(2)集合列入促进干预措施,改善一般课堂纪律,防止学术失败。

(3)作为一项全面的改善学生学习成绩的策略。

(4)有力提高教师的教学能力。

(5)推动教学改革的重要手段。

(二)同伴互助学习的今后工作重点

1. 同伴互助学习的理论基础研究问题

目前,关于同伴互助学习的理论研究,无论在教育学,还是在心理学基础上的研究都很薄弱,在此方面,理论研究必须继续深化,才能从根本上推动同伴互助学习的进一步发展。

2. 同伴互助学习的使用条件问题

对于同伴互助学习的适用条件目前没有明确的界限,在医学教育的教学过程中,纵向来看包括基础医学、临床医学、见习、实习等环节,横向来看包括理论教学、实验教学的预习、授课、复习等方面的适用条件,都还缺乏系统的研究和实践。

3. 同伴互助学习的教学质量控制程序问题

同伴互助学习的方法多样,其工作程序和组织方式决定着同伴互助学习的教学成效。包括参与者角色的选择、同伴的匹配、培训、监测、评估等,具体工作中还有学生人数的选择,认知和技能水平,性别、年龄、种族和情感因素的差异性,培训内容和方式,检测人员的安排,评价手段的选择等。目前,这些研究没有完全成熟,有待进一步实践检验和大量成功案例给予支撑。

4. 同伴互助学习的开发问题

在互助学习的开发上,主要有以下问题:同伴互助学习者的学习兴趣、学习动机如何激发,需要哪些学习投入,采用哪些学习策略以及如何评价学习结果? 如何开发教师在学生互助学习中的积极作用,同时不违背互助学习的基本原理? 如何开发特定学科内容的同伴互助学习有效策略与技术? 学生互助学习的课程适用性的问题、学生互助学习的有效实施途径和方法以及如何开发学生培训课程和教师培训课程?

第二章 『一轴三联』医学人才培养模式改革背景下的典型个案研究

「一轴三联」医学人才培养模式改革背景下的质量保障体系研究

● 第三章

第一节 "内外耦合、层级联动、链条回环"的本科教育教学质量保障体系研究

当前,随着高等教育的大规模扩张,高等教育总规模不断扩大,我国正处于高等教育大国迈向高等教育强国的全新发展阶段。根据马丁·特罗的高等教育大众化理论,高等教育大众化是揭示变化的一种理论与信号,它具有预警功能,我们要对高等教育即将到来的巨大变化有所准备和应对。由此而带来的高等教育质量问题,是每个高校都必须面对的一项重要课题。全国教育大会和全国本科教育工作会议召开后,全面振兴本科教育成为新时代高等教育发展的核心任务,建立健全高校内部教学质量保障体系,是实现本科教育振兴和推动高等教育高质量发展的重要途径。对于医学院校来讲,学科领域的特殊性要求必须坚持精英教育模式,因此,构建一套适应学科发展、具有自身特质且高效运行的内部教学质量保障体系,对于医学类院校推动一流本科教育、实现高水平发展至关重要。

学校要系统构建质量控制机制,内控机制是基础性工作,外部控制是有效手段。学校是提高质量的主体,也是质量监控的主体。每所学校都要建立以校为本的人才培养质量反馈监控体系,从一堂课、一张试卷、一篇论文、一门课程开始,构建起完整的、有效的、规范的质量监控制度。要完善国家教育质量标准体系,用标准加强引导、加强监管、加强问责[36]。由此可以看出,高校质量保障体系的建立不仅紧迫,而且必须既是国家社会需要,更是学校内生发展需求。

一、背景研究

美国管理学家菲根堡姆提出的全面质量管理(TQM)理论是一种成熟有效的现代质量管理方法,在工业企业质量管理中被广泛运用。TQM 的核心理念是树立顾客导向的质量意识,强调全员参与、过程控制、系统管理、持续改进以及依据事实进行管理。TQM 理论与高校教学管理要求的一致性,使得其在高校教学管理领域具有广泛的应用[37]。对于教学质量保障体系这一概念,普通高等学校本科教学工作审核评估工作指南中有着明确、清晰的释义:高等学校教学质量保障体系是指学校以提高和保证教学质量为目标,运用系统方法,依靠必要的组织机构,把学校各部门、各环节与教学质量有关的质量管理活动严密组织起来,将教学和信息反馈的整个过程中影响教学质量的一切因素控制起来,从而形成的一个有明确任务、职责、

权限,相互协调、相互促进的教学质量管理的有机整体[38]。

我国高等教育质量保障开端于 1990 年的《普通高等学校教育评估暂行规定》,此后不断完善与发展,先后经历了以下几个阶段:1994 年—2002 年的合格评估,1996 年—2000 年的优秀评估,1999 年—2001 年的随机评估,2003 年—2008 年的水平评估,以及现行的审核评估。2011 年,在充分借鉴国际经验,总结我国实施成效的基础上,教育部出台《关于普通高等学校本科教学评估工作的意见》,确立了包括高校自我评估、建立教学基本状态数据库、院校分类评估、专业认证及评估、国际评估在内的"五位一体"评估制度。至此,我国高等教育质量保障体系初步形成。随着新一轮审核评估的启动,将高等学校本科教学质量保障与监控体系的建设提升到前所未有的高度。在国家质量提升工作的大背景下,审核评估的实质是评估机构组织的,对参评普通高等学校本科教学质量管理体系的适宜性、充分性和有效性,进行审查与评价的过程。强调的是"用自己的尺子量自己的个头",这里的尺子就是学校内部的本科教学质量保障与监控体系。因此,学校内部的本科教学质量保障与监控体系建设成为当前我省各高校教育教学工作的核心工作。

自 20 世纪 90 年代起,我国就开展了各级各类的专题研究。现在,各高校基本建立了适合本校实际的内部本科教学质量保障监控体系。但总体上看,目前我国高校质量保障与监控体系处于较高水平的只占很小比例,还处于发育阶段和早期阶段。主要体现在:以学校管理为主导,基层部门和教师自觉提高教学质量的案例较少,以学生为中心的理念落实不力;注重教学活动输入和输出质量控制,对过程质量的诊断和改进,尚未得到多数高校的充分重视;重监控、轻保障、环节缺失;监控部门单一,只有教务处在做,各类机构职责不清,难以形成全员质量管理;监控对象单一,仅把人(师生)作为对象,没有把人财物、时间、空间、信息等要素纳入,同时是被动监控,主动性、积极性缺失;教学质量保障与监控手段落后,信息化、网络化、现代化程度低;随着高等教育的大众化,高等教育的多而异,即学校特色,在保障体系的建设上,更是不够鲜明。

二、质量保障体系建设

教学质量保障体系可以划分为"输入-过程-输出"三个部分[39]。从图 3-1-1 可以看出,学校根据社会需求确立办学定位和人才培养目标,学生入校后,纳入专业培养计划,综合各种影响教学的因素,通过师资队伍和教学资源来保障人才培养目标的实现,学生在学校得到发展,向社会输送合格专业人才,实现人才培养目标,这是

第三章 「一轴三联」医学人才培养模式改革背景下的质量保障体系研究

高校人才培养的全过程,通过各个环节的反馈与修正,构成一个闭环系统。

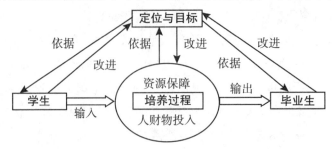

图 3 - 1 - 1　内部教学质量保障体系构建原理示意

(一)质量保障体系框架

学校以全面质量管理理论为依据,根据学校所处历史发展阶段和院校特点,依照审核评估指南中对于教学质量保障体系的内涵要求,经过顶层设计和实践检验,围绕"立德树人"根本任务,贯彻"学生中心、产出导向、持续改进"的质保理念,以提升学校内部治理能力和促进大学生全面发展为目标,完善管理制度与质量标准,强化教学管理队伍建设,加强全过程教育教学监控与评价,构建了"内外耦合、层级联动、链条回环"的本科教育教学质量保障体系(详见图 3 - 1 - 2)。该体系以学校为主导、院系为基础、教研室为主体,强调层级联动、全员参与、全过程保障及全方位质量管理。

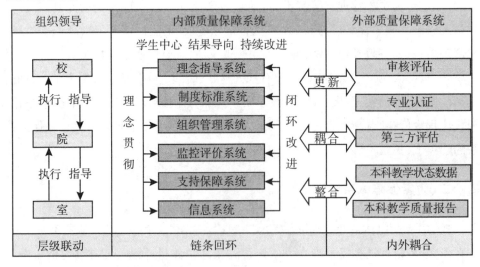

图 3 - 1 - 2　"内外耦合、层级联动、链条回环"的本科教育教学质量保障体系框架

（二）质量保障体系内涵释义

1. 内外耦合

外部质量保障体系的建构是政府或者民间第三方专门机构实施的质量保障活动，主要包含审核评估、专业认证、第三方评估、本科教学状态数据库、本科教学质量报告，而内部质量保障则是由高等学校结合自身特点开展的教育教学质量保障活动，主要包含教学督导、教学检查、学生评价、专项评估、专项检查（试卷、毕业论文）等。学校坚持内部质量保障与外部质量保障相结合，通过内部评估规范教学中的各个环节，推进教学规范化建设，强化过程管理与监督，不间断地改进教育教学工作，同时积极对接外部质量评估标准与要求，通过外部评估对内部办学进行评价，吸纳评价意见，进行闭环改进，从而构成内外部质量保障相耦合的"监控－评价－反馈－改进"闭合循环系统，全面督促各类评估和认证后续整改工作落到实处。

2. 层级联动

高校内部教学质量保障是多部门协同、各级组织负责、全员参与，形成既密切联系又有层次的体系[39]。通过构建以学校为主导，院系为基础，教研室为主体的校－院－教研室三级质保体系，强调由从上至下的质量监督及管理模式向从下至上的质量评价以及指导方式转变，充分发挥层级联动、全员参与、全过程保障及全方位质量管理的功能，从多方面、多维度对教育教学全过程进行监督和指导。

3. 链条回环

内外部质量保障体系的闭环系统，每一条主线都对应相应的回环措施。学校内部质量保障体系的六大系统就从不同维度建立质保体系的完整链条，形成闭环系统的链条回环机制。从人才培养全过程、全方位建立健全覆盖全体成员的角度来打造质量标准体系，从而保障"学生中心、产出导向、持续改进"的质保理念能够顺利实施。

4. 六大核心系统

主要是理念指导系统：教育教学理念、人才培养目标、课程教学目标、各环节质量目标等；制度标准系统：教学管理规章制度、教学质量标准等；组织管理系统：学校－院系－教研室三级质保体系；监控评价系统：对教学及管理等各环节进行监控及评价，主要包括教学督导、三期教学检查、实习巡回教学检查、专项评估、专项检查（试卷、毕业论文）等；支持保障系统：师资队伍、教学经费保障、教学设施等；信息系统:教师、学生、教学管理人员、校外用人单位教学质量信息系统和信息处理等。

(三) 质量标准建设

教学质量标准是提高教育质量的重要依据,一个健全的教学质量保障体系离不开一套科学、有效的质量标准[40]。学校对标国家专业标准、国家一流专业评审建设标准、国家一流课程评审建设标准、教育部审核评估指标体系等国家标准,制定了涵盖各教学环节和教学建设工作的一系列标准,并严格执行。主要形成四类标准:一是专业人才培养标准。主要包括本科专业人才培养方案、课程教学大纲、见习教学大纲、实习教学大纲等。二是教学评价标准。主要包括各类课堂质量评价标准、学生评教标准、教师评学标准、常规三期教学检查标准、临床实习三期教学检查标准等。三是教学规范标准。主要包括课堂教学基本规范、教师教学工作规范、教研室工作规范、教学教案撰写规范、集体备课规范、试讲规范、教学查房规范、病例讨论规范、临床技能操作规范等。四是专项建设和教学基本建设与标准。主要包括试卷质量管理与归档标准、教学档案归档标准、毕业论文(设计)质量标准,专业、课程、实验室、实践教学基地建设标准等。

(四) 管理制度建设

学校依据教育教学规律、教学管理规律、学生成长规律,制定了涵盖质量保障、教育管理、教学激励等教学各环节、教学管理全过程的管理制度体系,共计建立58项教学管理制度,并严格执行。主要的质量监控制度有《关于加强质量文化建设的实施意见》《教学质量监控实施方案》《办公室关于印发教育教学贡献积分管理办法的通知》《本科教学专家督导团(组)工作细则》《教学评价制度》《教学差错、教学事故认定处理办法》《教学检查制度》《临床实习三期教学检查制度》《听课制度》《备课试讲制度》《本科毕业论文(设计)管理办法》《实习教学基地遴选及建设办法》等。

(五) 质量保障机构建设

一是组织体系层面。建立了学校主要领导负责、分管教学副校长领导,质控中心评价控制、院系教研室为基础、各有关职能部门协调配合本科教育教学质量保障组织体系。教育教学质量控制中心统筹推进保障体系的建设和运行。院系是学校本科教学质量保障体系中承上启下的重要环节,负责本院系质控体系建设。教研室是保障教学质量的最基本环节之一,负责本教研室质控体系建设。

二是教育指导层面。学校成立两级教学指导委员会,对学校人才培养工作的宏观指导与管理,负责审议、指导本科教学改革和教学基本建设工作。

三是督导评价层面。建立学校教学专家督导团、二级院系教学专家督导组、教研室质控小组三级督导评价体系,学校专兼职督导员人数287人。学校构建的"六位一体、评育结合、多元评价、闭环改进"立体督导体系,荣获首届全国高校教学督导工作优秀案例二等奖。

三、质量监控与改进

(一)内部质量评估制度的建立及接受外部评估(含院校评估、专业认证等)

1. 内部评估

一是教学环节的内部评估制度。每学期开展教学督导、集体备课督导、常规三期教学检查、三级领导听课、同行评教、学生评教、教师评学、临床实习三期教学检查(已坚持33年)、教学相长会与学生教学信息员制度等。二是教学基本建设评估制度。定期开展院系评估、专业评估、课程评估、实验室评估、实习基地评估等。三是专项评估制度。定期开展毕业论文(设计)专项检查、试卷专项检查、教学档案专项检查等。

(1)全面的教学运行监控。主要通过三期教学检查及随机教学检查。期初教学检查以教学准备、师生到课率和后勤保障等为重点;期中教学检查以师德师风、课堂教学、实践教学和教学管理等为重点;期末教学检查以考试、考风、考纪等为重点;随机教学检查内容包括教师遵守教学纪律、执行教学计划等情况,学生上课出勤率、听课状态、参与程度以及临床见习、毕业实习、毕业(论文)设计进度和完成质量等。

(2)多维的教学督导监控。主要通过开展评教、评管工作进行。一是评教。每学期随机抽查全校任课教师作为评教对象,从专家督导评估、同行评估和学生评教三个维度开展工作,对评教低于80分的教师,由教育教学质量控制中心及教学专家督导组及时向该教师所在院系反馈,并跟踪整改情况。二是评管。依据《二级院系及职能部门绩效评估办法》,对各院系和职能部门采用定量指标与定性指标评估相结合的方式进行自评。

(3)多元的教学主体监控,开展基于教学主体的四维教学评价。一是认真落实试讲制度,对新教师试讲进行督导,帮助新进教师站好讲台;二是同行间开展学习性、指导性听课,促进教师间相互学习、交流和提高;三是开展学生评教,为教师改进教学提供信息;四是落实三级领导听课制度,促进学校教学质量不断提高。

（4）全员的专项评估与检查。一是专项评估。以二级院系、专业、课程、实验室、临床教学基地等为评估对象，以建设水平和质量状况为重点，通过自评和专家组评估相结合的方式进行评估。二是专项检查。专项教学检查主要针对试卷、实习环节、毕业（论文）设计等教学档案规范性和教学文件执行等方面情况进行专门检查。此外，学校还定期组织开展临床巡回教学和毕业实习专项检查。

2. 外部评估

外部监控主要包括审核评估、专业认证、第三方评估、毕业生追踪调研等，2007年接受教育部普通高等学校本科教学工作水平评估，并获得优秀；2014年高质量通过教育部口腔医学专业认证；2016年高质量通过教育部本科教学工作审核评估；2018年教育部临床医学专业认证获得7年有效期；2019年教育部护理学专业认证获得6年有效期。同时学校每年邀请第三方公司开展对用人单位、毕业生追踪调研，围绕用人单位对毕业生能力素养及学校人才培养的评价与建议，以及毕业生对学校教育教学、就业服务的评价与建议等内容，做好数据调研、分析等相关工作。

（二）质量持续改进机制

一是强化闭环系统的建立，持续改进教学工作。对于内部评估工作，学校采取现场即时反馈和总结反馈相结合的方式进行。如教学专家督导听课，在课堂上对授课教师进行初步反馈，同时每周召开督导总结与反馈会，授课教师到会听取反馈意见，每学期督导团形成学期督导总结报告，对院系进行反馈。对于评分较低者，进行跟踪听课，督促其改进教学，形成持续改进的闭环系统；对于外部评估工作，注重落实整改，制订整改方案，与内部评估耦合，持续推进整改工作，落实整改任务。二是完善校内教学基本状态数据库。对学校办学条件指标、教育教学改革、教学基本建设等进行监测和预警，形成年度本科教学质量报告，为学校和院系教学决策提供参考。三是建立专业预警机制。通过专业动态调整、预警、退出机制，不断优化学科专业结构。四是强化结果运用。将内部评估制度与学校年度综合考核有机结合，纳入年度综合考核教学评分中。将督导听课评分作为职称晋升的必备条件。

四、质量文化

（一）自觉、自省、自律、自查、自纠的质量文化建设

学校出台了《关于加强质量文化建设的实施意见》《教学质量监控实施方案》

《办公室关于印发教育教学贡献积分管理办法的通知》等文件,坚持以"立德树人"为根本任务,以"学生中心、产出导向、持续改进"为核心质保理念,树立全员、全过程、全方位的"三全质量观",以提升学校内部治理能力和促进大学生全面发展为目标,完善本科教育教学质量保障体系,构建起"五自"(自觉、自省、自律、自查、自纠)大学质量文化,引导"四个回归",将质量意识、质量标准、质量评价、质量管理等落实到学校教育教学以及教育管理各环节,推动质量革命。学校通过印发质量文化文件、完善质量保障体系、组织开展教育思想大讨论、开展"一院系一品牌、一专业一特色"建设活动、设立质量文化建设宣传栏等宣传和建设质量文化,在全校形成质量至上的共识,推动形成"人人关心质量、人人重视质量、人人追求质量、时时处处体现质量"的文化氛围。

(二)质量信息公开制度及年度质量报告

1. 建立质量信息公开制度

学校积极推进各项工作的标准透明化、流程公开化,建立信息公开专栏,及时完善各类质量信息的公开建设,自觉接受全校师生及社会的监督。一是招生就业信息公开。招生信息与招生情况在学校本科招生网上予以公开,每年在信息公开专栏发布毕业生就业质量报告。二是制度标准公开。学校印发《教学管理制度汇编》《本科教学质量标准汇编》《学生守则》《本科专业培养方案汇编》《本科教学大纲汇编》等文本,发放到教师和学生手中,让广大师生知晓并执行。每年在新生入学教育时,组织开展对以上内容的宣讲,教学大纲由各教研室在本教研室网站、网络课程平台中予以公开。三是师资队伍与教学条件公开。主要包括:本科教学工程类项目的评选与成果评审,师资队伍建设相关的招考聘用、人才培养、职称晋升、聘期考核、先进评选等,学生各类评优评奖、资助等;省级部门预算、"三公"经费预算、部门决算、学费和住宿费收费标准等。图书馆、校史馆、生命科学馆、科研实验室、教学实验室等教学资源均面向本科生公开、开放。仪器设备、教材、基建项目等建立项目库制度,招投标按照规范流程实行公开制度。

2. 年度质量报告公开

学校严格按照上级教育部门要求编制《本科教学质量报告》《就业质量年度报告》,报告经学校校长办公会、党委会审议通过后,每年在学校主页"信息公开栏"上发布,自觉接受社会监督。报告对学校本科教育教学情况进行全面分析,总结学校提高本科教育教学质量的新举措、新经验、新成效,呈现本科教育教学整体情况、问题和趋势,分析毕业生就业状况、就业工作进展等情况,并提出改进建议,引导学校进一步落实立德树人根本任务,巩固本科人才培养中心地位,为本科教育教学改革提供决策参考。

高等教育逐步迈向普及化的今天,社会发展的力量把高等学校从象牙塔拉向社会中心,国家、地区和社会各界都对高等学校充满期待[41]。大众化高等教育发展规律决定了高校办学一定会走向多元办学、特色办学、市场化办学和自主发展[42]。因此,高等教育是一个多层次、多维度、不断发展的概念,高校教学质量保障体系的构建,要适应大众期待,符合国家标准且具有学校特质,才能从根本上推动高校以质量提升为核心的内涵式发展。学校教学质量保障体系,历经教育部本科教学工作水平评估、教育部本科教学工作审核评估、教育部临床医学专业认证和口腔医学专业认证等国家评估认证检验,得到不断丰富、完善与发展。我们将在此基础上,遵循医学教育规律和质量管理规律,以问题为导向,不断改进和完善质量保障体系,探索"学生中心、产出导向、持续改进"的体制机制改革,从根本上落实"以本为本、四个回归",推动本科教育实现高水平、差异化和可持续发展。

第二节　加强高校内部
教学质量监控,切实提高教学质量

长期以来,学校高度重视教学工作,视教学质量为生命线,狠抓教学质量监控,建立全面教学质量监控体系,按照"发现问题—解决问题—改进工作—提高教学质量"的思路,对全校各专业培养方案、教学过程及教学结果全方位监控,有效地保证了教学工作的中心地位及教学工作正常有效运行,教学质量和水平稳步提升。

一、科学设置监控机构,明确工作职责,为教学质量监控提供组织保证

学校建立了校、院(系)、教研室三级教学质量监控体系。成立了教学质量监控领导小组、教学指导委员会和教学专家督导组,设立了教育与质量控制中心,对全校的教学质量监控工作进行策划、组织、指导、协调、监督与评价。教务处主要负责教学质量信息的收集、整理、评价、反馈与处理。各院(系)建立了相应的二级教学指导委员会和教学专家督导组。教研室严格执行规章制度和质量标准,坚持集体备课、试讲和听课等制度,收集反馈信息,落实整改措施,不断提高教学质量。

二、加强目标控制，进一步明确人才培养目标

（一）进一步明确办学指导思想

在70多年办学历程的各个时期和阶段，学校伴随着国家医疗卫生事业的发展，以培养国家和社会尤其是本地区经济社会发展急需的人才为己任，结合实际，对学校办学准确定位，并制订科学合理的规划。特别是新时代后，学校办学思路进一步明晰，进一步明确了学校办学指导思想，为教学质量监控提供了人才培养目标要求。即坚持和加强党的全面领导，高举中国特色社会主义伟大旗帜，坚持社会主义办学方向，以马克思列宁主义、毛泽东思想、邓小平理论、"三个代表"重要思想、科学发展观、习近平新时代中国特色社会主义思想为指导，增强"四个意识"，坚定"四个自信"，做到"两个维护"，全面贯彻党的基本理论、基本路线、基本方略，全面贯彻党的教育方针、卫生与健康工作方针，坚持教育为人民服务、为中国共产党治国理政服务、为巩固和发展中国特色社会主义制度服务、为改革开放和社会主义现代化建设服务，坚守为党育人、为国育才，培养德智体美劳全面发展的社会主义建设者和接班人。

学校服务教育强国和健康中国战略，坚持质量立校、人才强校、科研和特色兴校的办学理念，持续推动医学教育创新发展和高质量发展。学校第一届党代会擘画学校高质量发展蓝图，科学编制《"十四五"发展规划（2021—2025）和二〇三五年远景目标》，确立了"立足贵州，服务全国，面向世界"的服务定位，明确了"特色鲜明、国内一流、国际有影响力的高水平医科大学"新的办学目标和"一体两翼六中心"发展战略，聚焦"重人文、厚基础、强实践、高素质，具有自主学习能力、创新思维和社会责任感的应用型人才"的培养目标，加快实施卓越医学人才培养计划，推动本科教学改革工程，深化医学教育综合改革，着力培养德智体美劳全面发展的时代新人，为区域经济社会发展和医疗卫生事业发展提供强有力的医学人才支撑。

（二）修订培养方案，确立各专业人才培养目标

确立了"重人文、厚基础、强实践，具有自主学习能力、创新思维和社会责任感的高素质应用型人才"的培养总目标，并写入学校章程。各专业依据学校办学定位和人才培养总目标，以岗位胜任力为导向，从服务面向、素养结构、职业特征、人才定位、职业能力预期五方面进行定位，分类设定各专业人才培养目标。坚持以社会主义核心价值观为引领，遵循以德立人、以智慧人、以体健人、以美化人、以劳塑人，

把"五育"纳入人才培养方案,致力于培养德智体美劳全面发展的社会主义建设者和接班人。

培养方案围绕新时代党和国家对各行各业人才的新要求,以《普通高等学校本科专业类教学质量国家标准》为基准,结合学校发展目标、服务面向、学科专业和人才培养定位,按照"定期修订、周期内小调整"的原则进行动态调整和修订。培养方案设计坚持理论与实践教学并重、人文与专业教育融通、第一课堂与第二课堂有效衔接;在人才培养目标上,注重知识、能力、素质全面养成;在人才培养体系上,推进理论教学、实践教学、人文与科学教育的有机融合;在人才培养方式上,坚持以产出导向推动医教协同、校企协同、校地协同育人;在质量保障体系上,完善特色质控体系,构建大学质量文化。

坚持产出导向培养理念。专业培养方案调整贯彻"学生中心、产出导向、持续改进"的质保理念,明晰"培养目标、课程体系、毕业要求"三者之间的关系,做到一脉相承,合理设计培养方案。培养方案修订以学校所服务区域经济社会实际需要为逻辑起点,邀请行业专家、教育专家、学生、教师等相关利益方参与论证。

依据专业培养目标和毕业要求,设立"平台 + 模块"的课程体系,构建了通识教育课程、专业基础教育课程、专业教育课程和实践创新课程四大平台,形成了课程关联矩阵,修订了"知识、能力、素质"三位一体的课程大纲;实施"以学为中心、以教为主导"的教学改革,推进"以学生发展为目标、以学习成果为导向"的形成性评价改革,形成培养目标、毕业要求、课程体系、课程模块、课程考核方式、实践教学、第二课堂等要素构成的闭环式人才培养体系,确保专业人才培养顶层设计的科学性和合理性。

(三)全面修订教学管理规章制度和质量标准,保障人才培养目标实现

再次全面修订了教学基本文件与规章制度,并汇编成册,包括《教学管理制度汇编》《本科教学质量标准汇编》《教学大纲》系列汇编、《专业培养方案》《教师手册》《学生手册》等。制度和标准建立后,学校狠抓各项教学管理制度的执行。通过一系列的检查和评估制度,保障执行效果。

三、强化立德树人,深化教育教学改革,提高人才培养质量

(一)健全思想政治工作体系,推动"三全育人"综合改革

制订了《"三全育人"综合改革实施方案》,成立"三全育人"工作领导小组。以

"十大育人"体系建设为抓手,统筹推进思政课程、课程思政和日常思政一体化建设,把立德树人融入教育教学全过程,贯通学科、教学、教材、管理等体系,形成了目标明确、内容完善、标准健全、运行科学、保障有力的大思政工作格局。

推动"三全育人"综合改革。印发了《十大育人体系建设方案》等文件,聚焦立德树人根本任务,构建了"一个中心、两项工程、三项改革、四大平台、五大计划、十大体系"的"三全育人"模式(以"立德树人"为中心;"两项工程":思政铸魂和专业固本两项工程;"三项改革":"思政课程+课程思政"建设、临床医学"南山班"卓越医师人才培养、全科医学"防治结合"型人才培养;"四大平台":专业教育实践、科技创新创业、社会实践服务、家校沟通;"五大计划":医学科普、体育强身、心理教育、美艺浸润、劳动淬炼;"十大体系":课程、科研、实践、文化、网络、心理、管理、服务、资助、组织),五育并举,多方联动,齐抓共管,推动"三全育人"试点改革。

(二)深化教育教学改革,提升人才培养质量

实施"以学为中心、以教为主导"的课堂教学改革。基于整合式教学的课程体系与教学内容改革。积极探索整合式教学改革,强化知识综合能力、临床思维和实践能力的培养。临床医学专业(南山班)探索实施器官系统整合计划,基础阶段整合为人体结构与机能学Ⅰ、人体分子与细胞基础等4门整合式课程,临床阶段整合运动系统、消化系统、呼吸系统等八大器官系统课程。口腔医学专业将口腔医学导论、口腔医患沟通整合为口腔医学人文。临床医学专业(定向班)将社区预防医学与健康教育内容整合为社区预防与保健课程。

1. 开展"以学为中心、以教为主导"的教学方法改革

完善与改革传授式教学(LBL),着力推行启发式、引导式、参与式、交互式、问题式、案例式教学;积极开展PBL、CBL、PAL、TBL教学方法改革,开设基础医学PBL课程和临床医学PBL课程,组织开展PBL教学案例比赛。依托互助学习中心探索"导生"制学习,为学生提供学业问询、学业辅导、专项辅导、大学适应性辅导等。

2. 积极推动科研前沿知识进课堂

学校在科研项目的研究过程中,为教材和实验指导书的编写提供了第一手素材,促进了教学内容的更新和改革;在课堂教学质量评价标准中,将科研前沿知识进课堂作为考核评价的重要依据,积极鼓励教师将研究成果写入教材和相关的应用指南。

3. 以学生学习成果为导向，开展教学评价改革

出台了《关于课程考核改革试点工作的实施意见》《关于加强形成性评价的意见》等文件，全面推动学生学业评价体系改革，逐步建立符合现代高等教育教学规律的考核制度和评价体系。

四、强化内部质量控制，保障人才培养质量

(一)强化顶层设计，构建上下联动工作体系

以新时代全国高等学校本科教育工作会议精神为指导，将本科教育放置于学校工作优先地位，将教学作为中心工作，制订的学校"十四五"发展规划和教育教学建设规划，对办学类型、办学层次、学科结构、服务面向、人才培养定位及发展目标进行了清晰、准确的凝练与诠释。构建上下联动工作体系。学校每年通过党委会和校长办公会多次专题讨论思政教育、人才培养、教学建设、教育教学改革、学生奖惩等；开展校领导联系教学单位工作；在年度考核、评优评奖、职称评聘、岗位津贴分配等方面，坚持向教学一线倾斜。

(二)落实以本为本，推进四个回归

1. 融入学校制度设计，引导四个回归

学校章程、"十四五"规划、党代会报告、教代会报告等，都明确人才培养的中心地位和本科教学的基础性地位。通过建立高水平本科人才培养体系，引导四个回归；制定《推进质量文化建设实施意见》，构建"五自"大学质量文化；制订《"三全育人"实施方案》，通过顶层制度建设，引导本科教育回归初心与梦想；制定职称晋升、聘任考核办法，加大教学考核比重；出台《教育教学贡献积分管理办法》，提高教学奖励标准；制定教师发展与教学能力提升办法和机制，引导教师教书育人，潜心育人，回归本分。

2. 融入学校治理体系，推进四个回归

学校党委会、校长办公会经常性研究教育教学工作，设置校长信箱，开展院系教学调研等，倾听广大师生意见。建立两级教学指导委员会、两级督导制度、三级领导听课制度；建立教学事故、差错认定办法，将教授为本科生上课作为硬性指标条件，引导教师教书育人、为人师表。

3. 融入人才培养过程，落实四个回归

一是让教学活起来。系统推进"以学为中心、以教为主导"的教育改革，实施教

育教学质量革命,开展以器官系统整合改革、PBL、CBL 等教学方法改革为代表的课程改革计划。二是让管理严起来。全面修订专业人才培养方案、本科教学管理规章制度和本科教学质量标准,严格培养标准和管理制度;严格考勤制度和辅导员巡查制度,督促学生进教室、进实验室、进图书馆;加强考风建设,全网络监控、网络巡考,严防作弊行为。三是让学生忙起来。按照"两性一度"标准,制定金课建设实施方案,加大一流课程建设步伐,将行业资格考试融入课程教学,提升教学的针对性;大力推行形成性评价改革。四是让毕业难起来。全面取消清考制度,严格毕业论文过程管理和监控,严格执行查重制度,严惩学术不端。通过以上举措,引导学生回归刻苦读书的常识。

(三)建立健全有关工作机制,为人才培养提供保障

1. 保障教学经费投入

学校制定《预算管理办法》《财务管理制度》《专项经费管理办法》等规章制度,保证本科教学经费的足额投入。遵循"优先保障教学经费"的原则,将实践教学、人才培养、教学基本建设等教学经费及时、足额编入年度经费预算,各项投入均高于教育部有关标准。

2. 保障教师精力投入

建立健全师德师风长效机制。出台《师德师风负面清单和失范行为处理办法》,建立师德师风管理档案,持续加强师德师风教育,推进师德师风建设规范化、制度化、常态化。定期研判分析舆情,不断完善制度建设,强化师德师风建设制度保障,全面落实师德师风"一票否决制"。制定《教学评价制度》《高教系列职称评审办法》等,把教授、副教授为本科学生上课作为一项基本教学工作制度。制订《青年教师专业化培养导师制实施方案》,提升青年教师教学能力。制订教师培训年度计划,根据教师发展需求开展专题培训。

3. 建立教材管理机制

学校成立教材委员会,制定了《教材委员会工作章程》,由教务处教材科负责具体工作。建立《教材管理实施细则》等规章制度,在教材建设和教材选用中坚持"凡编必审、凡选必审"的原则,严格按照教材选用和编写工作流程执行。思政理论课程全部选用"马工程"重点教材;专业课优先选用国家级规划教材、省级规划教材及获得省部级以上奖励的优秀教材。

4. 强化学生行为规范

制定《大学生校园文明行为规范细则》《本科生思想品德评定办法》等制度,在

学生中广泛组织学习,规范学生行为,引导学生提高思想道德素质。将大学生思想品德教育融入学生日常管理工作,通过家校联系、辅导员谈心谈话等措施及时发现学生在思想品德方面的问题。严格按照《普通高等学校学生管理规定》《学生违纪处分办法》依规依章处置学生违纪行为,将学生思想品德评定结果作为学生评优评奖条件纳入使用。

(四)强化教学检查与管理控制,务求质量监控实际效果

1. 定期开展教学检查

进行三期教学检查及随机教学检查。期初教学检查以教学准备、师生到课率和后勤保障等为重点;期中教学检查以师德师风、课堂教学、实践教学和教学管理等为重点;期末教学检查以考试、考风、考纪等为重点;随机教学检查内容包括教师遵守教学规范、执行教学计划等情况,学生上课出勤率、听课状态、参与程度以及临床见习、毕业实习等细节性项目。

2. 加强考试管理

一是制定《考试试卷管理规定》《考试管理与违纪处分办法》等,加强考试管理,严格考试纪律。二是建立线上线下相结合的巡考制度。搭建教室监控系统,实现所有教室视频监控全覆盖。考试期间,实行两级巡考制度。三是组织开展专题教育活动,召开全校学风考风专题会议,开展诚信教育宣传。

3. 开展四维教学评价

一是认真落实试讲制度,对新进教师试讲进行督导,帮助新进教师站好讲台;二是同行间开展学习性、指导性听课,促进教师间相互学习、交流和提高;三是开展学生评课,为教师改进教学提供信息;四是落实三级领导听课制度,促进学校教学质量不断提高。

4. 开展专项教学评价

一是专项评估。以二级学院、专业、课程、实验室、临床教学基地等为评估对象,以建设水平和质量状况为重点,通过自评和专家组评估相结合的方式进行评估。二是专项检查。专项教学检查主要针对试卷、实习环节等教学档案规范性和教学文件执行等方面情况进行专门检查。

5. 强化临床实习教学质量监控

自1990年起,学校每年分别实施临床实习教学检查和巡回教学工作。近年来,又将传统的临床实习教学检查制度进一步完善,制定了《遵义医学院临床医学

专业毕业实习三期检查实施办法》。通过教学检查过程中的理论考试、临床技能考核和巡回教学等工作，加强了对临床实习教学质量的监控，提高了实习教学医院的带教水平，保证了临床实习的教学质量。

6. 加强毕业管理，严把毕业出口关

一是严格毕业论文（设计）管理，制定毕业论文（设计）质量标准，利用"中国知网"管理系统实行全过程管理，组织开展专项检查；出台《本科生毕业论文（设计）作假行为处理实施细则》，坚决杜绝学术不端行为发生。二是严格实行学士学位评定委员会评议制度，对于达不到毕业要求和学位授予标准的，不予毕业或授位。三是自 2018 级起，全面取消清考制度。

7. 加强教学督导和教学信息反馈与处理，促进教学工作持续改进

校、院（系）教学督导专家，严格按照标准进行课堂教学评议，坚持每周一次总结反馈会，每学期一次全校性督导总结会，确保反馈到位、整改到位；坚持每年召开教学相长会，成立学生教学信息中心，建立学生教学信息中心网页，设立教学副院长和教务处长信箱，通过以上渠道，收集学生意见和建议，并下发至相关部门和个人，督促其整改落实。

8. 开展毕业生质量跟踪调查，建立毕业生质量信息反馈网络

具体做法是制定毕业生质量评价标准，派调查小组赴各地开展一年一度的毕业生质量现场调查，调查结束后，进行整理分析，为教学工作提供决策参考。

五、加强教学质量监控取得初步成效

学校坚持问题导向，聚焦人才培养质量提升，持续加强内涵建设，不断健全和完善内部教育教学质量保障体系，成效显著。一是办学方向与本科地位更加牢固。学校第一次党代会全面谋划"一体两翼六中心"和"三步走"发展战略；"十四五"发展规划和章程进一步明确办学定位和人才培养目标。全面落实立德树人根本任务，获批贵州省"三全育人"综合改革试点高校和贵州省重点马克思主义学院，在省高校思想政治评估中连续五次获得优秀等次。二是人才培养质量不断提升。获国家教学成果一等奖 1 项、二等奖 1 项，实现学校和贵州省历史双突破。获国家一流专业 8 个，省级一流专业 18 个，占比 76.47%。获国家一流课程 7 门。临床医学、护理学专业认证分别获 7 年和 6 年有效期，均为省内医学类高校第一。三是教育教学质量保障体系不断完善。形成了"内外耦合、层级联动、链条回环"的本科教育教学质量保障体系，出台《推进质量文化建设实施意见》，"五自"大学质量文化逐

步形成;"六位一体、评育结合、多元评价、闭环改进"立体督导体系获全国首届高校教学督导工作优秀案例二等奖。教学资源与办学条件得到不断改善,师资队伍实力明显增强。四是人才培养成效不断进步。临床医学、口腔医学执业医师考试通过率均高于全国平均水平,本科毕业生对学校综合满意度在90%以上,用人单位对学校人才培养满意度为100%。

第三节 "六位一体、评育结合、多元评价、闭环改进" 的立体督导体系的建立与实践探索

教学督导是学校教育教学质量监控体系的重要组成部分,既要发挥在教学工作中的重要作用,更要发挥在教育工作中的作用,既要强调督评功能,更要突出导育作用,全方位促进学校教学、育人、管理工作的持续改进与完善。

一、督导工作理念

构建督导工作体系,督导首先是对教学的督导,做好督导工作需要坚持"学生中心、产出导向、持续改进"的理念,正确处理好教与学的关系,包含两个层面:一是大学是以育人为本的,必须倡导以学为中心、以教为先导,致力于促进学生发展的这个核心目标,以提升育人效果为根本目的,落实好"以本为本、四个回归",引导学生回归刻苦学习的常识。二是对教师的督导,大学办学以教师为本,好的教学必须有好的教师,好的教师需要好的督导来不断提升教学能力,这是一个序贯的发展链条。对于教师的督导不能只停留在督教的层面,更要发挥导育的作用,关键在于通过督导,培育教师教学能力,引导教师回归潜心教书育人的初心和使命。其次督导是对教育的督导,是立体化的督导,不只是对课堂教育的督导,更是对教育教学全过程的督导、评价、反馈与整改,这样才能使得督导工作与学校教育教学质量控制工作有效、紧密地结合在一起,发挥出极大功效。因此,我们归纳督导工作的理念是:督导工作坚持"学生中心、产出导向、持续改进"的理念,以促进学生发展为核心目标,以导为要,督导结合,致力于培育教师教学能力和促进学校育人水平。

二、督导体系的建立

自20世纪80年代以来,学校便启动了课堂教学评价工作,1999年正式成立学

校教学督导组,2007 年构建校级督导团、院系督导组、教研室质控小组的三级督导体系,经过 25 年的不断补充、调整与完善,现已经形成了"六位一体、评育结合、多元评价、闭环改进"的立体督导体系,为学校教育教学工作的高质量发展提供了强有力的制度支撑。

(一)"校－院－室"三级教学督导组织体系

在院校党委和主管院长(校长)的领导下,制定教学督导章程,成立学校教学专家督导团,由分管教学校长直接领导,教育教学质量控制中心组织及协调,各院系成立二级教学督导团,教研室成立质控小组。确立了校级专家教学督导团的地位,由教务处教育与质量控制中心安排督导活动,对全院教学工作进行督导。这里首先明确的是定位一定要准确,作为学校的咨询机构,参与教学质量监控的运行。督导专家在授权范围内开展工作,当好参谋助手,发挥好连接学校、各教学部门、教学管理部门、教师和学生的桥梁作用。对于督导专家,学校实行聘用制,召开督导人员受聘仪式,给予足够的重视和鼓励,以便更加明确教学督导组的地位和在学校教学工作中的重要作用。

(二)督导队伍的构成

教学督导队伍的构成上,坚持三结合:在职与退休专家(老中青)相结合,多学科结合,学术、实践与管理类人员相结合。督导组专家一般要求具有丰富教学经验或学术造诣较深的副教授以上职称或高年资教师担任。但现代高等教育发展速度较快,督导工作同样要与时俱进,要吸纳中青年教师,综合他们在年龄、心态、经验、学术进展和工作方式上的多种因素,形成有机整体,真正发挥督导功能。多学科结合要求,根据学校专业设置情况,聘用不同学科督导专家,实现学科互补。教务处根据专家的学科特点针对性地安排督导专家进行督导。由于教学督导工作面向的是教学工作的全过程、全方位,包括教学管理、后勤管理等,因此要吸收具有丰富教学管理经验的管理型教授参加进来。一般来讲,教学督导人员应具备以下几种素质:有先进的教育教学理念,有深广的学科专业知识,有丰富的教学经验,有扎实的教学理论基础,有开拓创新精神,有教学科研能力,有良好的人格魅力,有健康的身体和良好的心理素质。这些条件和标准,自然是理想的期待,聘用时应从实际出发,唯其如此,督导员才能胜任工作,才能很好地完成教学督导任务。作为教学督导专家,要不断学习与研究,要努力学习先进的教育教学理念,更新教育观念和学术知识,具有改革意识,具有与时俱进的教育观、质量观和人才观。通过研究与学习,教学督导工作才能具有先进性、科学性和强烈的针对性,处理问题才能切中要害。

(三)"六位一体、评育结合、闭环改进"的督导体系

学校建立了"督教、督学、督管""导教、导学、导管"的六位一体的督导内容体系。在督导过程中坚持评育结合的方针,即督导结合,以导为要,既要督、评(教育、教学与管理),更要导、育(学生学习、教师教学能力,培育教师教学水平);在评价主体与方式上坚持多元评价的手段进行,即督课与巡课相结合、线下与云端督导相结合、专家督导、同行评教(学习性听课、指导性听课)、三级领导听课等;在闭环系统的构建上,形成闭环改进的工作机制,课堂教学通过课堂面对面反馈、专家组集体面对面反馈,每学期撰写全校督导工作总结,召开学期督导工作全校总结反馈会,教学督导评分纳入学校职称晋升和三年绩效考核总分之中。课堂督导的同时对学风、教学环境与教学管理等工作进行一并督导,所形成的问题,由学校质控中心书面反馈至相关职能管理部门。其他检查与评估工作通过召开相关专项检查反馈会,将发现的问题及时分析和反馈给院系、教研室、教师及相关职能部门,并跟踪督导其整改情况,形成闭环。督导与检查结果纳入学校年终绩效考核体系的评分之中。

(四)督导工作制度体系

学校坚持以严格的督导评价、人性化的教师导育、全方位的教学深度参与,服务学校教育教学工作的高质量发展,制定一系列督导工作制度。其主要包括《本科教学专家督导团(组)工作细则》《教学质量监控实施方案》《教学评价制度》《听课制度》《教学检查制度》《备课试讲制度》《教学教案撰写规范》《课堂教学基本规范》《实验教学工作规范》《青年教师"三级"试讲制度》等,从而建立起了一系列教学全过程的评价制度和评价质量标准体系,形成了覆盖教学全过程、评价主体明确、评价机制清晰、评价内容科学合理的督导工作制度体系。

三、立体化督导工作体系

教学督导工作要落到实处,需要建立多样化的教学督导模式和工作制度,学校近年来在教学督导模式上进行全面的实践和探索,建立了一整套教学督导制度,完善了多样化的教学督导模式。

（一）课堂教学督导

教学督导的一种主要方式就是听课，督导员要经常深入教学第一线，开展课堂教学督导活动。在督导听课标准上，学校建立了覆盖医学类、体育类、外语类、人文社科类多学科门类，以及涵盖理论课、实验课、实践课等一系列的教学评价标准。在听课的方式上，采取随机性听课、追踪性听课和针对性听课等。随机性听课是事先不通知，由教务处随机安排去听某门课程，这类听课是最主要的听课方式，一般一周安排 4~5 次。追踪性听课是针对上次听课效果不理想的教师，隔一个时期进行对比听课，如不过关，要停课限期整改；针对性听课是指对新开课程或新选用教材的课程进行听课，检验教学效果。通过多种形式的听课，可以深入了解学校的日常教学工作的状况、教学的效果、学生掌握知识和能力的程度。

（二）集体备课督导

学校制定了集体备课督导系统化评价标准，每学期列出集体备课督导计划，并对集体备课过程进行全方位的督导、指导和督促改进工作。同时为了着力夯实这一课程教学主要环节和关键环节，在督导组的指导下，推出示范性集体备课活动，完善了集体备课程序、课程设计的科学性合理性论证、说课的基本要求等系列标准化工作，通过录制示范性集体备课视频，制作示范性集体备课流程范本，增强示范性集体备课的辐射效应，带动学校课程教学改革工作的不断进步。

（三）三期教学检查制度

三期教学检查通过学校抽查、院系交叉检查、院系和教研室自查相结合的检查方式，对全校二级学院和附属医院、教学医院的教学准备、师德师风、课堂教学、实践教学、教学计划执行情况、考务工作、教学管理等进行检查。对教学全过程进行监督和指导，全面保障教学秩序稳定有序运行的同时，为学校绩效考核提供重要参考依据。期初检查的主要内容为听课、教学运行情况、教学准备（包括教学设施与环境）的情况检查。期中检查重点为课堂教学质量评价、教学计划的执行、教学相长会的开展、试题库建设、教案讲稿书写、集体备课的完成情况、教学管理的规范化等。期末检查主要是针对期末考试的开展、试卷的批改、存档等工作。这样，通过每个阶段有重点的督导检查，对教学全过程进行全方位有重点的检查，了解教学进程，全面检查教学质量。

(四)专题督导制度

教学督导要在教学工作中发挥更大作用,就要大力开展专题督导制度。专题督导就是将那些影响教学改革和教学质量的重大问题,作为相对独立的督导内容,通过教学督导深入系统地调查研究,透过现象看本质,找到问题的症结所在,针对性地提出解决问题的具体措施,亦可成为专题调研制度。专题督导要有组织、有重点,要点面结合、常规与专项结合,对带有普遍性的教学质量和教学改革的主要问题和问题的主要方面进行调研。特别是对学校定位、办学指导思想、人才培养目标、专业课程建设、课程设置等问题进行调研,提出意见和建议。专题督导深化了督导工作的层次,优化了督导模式,提升了督导工作的水平,体现了专家管理的学术性、科学性、客观性和公正性,因而对问题的解决是标本兼治的。

(五)专项督导制度

针对学校教育教学基本建设和教育教学过程,设立院系、专业、课程、实验室、实习基地五大基本建设项目评估的督导,同时设立了毕业论文(设计)、试卷、教学档案等专项督导工作,还参与学校专业培养方案、本科教学改革工程项目建设的评审工作,充分发挥督导专家和教育专家的作用。

(六)建立云督导体系

学校购置了一体化网络教学评价系统,开展课程教学满意度调查、学生评教、教师评学等工作,同时建立可用于三级领导听课、督导听课的评课网络平台,实现云督导工作,让网络评教成为线下评教的一个有益补充,进一步丰富了学校督导、评价体系,为进一步扩大督导覆盖面、提升督导层次和水平打下了良好的发展基础。

(七)总结表彰制度

每学期教学督导工作结束后,即召开由教学副院长主持、教务处及各教学部系负责人参加的教学督导总结大会,宣读本学期教学督导工作情况通报,并结合同行评教、学生评教的情况评选出本学期课堂教学优秀教师,以示表彰。

第四节　高校课堂教学评价工作的思考

课堂教学是教学工作的核心环节,也是高校教学工作的基本形式。而且课堂教学质量影响和决定着整个学校教育教学质量。随着高等教育的大众化发展,高校教学质量成为当前关注的焦点,对高校课堂教学进行科学评价,是学校构建内部教学质量保障体系的关键一环。对于课堂教学及其评价工作,国内外研究理论和实践经验已很成熟,但依然存在不少问题。

一、课堂教学与课堂教学评价

课堂教学也称班级上课制,是教师传道授业解惑的全过程,与个别教学相比,一般是指教师在固定的场所(课堂),根据课程安排,依据课程教学大纲要求,运用科学多样的教学方法,对固定班级的学生开展的授课活动。其是教学的一种基本组织形式。

课堂教学最早出现在 16 世纪欧洲一些国家创办的古典中学里,此前基本上是个别教学。17 世纪后,捷克教育家夸美纽斯根据自身实践和系统研究,编写了《大教学论》,开创了班级教学的理论。此后,班级教学在欧洲逐渐兴起。清朝末期,中国创办了同文馆,是最早的国内班级授课模式。20 世纪初,废除科举制度以后,班级教学的组织形式在全国逐步推广开来。

课堂教学评价专指对课堂讲授者的教与学的评价活动,是与课堂教学有关的测量与评价的总称。课堂教学评价在促进教师专业发展、学生学习效果和提高课堂教学质量等方面具有重要作用和意义。

二、当前课堂教学及其评价工作的现状

厦门大学邬大光教授曾说:"中国高等教育有许多世界第一,如大学在校生规模世界第一,校均规模世界第一,大学必修课程门数世界第一,大学学时和课时世界第一,生师比数世界第一,班级上课人数世界第一。"但与这些第一相比,课程教学模式、教学质量却未同步第一,传统落后的教学观念、教学模式、教学内容、教学方法充斥着课堂,学生不满意、社会不满意。美国哈佛大学前校长德里克·博克说:"大学什么都研究,就是不研究自己。"不研究自己,指的是教师教学、学校管理等,不把教学当学问对待,普遍轻视课堂教学工作。课堂教学评价是促进课堂教学

变革的重要条件,在此意义上做好课堂教学评价工作,积极引导高校教师加强教学能力和水平提升,就显得尤为重要。

国外高校对教学效果的评价特别强调学生发展的情况即教学效果,重视教师专业知识和对学生的吸引程度,重视学生的实践能力和创新精神的提升,重视课堂教学互动交流,重视培养学生发展与教师发展的同步,尽管各地评价标准各有不同,但其核心内容都是以有效的课堂教学设计、学生参与度和师生合作三方面为主。

长期以来,我国沿用苏联教育模式,依据教学理论建立了一系列课堂教学评价体系,改革开放以后,西方教育教学评价的理论与方法对国内课堂教学评价工作起到了积极的影响。但现行的课堂教学标准依然存在苏联教育模式的影子,对课堂教学评价工作的认识和研究依然欠缺,开展的评价工作处于经验层面,水平较低,限制了课堂教学评价作用的发挥,不能很好地引导教师教学模式的变革,甚至评价工作产生了负面影响。主要存在的问题包括课堂评价标准不切实际,编制过程不严谨,没有严格的论证程序;对于课堂教学评价不够系统和科学,往往以一节课的教学情况评定一名教师一个学期或一个学年的教学情况;评价主体单一;评价结果反馈不及时,缺乏时效性;在评价过程中仅着眼于评价结果,不利于教师的专业发展和教学水平的提高;突出外部评价,而忽视了被评价对象的自我评价与自我反思。

三、提高课堂教学评价效果的几点思考

1. 课堂教学评价标准的制定,应规范程序,保证标准的科学性、客观性和可操作性

要根据具体教学工作实际,每个学校、每个学科都应制定个性化的课堂评价标准,在制定过程中,要坚持民主集中制和自下而上的方式进行,要组织有关教师、领导、专家和学生集体参与讨论课程教学评价标准,提高标准的权威和影响力,保证教师能自觉主动地参与到课堂教学评价活动中。

2. 充分发挥课堂教学评价的导向功能,进行教师课堂教学的发展性评价

要树立科学的评价观,评价目的不只是为了鉴别和说明,而是为了诊断和持续的改进。课堂教学评价的目的不能只是对于教师课堂教学的简单评价,而是希望能通过评价改进教师教学效果,提升教师教学能力,提高课堂教学质量。同时,课堂教学评价不是为了证明教师的教学效果,也不是通过评价对教师提出奖励和惩

罚措施。其最终目的是通过评价的导向功能,促进教师自身的专业发展、教学能力提升,鼓励教师在课堂教学中以学生为本,因材施教,激励学生发挥主观能动性,主动参与教学互动,提升学生的个人和生活体验,促进学生综合素质的提高和身心的全面发展。

3. 注重教学过程的评价

在评价时间上,由特定时间评价向随时、随堂评价转变。在评价过程上,摒弃一次性、终结性评价的方式,采用终结性评价和形成性评价相结合,多次、多点、多方位进行评价,贯穿至教学全过程。同时,对于教师的教材选用、备课、试讲、教学准备、教学互动以及教学工作的各种因素、环境、条件都纳入其课堂教学评价工作的范畴,在对待评价结果上,更加注重评价结果的反馈、整改和再评价,教师应对评价结果进行教学反思,从而使得教师真正从课堂教学评价中受益,促进其专业发展。

4. 建立多元化的评价体系

形成以校级评价为主导,二级学院(部)为实施主体,教研室为基础,教师与学生共同参与的多元化评价体系。包括学院领导评价、专家教学督导组评价、同行评价、学生评价、教师自评,以便对教师形成客观、科学、合理的评判。同时,教师应变被动评价为主动参与,检验自身教学成果,学生对课堂教学评价的参与应占到课堂教学评价工作的相当比重,要注重评价信息的多元性,改变传统以他评为主的方式,重视自评和互评。

5. 在评价方法上,应坚持多样化的评价方法,坚持定性与定量评价相结合的原则

定量评价有利于数据统计处理,提高评价工作的客观性,但是教学活动非常复杂,很多内容无法量化。因此,单独的定量评价不能够全面反映教师教学活动情况,通过定性的描述性分析和评价,更能提高教学评价的全面性。

四、课堂教学评价的主要方法

1. 随堂听课

随堂听课是课堂教学评价的主要途径。主要形式是通过教务处随机安排每周听课安排表,由教学专家督导组进行随机听课四次,任课教师事先并不知晓要被听课,因此,更能体现出教师平时的授课水平和质量。同时,学校制定听课制度,包括学校三级领导听课、同行听课与专家听课,从而全方位监控教师课堂教学质量。

2. 量表评价法

学校按照学科分类分别制定了医学理论课堂教学评价表、实验教学评价表、体育课程教学评价表、外语类课程教学评价表、公共基础类课程评价表、学生评教表等,建立了多元化的评价标准,更加切合教学实际。同时,制定各类评价表的过程中,学校坚持自下而上、广泛论证、问卷调查和专家论证的程序,评价标准更加科学合理,具有很强的操作性。

3. 标准化测验

标准化测验是进行学业测试的传统方式,通过对青年教师进行基础知识的集中考核,督促青年教师不断提升理论水平,为课堂教学做好充分准备,但此种方法目前在高校运用较少。

4. 课堂观察与调查

课堂观察是通过教室录播视频系统,带着明确目的,考察教师现场课堂教学情况,直接(或间接)从课堂上收集资料,观察教师课堂教学行为,并依据资料做相应研究。观察的内容有:师生互动,教学效果和水平;教室布局、班级规模、班级管理等因素对学生认知、情感、态度和行为的影响。观察的技术方法为:选择性课堂实录,座位表法,提问技巧水平检核表,学习动机问卷调查和访谈,学习效果的后测分析等。

5. 试讲、集体备课

建立试讲制度,一般包括新进教师、新选教材教师、新开课教师等,检验教师教学效果,试讲合格方准走上讲台;建立集体备课制度,由老教师和资深教师主持召开,为教学工作做好充分准备。同时,学校建立了教案、讲稿撰写规范制度以及课堂教学基本礼仪规范制度,学校通过三期教学检查对教师整个教学过程进行全面监督与评价。

『一轴三联』医学人才培养模式改革背景下的

教学质量管理与质量标准

● 第四章

第一节　教学管理工作基本规程

一、教学管理工作总论

教学工作是学校的中心工作,教学管理部门要不断巩固教学工作的中心地位,要牢固树立教学质量意识和为教学服务、为教师服务、为学生服务的思想,做好"教书育人、管理育人、服务育人"工作。

1. 教学管理的基本内容

教学管理一般包括专业培养方案的制订、教学运行的管理、教学质量的监控与评价,以及学科、专业、课程、教材、实验室、实践教学基地、学风、教学队伍、教学管理制度等教学基本建设的管理。

2. 教学管理的基本任务

研究教学及其管理规律,改进教学管理工作,提高教学管理水平;建立稳定的教学秩序,保证教学工作正常运行;研究并组织实施教学改革;努力调动教师和学生"教"与"学"的积极性。

3. 教学管理的基本方法

要以唯物辩证法等科学方法论为指导,注重现代管理方法在教学管理中的应用,努力推动教学管理的现代化。注意综合运用科学合理的行政管理方法、思想教育方法以及必要的经济管理手段等多元化的管理方式,以全面提高教学管理水平,避免依靠单一的行政手段。

4. 教学管理的支持保障系统

高等学校教学管理的支持保障系统包括图书情报系统、后勤服务系统、卫生保健系统等,学校各个部门要坚持以学生为中心,协调配合,认真落实"教书育人、管理育人、服务育人"工作。

5. 教学投入与教学条件

要保证教学经费在全校总经费中占有合理的比例,优先保证教学经费的投入,四项经费占学费收入的比例不低于25%,生均四项经费持续增长,能较好地满足人才培养需要。要用好有限的教育经费,有计划、有重点、分步骤地加强教学基础设施建设,改善办学条件。要多渠道筹集办学经费,逐步增加对教学工作的投入。

6. 积极推进教学管理制度改革,建立符合教学工作实际的教学管理制度

要不断研究和更新教育思想和教育观念,以学生为本,充分发挥学生在教学中的主体作用,着眼于更好地调动学生的主动性、积极性,为学生发展志趣和特长提供机会,从而有利于培养适应社会发展需要的高素质应用型人才。

二、专业培养方案管理

1. 专业培养方案是实现培养目标和组织教学的重要依据

专业培养方案的制订、修订既要符合教学规律,保持一定的稳定性,又要根据学校定位,社会、经济和医学发展的需要,结合办学实际,适时地进行调整和修订。审定后的专业培养方案中所列各门课程、实践性教学环节学时、开课学期、考核方式(开卷、闭卷、操作等)均不得随意改动,执行过程中需要调整的,应严格按照审批程序执行。专业培养方案一经确定,必须认真组织实施。

教务处根据教育部、贵州省教育厅的有关规定和要求,遵照《专业培养方案制订和实施管理办法》,组织各专业培养方案的制订、修订工作。专业培养方案由各专业负责人拟订初步方案,经学生、教师充分论证后,报各部系教学指导委员会初审和学校教学指导委员会审议,报送学校主管院长审议,经校长办公会审批后予以执行。

2. 专业培养方案的实施安排

教务处根据专业培养方案向各教学部门下达教学任务,编制各专业每学期的教学进程表、课程表。

各教研室主任组织任课教师讨论并安排教学任务,根据课程教学大纲、教学任务、课程表、教学进程表,填写各门课程的教学实施计划,经各部系审核后,报教务处审批备案,教师要严格按照教学进程表授课,不得随意调整课程进度和更换教师。

三、教学运行管理

在教学管理中,教学运行管理是按专业培养方案实施的对教学活动最核心、最重要的管理。包括以教师为主导、以学生为主体、师生相互配合的教学过程的组织管理和以校、各部系教学管理部门为主体进行的教学行政管理。其基本点是全校协同,上下协调,依据专业培养方案和教学大纲组织教学,严格执行教学规范和各

项制度,保持教学工作稳定运行,保证教学质量。

1. 制(修)订课程教学大纲

教学大纲是各门课程进行教学的指导性文件和重要依据。教学大纲应根据办学定位、专业培养目标要求以及本课程在专业人才培养中的作用、地位,对本门课程各章、节的基本内容,实践性教学环节要求和学时分配等做出明确规定。教务处根据党的教育方针、教育部有关文件精神和人才培养目标要求,拟定《制(修)订教学大纲的意见》,并负责教学大纲的制(修)订的组织工作。教研室初步拟订课程教学大纲,组织教师、学生充分论证,交所属各部系教学指导委员会审议后,报教务处汇总并初审,提交学校教学指导委员会审议,经学校主管院长批准后执行。

任课教师应严格执行教学大纲,认真组织教学,以保证教学工作的一贯性和连续性。教务处、各部系、教研室主任有责任检查任课教师执行教学大纲的情况。

2. 课堂教学环节的组织管理

课堂讲授是教学的基本形式,授课教师必须遵守《教师教学工作基本规范》,保证课堂教学质量。教研室课程教学组的教学组织任务如下。

(1)选用符合教师资格、学术水平较高、教学经验较丰富、教学效果好的教师担任主讲教师。每名教师都要严格执行《备课试讲规范》。新上课、上新课、使用新教材、教学评价不合格教师必须经过试讲合格才能走上讲台。

(2)组织任课教师认真研究讨论教学大纲,组织编写或选用与大纲相适应的教材、讲义及教学参考书,认真填写教学任务书,编制教学实施计划、教案和讲稿,开展教学观摩活动,严格执行集体备课、试讲、听课、教师教学质量评价等制度,以发现和解决教学工作中存在的问题与不足为突破口,不断提高教育教学质量。

(3)组织任课教师进行教学方法与教学手段的研究与改革,提倡启发式、讨论式、问题式等多元化教学方法的综合性应用;鼓励计算机辅助教学、多媒体教学等教学手段的应用,并与传统教学手段有机结合、灵活运用,扩大课堂教学信息量,增强教学效果;在教学过程中,要引导学生积极主动思考,注重学生思维能力、分析问题能力和解决问题能力的培养。

3. 实践性教学环节的组织管理

实践教学是教学过程中的一个极其重要的教学环节,要着重于学生综合素质的提高和创新能力、实践能力的培养,各种实践性教学环节都要制定教学大纲和实施计划,认真组织管理。

(1)根据课程设置,实验教学必要时可以单独设课,也可在相关课程内统一安排。教研室或实验室应根据《实验教学工作规范》，建立健全本部门实验教学工作规范，认真组织实验教学和实验教学内容、方法的改革。要保证实验课的开出率，每一门实验课都应开设综合性、设计性实验项目，各类实验室都要对本科生有序开放。

(2)临床见习是临床课程教学的重要组成部分，通过临床见习，不仅应为学生更好地理解和掌握所学的基本理论和基本技能提供帮助，还应为学生毕业实习打下良好的学习基础。临床见习工作依据《临床见习工作规定》认真贯彻执行。

(3)毕业实习是各专业教学计划中的重要组成部分，是实现培养目标的最后教学阶段。要强化实践教学基地的建设与管理，保证实习时间。加强对毕业实习质量的监控与评价，坚持和完善临床实习教学检查制度，加强对实践教学基地教学工作的指导。医学类专业毕业实习结束后，学生参加毕业考试，以检验临床实习质量。非医学类和部分医学类专业的毕业学生在进入实习前，要做好毕业论文(设计)的选题、开题报告等工作，毕业实习与毕业论文应尽量同步进行；毕业考核采取毕业论文(设计)答辩的形式，对毕业实习质量进行检测。毕业实习有关工作根据毕业实习工作的有关规定严格执行。

(4)第二课堂实践活动是在满足教学基本要求的前提下，组织学生全方位开展社会调查、社会实践、早期接触临床等活动。组织学生参加课外科研小组，进行革命传统教育，参加文体、演讲、辩论会等竞赛活动，提高学生综合素质。学生参加第二课堂实践活动应纳入教学计划。

(5)军训已纳入各专业培养方案，要长期坚持下去，以提高学生的国防意识和培养学生吃苦耐劳、遵纪守法、团结协作等良好作风。

4. 日常教学管理

教务处根据各专业培养方案，发布各门课程的教学实施计划，各教研室根据教学实施计划的要求认真填写教学任务书，经各部系审核，报教务处审批备案。教务处教务科负责制定校历、课程表、教学进程表及各种日常教学事务的组织协调，确保全院教学秩序稳定；考试中心负责各种考试的组织安排，监、巡考人员的培训，以保证全校考试秩序稳定。对教学任务落实执行情况，教务处、各部系、教研室根据相应的教学管理办法进行检查与评价。在实施过程中，要经常了解教学信息，严格控制对教学进度和课程安排变更的审批，根据《教学事故的认定及处理办法》及时处理问题。

5. 学籍管理

教务处根据《本专科学生学籍管理规定》全面负责学籍管理工作，包括对学生的入学资格、在校学习情况及毕业资格的审查与管理,并建立学生学籍档案。在日常学籍管理中,应重点管好学生成绩、学籍卡及转学、转专业、退学、试读等学籍异动资料,做到完整、准确、规范、及时。

6. 教学工作质量作为教师职务评聘的重要标准

在教师职务评聘中,实行教学考核一票否决制。把为本科生授课作为教授、副教授的基本要求,不承担本科教学任务者,不得被聘为教授、副教授职务;如连续两年不为本科生授课,不得再聘任其担任教授、副教授职务。对于教学效果较差,学生反映较大的教师,应限期改进,否则按《教师教学工作基本规范》规定,取消其授课资格。

7. 教学资源管理

要搞好教室、实验室、场馆等教学设施的合理配置和规划建设,充分加以利用,保证教学需要,提高资源效益。根据需要与可能,改进教室的功能,建设必要的多功能教室,并做好维护工作。

8. 教学档案管理

根据《教学档案管理办法》,明确各级各类人员职责,确定各类教学档案内容、保存范围和时限,各教学单位要严格贯彻执行。

四、教学质量管理与评价

教学管理的最终目的是保证和提高教学质量。通过构建全过程、全方位、全员性的教育教学质量监控体系,建立全方位的教学质量标准,不断改善影响学校教学质量的内部因素(教师、学生、条件、管理等)和外部因素(方针、政策、体制等);建立科学化、制度化的教学质量内部评估机制,并充分利用好各种外部评估机制,以发现和解决教学各个方面以及各个环节存在的问题与不足为突破口,不断努力实现教学质量的稳步提高。

学校内部教学质量的管理与评价在学校教学质量监控领导小组的统筹领导下,由教务处负责组织与实施,专家教学督导组、各职能部门、各部系协助配合,全体教师和学生都纳入管理与评价范围。学校外部教学质量的管理与评价由相关部门负责组织与实施。

要加强教学质量的监控与评价,把专业建设与评估(包括新办专业评估)、学科建设与评估、课程建设与评估、实验室建设与评估、三期教学检查、实践教学基地建设与评估、教师教学质量评价、临床实习质量评估、毕业论文(设计)质量评估等工作制度化。实现教学工作评价与日常教学管理相结合,同时把教学工作评价和学院激励机制结合起来,通过各种教学工作评价调动教师和干部的积极性,增强广大师生的凝聚力。

要加强教学工作全过程的教学质量监控与管理,包括教学输入质量的监控、教学运行质量的监控、教学输出质量的监控。教学输入质量的监控包括:办学指导思想、专业设置与专业建设、课程建设、管理制度、师资队伍、生源质量、财务投入等,教学运行质量的监控包括专业培养方案、教学大纲、课堂教学、实践教学、成绩考核、素质教育与创新教育、校风与学风建设等,教学输出质量的监控包括毕业生反馈意见与追踪调查、用人单位反馈意见与追踪调查、社会评价等。

五、教学基本建设管理

教学基本建设包括专业建设、学科建设、课程建设、教材建设、实践教学基地建设、学风建设、教学队伍建设、管理队伍与管理制度建设等,是保证教学质量的最重要的基础性建设。各部系应以学校发展目标和总体规划为依据,制订本部门各项教学基本建设实施方案,扎扎实实地贯彻执行。在每项基本建设中要不断提出改革措施,创造性地开展工作,要努力实现"年年有进步,几年上台阶"的工作目标。

1. 学科和专业建设

根据学校总体建设发展规划,科学规划学校的学科和专业结构体系。要拓宽专业口径、扩大专业基础,主干学科或主要学科基础相同的专业应尽可能合并。要根据《专业建设与评估管理办法》,加强学科专业建设,发挥专业优势,办出专业特色。要注意根据学科与社会发展,适时进行专业(专业方向)设置、培养目标和教学内容的调整。要认真贯彻执行"五年规划"的工作任务,真正做到有规划、有制度、有贯彻、有落实、有总结、有改进。各学科和专业要认真理清建设思路,明确建设目标和任务,制订切实可行的五年建设规划和年度工作计划,并认真贯彻落实,形成一整套推进学科和专业建设与发展的有效工作机制。

2. 课程建设

根据《课程建设与评估管理办法》与课程建设规划,教务处全面负责课程建设与评估的组织工作,各部门在课程建设工作中的整体思路是在"整体优化、重点建设、以点带面、全面提高"的指引下,明确课程建设总体目标、任务、指导思想和原则,进行有计划、有目标、分阶段、分层次的系统建设,根据社会经济发展需要和专业培养目标要求,深化课程教学内容、方法与手段改革,完善课程结构与体系。要通过精品课程与优质课程的示范性建设,带动一般课程建设,以解决课程结构与体系的整体优化问题。

3. 教材建设

根据《教材建设与管理规定》及教材建设规划,科学规范教材选用制度。采用推荐教材、自编教材及其他辅助教材、教学参考书时,要注重教材质量,鼓励选用国家级规划教材、优秀教材。特别是近三年出版的规划教材、优秀教材。要结合教学内容改革与课程建设,依据教学大纲要求抓好讲义或自编教材的建设。要做好教材质量评估和教材选用的论证、审批工作,不断提高教材质量,同时,做好教材的预订、发放管理工作,改革供应办法,方便学生、教师购书,防止教材的积压、浪费。要加强对外交流与合作,积极鼓励具有较高学术水平的教师,争取成为各类规划教材、高质量协编教材和自编教材的编者、副主编或主编,学校确保相关经费的投入。

4. 实践教学基地建设

要坚持校内外结合,做好全面规划。根据高等学校基础课及专业课教学实验室评估、省级和国家级实验教学示范中心评估等方法和标准,做好实验室的规划与建设,强化管理,抓紧建设。实验室建设一定要与学科专业建设、课程建设相匹配,防止出现分散配置、分散管理、局部使用、低水平重复的低效益建设现象,要集中力量与条件建设好公共基础性实验室和专业学科实验室;要做好实验室的计划管理、技术管理、固定资产管理和经费管理,提高投资效益,提高设备利用率,并组织实验室建设的检查验收。要根据《实践教学基地建设与管理办法》《临床教学基地遴选方案》等文件精神,加强教学基地的遴选与建设,改善实习条件,提高实践教学质量。

5. 学风建设

优良的校风、学风对学生起着潜移默化的作用,是保证教育教学质量的重要前提。学校要将学风建设作为教学工作的一项重要内容,加强学生思想政治工作和文化素质教育,营造健康向上的校园文化环境,弘扬努力学习、刻苦学习的精神,引导学生树立正确的学习观、成才观、就业观。要通过思想建设、组织建设、制度建设和环境建设,逐步形成良好的育人环境。要坚持"重在教育、建管结合、以建为主"的原则,把学风建设与学校德育工作相结合。要通过教学改革,使学生变被动学习为主动学习,并充分利用选修课、社会实践等形式扩展学生的学习领域。要加强考风、考纪建设,通过严肃的教育和严格的管理,坚决制止作弊等错误行为,纠正不良风气。各职能部门和各院系要制订系统的学风建设方案,落实年度工作计划,明确岗位责任,建立严格的考核制度,多措并举构建学风建设的有效工作机制。

6. 教学队伍建设

要注重师资队伍的业务素质、思想道德素质和爱岗敬业精神的教育和培养。同时,要在教职工中广泛开展教育理论的学习,强化人文素养,以"大师精神"激励教师成长,不断提高教书育人的能力。要建立一支人员精干、素质优良、结构合理、教学与科研相结合的相对稳定的教学梯队,学校、各部系、教研室均要制订教师队伍建设规划,层层负责,抓好落实。要提高教师的整体素质,重点抓好中青年骨干教师的培养和提高,每个青年教师都要有 1 ~ 8 年的培训计划,其中 1 ~ 5 年应注重青年教师教学能力的培养,3 ~ 8 年应注重科研能力的培养;注重选拔培养骨干教师和学术带头人,发挥学术造诣深、教学经验丰富的老教师的"传帮带"作用,培养优秀青年教师以充实教学第一线。

7. 教学管理制度建设

建立健全学校教学管理规章制度与各教学环节质量标准,使之成为学校教学管理工作的指导性文件,同时,根据教育教学发展规律和新形势下学校教学工作实际需要,不断完善制度建设。一方面要加强教学基本文件建设,包括专业培养方案、教学大纲、教学任务书及课程表、教学进程表、学期总结等。另一方面,要建立必要的工作制度,包括学籍管理、成绩考核管理、实验室管理、排课与调课、教学档案保管等教学制度,教师和教学管理人员的岗位责任制、奖惩制度,以及学生守则、课堂守则、课外活动规则等学生管理制度。

六、教学管理组织体系

要加强教学管理组织建设,完善由党委牵总、校长负责、教务处牵头、院系为基础、各职能部门协调配合的本科教学管理组织体系。要建立健全教学工作会议制度、校领导联系院系制度和三级领导听课、调研的制度,及时解决教学中出现的新情况、新问题,不断推进学校的观念创新、制度创新和工作创新,提高决策和管理水平。

1. 建立健全院、各部系两级教学指导委员会机构

院、各部系教学指导委员会在学校主管教学院长的领导下充分发挥其在教学工作中的宏观指导、监督、评价功能,研究和评议教学管理工作中的一些重大问题,为学校提供决策依据。

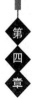

第四章 「一轴三联」医学人才培养模式改革背景下的教学质量管理与质量标准

2. 健全院、各部系两级教学管理机构

（1）校级教学管理机构要充分发挥教务处、学生处等部门在教学管理系统中的职能作用，明确各职能部门及各类人员的岗位职责，协调好各种工作关系。教务处是学校管理教学工作的主要职能部门，教务处的工作状态反映一个学校整体教学工作的状态。学校通过建立健全教务处的科室结构，配备较强的管理干部队伍，保证教学工作稳定运行，推动教育教学研究与改革，不断提高管理水平和工作质量。

（2）在各部系教学管理机构中，由系主任全面负责教学管理和教学研究等工作。院、各部系教学指导委员会是其教学管理工作的研究、咨询机构，要定期或不定期地研究教学及管理工作的有关问题，并提出建议，由各部系教学工作会议讨论决定。

3. 重视教研室建设

教研室是学校的基本教学单位，其主要职能是完成教学计划所规定的课程及各教学环节的教学任务；贯彻执行学校教学管理规章制度和工作规范，保证课堂教学效果和课程教学质量；开展教学研究、科学研究和组织学术活动；负责师资的培养、提高及提出补充、调整的建议，分配教师的工作任务；加强相关实验室、资料室的基本建设等。教研室要重视开展教学研究和教学改革，不断提高教学质量和学术水平。

4. 加强教学管理队伍建设

根据不同岗位的需要，建立一支专兼职结合、素质较高、相对稳定的教学管理干部队伍。要有计划地安排教学管理干部的岗位培训和在职学习，掌握教学管理科学的基本理论和专门知识，提高管理素质和水平。要结合工作实际，组织开展教育管理、教育测量、教育评估和质量认证的学习与研究，鼓励教学管理人员积极参加教学研究与改革活动，以便适应管理科学化、现代化的需要。同时，教学管理人员要不断强化服务意识，提高服务水平，增强管理育人效果。

5. 加强现代化教学管理网络平台建设

网络教学平台是学校开展教学管理工作的软件系统，也是精品课程、优质课程、优秀多媒体课件、网络辅助教学等教学改革工程的载体。它能较大地提高学校教学管理现代化水平，提高教学管理工作效率，加快教学改革进程。

七、教学管理与教育教学研究

教育教学管理是一门科学，必须以教学管理研究和教育教学研究为基础。开展教学管理与教育教学研究,是所有教学管理人员、教育研究人员及教师的共同任务。在学习与研究的过程中,要从教育科学的规律与特性出发,紧密结合教育及教学管理的实际,不断改进研究方法。

开展教学管理与教育教学研究是一项综合性、应用性强的工作,要紧密结合教学改革的实际。要随着经济建设及体制改革的深入发展,重视研究教学工作中的新情况和新问题。要注重素质教育、加强学生创新精神和创造能力的培养,重视学生个性发展,实行因材施教。要积极开展人才培养模式、教学内容、课程体系和教学方法、考试方法的改革。要深入进行比较教育研究,努力开展各种教学实验和教学改革试点工作。

教学管理与教育教学研究通过学院统筹规划与个体研究相结合的方式,在教育教学工作中,依托学校教学改革工程的实施,有计划、有目的、有重点、分阶段地开展各级各类教学研究活动。

教学管理与教育教学研究应以教育教学改革为突破口,以提高教学质量、人才培养质量和办学水平为目标,在全校形成勇于探索、勇于实践、勇于创新的良好态势。学校积极创造条件,激励教师和教学管理者从事教育教学改革的探索与实践,每年预算经费作为学校的教育教学改革基金,积极鼓励申报省级和国家级的教育教学改革项目,对教育教学改革研究取得突出成绩者给予奖励。

第二节　教师教学工作基本规范

高等学校办学以教师为本,以学生为主体。本科教学是高等学校教师的中心任务,通过明确教师在本科教学工作中的权利、责任和义务,有效规范本科教学全过程管理,对于保障教学秩序、深化教学改革、提高教学质量具有重要意义。

一、教师职业道德素养

(1)教师应该了解党的理论方针政策,忠诚于人民的教育事业,认真贯彻执行党的教育方针,不得在本科教育教学活动中及其他场合有损害党中央权威、违背党的路线方针政策的言行。

(2)教师必须坚持正确的教育思想,应当落实立德树人根本任务,带头践行社会主义核心价值观。要坚持教书和育人相统一、言传和身教相统一、潜心问道和关注社会相统一、学术自由和学术规范相统一,把思想价值引领贯穿教育教学的全过程。不得违反意识形态安全,不得通过课堂、论坛、讲座、信息网络及其他渠道发表、转发错误观点和宗教观点,或编造散布虚假信息、不良信息。

二、教师的职责和权利

(1)教师应当认真行使《中华人民共和国教师法》赋予的权利,履行义务和责任,承担教学任务,服从教学工作安排,积极承担课程讲授、实验、实习实训、毕业论文(设计)指导等教学工作。

(2)坚持教授、副教授为本科生授课制度,教育部《关于一流本科课程建设的实施意见》(教高〔2019〕8号)文件明确规定,高等学校要严格执行教授为本科生授课制度,连续三年不承担本科课程的教授、副教授,将被转出教师系列。学校专任教师岗位的教授原则上每学年为本科生上课不少于8学时,副教授不少于16学时。非专任教师岗位的教授原则上每学年为本科生上课不少于4学时,副教授不少于8学时。

(3)教师应参与教材的选用与论证工作,编写符合要求的具有较高质量的教案、讲稿、课件或指导书。

(4)教师要参加所任课程的授课、辅导、答疑、批改作业(实验报告)及阅卷等工作。中级职称以上的教师要检查助教备课、答疑等教学环节的执行情况,并把好质量关。

(5)根据各专业教学工作的需要与可能,各教学单位应有计划地安排助教的工作。助教的主要职责是协助主讲教师做好课程教学工作,并通过协助课程教学提高个人教学水平。

(6)根据教学大纲的要求,合理组织教学内容,引进本门课程的新成果、新进展,开阔学生视野。特别要注意引进与社会需求密切相关的内容,如执业资格考试的内容,充实教学内容,提高课程教学的针对性及适应性。

(7)教师要参与专业培养方案和教学大纲的研究与制定工作,要积极参与教学改革、课程建设、教材建设和实验室建设的工作,不断更新教育教学观念,改革课程内容、课程体系和教学方法,探索创新能力和科研能力的培养方法等。

(8)教师要对学生考试、考核成绩进行评定,承担考试命题、监考、阅卷、试题分析、考试成绩分析、组建试题库等教学工作。

三、教师的任职资格

1. 任课教师的要求

(1)每门课程的理论授课教师须由讲师(含讲师)以上职称或具有硕士(含硕

士)以上学位的教师担任。

（2）对本学科有较扎实的基础理论知识，了解本学科发展的最新成果，系统深入地掌握本课程教学大纲规定的全部内容，熟悉本课程教材及辅助教材，广泛查阅相关教学参考书，掌握一定的中外文参考资料及一定数量的背景知识和实际素材。

（3）具备讲课的基本素质和能力，掌握现代化教学的方法和手段，懂得教学规律与教学原则。

（4）要完成所任课程各个教学环节的实践，参加过两次以上辅导答疑，熟悉相关的实验仪器、设备。

（5）教师讲授新课程或使用新教材，须通过教研室组织的试讲，合格后方可上讲台授课。

（6）对以往授课效果较差的教师拟安排讲课任务时，须试讲合格后，教研室向学院说明该教师参加讲课所具备的条件，以及教研室对保证本课程教学质量的措施，经院系审核同意。未经批准，一律不得担任授课任务。

2. 新开课教师的要求

（1）掌握拟开课程的教学方法和教学手段（如模型、挂图、幻灯、仪器等）。

（2）对所开课程规定的辅导、答疑、实验课等教学环节，必须经过两次以上的具有主讲教师资格的教师辅导，方能独立胜任。

（3）经教研室、院系进行试讲认为教学合格。

（4）非师范院校毕业的教师，必须经过学校组织的高等学校教师岗前培训，完成高等学校教师岗前培训内容，并取得培训合格证。

（5）按照课程的基本要求与教学大纲的规定，广泛阅读所任课程的教材，能较全面地掌握拟开课程的基本内容，对教材的重点、难点有一定的认识和理解，并至少写出一学期课程的二分之一至三分之二的教案、讲稿、课件。

3. 外聘教师的要求

（1）校内专职教师以外的其他人员，如因教学需要，各教学单位拟聘其承担教学任务，应具备下列条件。

①具备讲师或讲师以上职务，曾担任过该门课程的教学工作，教学效果良好，经教研室、二级学院进行试讲认为教学合格。

②具有其他系列中级或中级以上专业职称，有一定的教学经验，在某一方面确有专长，所从事的专业工作与所要承担的教学任务专业相同或相近。

（2）从校外聘请的兼职教师，应具有中级或中级以上专业技术职务。聘请前，二级学院应向人事处及教务处报送拟聘者的学历、职称、教学履历及相关方面的材料,经审核批准后,方能正式聘请任课。

四、教师教学纪律和行为规范

教学纪律和行为规范是教学工作得以正常进行、圆满完成的首要保证,教师在执行教学任务的全过程和日常生活中,都要严格遵守教学纪律,养成良好的行为规范。

(1)教师执教期间,要坚守岗位,严格执行课程教学进程安排,任何人不得随意调(停)课或未经教研室主任同意找人代课。特殊情况必须离岗者,要事先申请,按规定程序审批。

(2)教师必须在上课预备铃响前到达教室,按时上、下课。

(3)每个教师都要服从学院和教研室的教学安排,承担教学任务,完成规定的教学工作。

(4)新参加工作的青年教师及助教,在本课程有课期间必须随堂听课,参加所有学习性听课(包括理论和实践)。讲师职称教师每学期听课不得少于8学时。

(5)教师要具有良好的礼仪行为,在课堂上要衣着整齐、仪态端庄、举止得体、自然大方。要用高校教师行为规范来规范自己的行为,不准吸烟,不得坐下讲课,不得接听电话,营造良好的课堂秩序和环境。

五、教学过程

1. 教学要求

(1)任课教师在教学中应严格按教学大纲要求安排、组织教学活动。教学过程中对教学大纲有变动的,任课教师应提交书面报告,经教研室主任、二级学院本科教学指导委员会审查、学校本科教学指导委员会批准后,方可实施。同时,在教学过程中,任课教师应严格根据课程表及教学进程表进行教学活动,如有特殊原因需要调(停)课者,应按照课程调整的相关要求,办理审批手续。

(2)教材选用要规范,严格按照教材管理程序执行。

2. 开课及备课

(1)教师开课前应认真研究专业人才培养方案,确定课程目标和课程在人才培养方案中的作用及对毕业要求的支撑,合理分配课程讲授、实验(实习、实训)和讨论等环节的学时,对课程进度和各个教学环节做出具体安排,并做必要说明。

(2)备课是教学前的重要环节,具体要求按照《备课试讲规范》执行。

3. 课堂教学

课堂教学是教学过程的主要形式,也是学生获取知识的主要途径。

(1)任课教师应按教学大纲的规定,全面、准确地把握该课程的深度、广度和教学内容的重点、难点,既要重视传授知识,又要重视对学生的创新能力和创新精神的培养。

(2)任课教师应围绕课程目标设计教学内容,内容充实新颖,反映学科前沿,具有高阶性、创新性和挑战度。同时,根据教学内容,合理选用启发式、案例式、探究式等教学方法,提高学生的学习效率,并注重培养学生的批判性思维和解决复杂问题的能力。

(3)在保证完成教学基本要求的前提下,任课教师可以讲述自己的学术观点,但不得偏离教学大纲的要求,不得任意增减学时或变动基本内容。如因教学改革需要对教学内容做较大变动,应经教研室研究、学校本科教学指导委员会批准,并报教务处备案后,方可执行。

(4)任课教师在课堂上应采用普通话讲授,语速适中,提倡和鼓励在条件具备时采用双语教学。

(5)任课教师应当及时了解学生的学习状况和学习中存在的问题,做好辅导、答疑等工作。同时,根据过程性考核情况,对学习有困难的学生针对性地开展学业帮扶。

4. 实验课

实验课是学生巩固和验证所学理论知识,接受基本实验技能训练的重要环节。

(1)实验指导教师应积极进行实验课的改革探索,着重培养学生动手能力及分析问题的能力。

(2)严格按实验大纲及课程教学进度进行实验课教学,实验指导教师不得随意改变实验课的规定时间,不得随意减少实验项目或实验内容。

(3)实验指导教师应认真准备实验,所有实验项目均应亲自试做,认真分析试做中出现的问题,并及时采取措施。实验课应尽可能开设综合性、设计性项目。

(4)实验指导教师应认真备课,检查实验仪器、设备的性能,保证实验顺利进行,并对实验过程的安全负责。

(5)学生实验课成绩(含出勤、实验态度、实验操作、实验报告及实验考核)应按一定的比例计入课程总评成绩。

5. 见习

临床见习是临床教学的重要组成部分,其主要任务是学生在教师的指导下,理论联系实际,初步接触和认识各种常见病、多发病的临床表现,训练临床基本技能,了解正规体格检查的基本程序和一般实验诊断的临床意义,学习病历书写的基本格式,了解临床工作的基本程序和一般护理常识,为毕业实习打下良好的基础。

(1)各临床教研室要按照教学大纲的要求编写见习大纲,由专人负责。明确见习的要求、内容、方法,切实做到每次见习有计划、有要求、有病例、有训练项目、有考查内容。

(2)各临床教研室(或教学医院有见习教学任务的科室)要指定一名教研室副主任(或副主任以上医师)负责本科室的见习教学工作,指定主治医师或高年资(三年以上)住院医师承担带教任务。带教老师应根据教学的需要和临床工作的实际,按照见习大纲要求提前选择好教学病例,以保证有足够的病例供学生见习,确保见习教学质量。

(3)临床见习要加强管理,严格考勤制度,见习结束要进行见习考核,其成绩按一定比例计入该课程成绩。

(4)其他专业的见习,参照以上规定执行。

6. 实习

毕业实习是教学工作的重要组成部分,也是理论联系实际,培养学生综合应用知识的能力和从事本专业科学研究的初步能力,从而使学生能较深入地了解本专业的基本理论、基本知识和基本技能。毕业实习的教学,应按照《毕业实习管理办法》的有关规定严格执行。

7. 毕业论文(设计)

毕业论文(设计)指导教师是毕业论文(设计)指导工作的第一责任人,负责对学生毕业论文撰写过程的指导与质量保障。毕业论文(设计)工作按《本科毕业论文(设计)管理办法》执行。

8. 课程考核

课程考核是督促学生全面系统地复习、掌握所学课程的基本理论和基本技能的重要手段,也是检查和分析教学效果的重要环节。

(1)考核要严格按教务处安排的期末考试日程执行。凡在期中进行的课程结束性考试,必须按规定报教务处批准并按期末考试要求组织考核,否则其考核成绩无效。

(2)所有课程均应进行考核,考核分为考试、考查两种。推动课程形成性评价改革,根据学生平时学习成绩、公开答辩、笔试等方式综合评定课程成绩。平时成绩包括出勤、学习态度、提问、作业、测验、实验、实际操作等。考试可采用闭卷笔试、开卷笔试、口试等方式。考试课程的成绩应根据期末考核成绩与平时成绩综合评定。

（3）课程考试、考查成绩一律按百分制评定，实习、毕业论文（设计）等实践性教学环节一般按百分制计分，某些特殊情况也可按五级计分制（优秀、良好、中等、及格、不及格）评定成绩。

9. 教学检查

教学检查是保证教学任务的完成，提高教学质量的重要手段。其目的是通过对教师授课过程和各教学环节的检查，形成信息反馈，以利于发现和解决教学中存在的问题，总结先进的教学经验，也有利于对教师的考核。教学检查可分初期检查、中期检查、后期检查。

第三节　课堂教学基本规范

课堂是进行教学活动的重要场所，必须保持严肃、安静、清洁和整齐。为有效组织课堂教学，规范课堂教学秩序，营造良好的课堂氛围，提高课堂教学质量，树立良好的教风、学风，学校课堂教学基本规范分为教师课堂基本规范和学生课堂基本规范。

一、教师课堂基本规范

（1）教师应提前 10 分钟，携带教材、教案（电子）、课表、学生名单、课件等教学材料进入教室。教师在课间应该加强与学生的沟通和交流，询问或查看学生到课情况，并做好授课前准备工作，在上课铃响后立即开始授课。

（2）教师应着装整洁、仪表端庄、精神饱满、真诚亲切。

（3）上课铃响，教师站于讲台正中，面对学生点头致意，全体学生保持肃然、安静状态，教师则正式开始讲课。所有本科生教学计划内课程，教师原则上应站立授课。授课结束时，教师要明确宣布下课。下课后，值日生应主动协助教师整理携带的上课物品。

（4）教师应保持教态自然、手势得体、适度，普通话教学、语速适中，语言规范、声音洪亮、吐字清楚。

（5）教师在课堂内应坚持正确、积极、健康的政治和价值导向，用社会主义核心价值观引领教学，启迪学生思维。教师不得在教学活动中散布违背四项基本原则的言论和其他错误导向，教师严禁在课堂内非议党和政府，禁止利用课堂进行自我炫耀或贬低、诽谤他人。

（6）教师对学生的发言请求，在语言及肢体语言上要体现足够的尊重，对学生发言的评述要中肯，要带有鼓励性，禁止使用侮辱性语言及肢体动作。

（7）教师应对课堂秩序进行管理，形成良好的共同育人氛围。教师应坚持正面教育，以理服人；教师须对学生迟到、早退、随意进出课堂、大声喧哗、课堂上私语、睡觉及其他违反课堂纪律等行为进行干预、制止和批评。

（8）教师更换上课地点、上课时间及请他人代课须向教务处提交申请并得到许可。

（9）教师须做到不迟到，不提前下课，不拖堂，中途不随意离开课堂。教师应避免手撑、身倚、脚抵讲台、脚抵课桌或后墙、手插衣兜、背向学生、眼看天花板等行为。

（10）在授课期间，教师应保持手机为关机或静音状态；教师不应在教室内外接听手机或使用手机及其他电子设备从事与教学无关的活动。

（11）教师须在教室及走廊内带头禁烟。

二、学生课堂基本规范

1. 提前准备

学生须提前 5 分钟进入教室，做好听课准备；将手机调为关机或静音状态，准备好教材等学习用品；禁止携带食品（含流质食品）、食具等物品进入教室。

2. 仪表要求

学生须保持着装得体，禁止穿拖鞋、吊带装、露背装等；女生禁化浓妆，禁止上课期间化妆、补妆。

3. 行为要求

（1）在授课过程中，学生若需发言或提问，应先举手，征得教师允许后才能提问或发表意见。

（2）教室内男女生之间保持适度交流，禁止过分亲昵的言行举止，禁止高声喧哗；上课时，禁止迟到、早退，不得随意进出。禁止在教室及走廊内抽烟；不得随地吐痰、乱扔垃圾，废弃物品请随身带离。

（3）学生在上课期间禁止使用手机或其他电子设备从事与教学无关的活动；禁止翻阅与课程内容无关的教材、报纸、杂志；禁止在教室内喧哗、私语、聊天、睡觉。

（4）课间，值日生要主动将黑板和讲台擦拭干净。若有（多媒体）设施故障，值日生、学生干部或其他可能排除故障的同学应主动上前帮助教师。

4. 管理要求

学生干部应协助教师管理好课堂秩序，敢于对违纪同学进行警告或批评，同时做好相应记录，及时向年级辅导员反映情况。

第四节　实验教学工作规范

实验教学是学校教学工作的重要组成部分。实验教学的基本任务是对学生进行实验技能的基本训练，使学生了解科学实验的主要过程和基本方法，培养学生的观察能力、动手能力和创新精神以及严肃认真的工作态度、积极主动的探索精神，并使学生初步学会科学研究的方法。实验教学工作必须遵循自身的客观规律，要与理论课教学相辅相成，贯彻科学性与思想性相统一、理论联系实际等教学原则。实验指导教师须认真对待实验教学工作，精心设计实验教学过程，启发和调动学生的积极性和创造性。加强实验室建设和管理是提高实验教学质量的根本保证。各级管理人员要认真学习教育科学理论和管理理论，借鉴国内外实验教学的管理经验，深入教学第一线，注重调查研究，勇于探索和改革，努力提高实验教学管理水平。

一、实验教学大纲和实验教学的计划管理

（1）实验教学大纲是指导实验教学工作的基本文件，必须根据专业培养方案和课程教学的基本要求制定。实验教学工作必须严格按照实验教学大纲进行，以保证实验教学秩序的稳定和实验教学任务的完成。

（2）实验教学大纲的编写应符合学校相关规定。实验教学大纲须由教研室或实验室编写及论证，经所在院（系）教学指导委员论证后报实验教学管理中心和教务处，由实验教学管理中心和教务处初审报学校教学指导委员会通过、分管校长批准。

（3）每学期由教务处下达教学任务书、实验课程表和教学进程表，各教研室

(实验室)认真填写教学任务书,并按规定时间报实验教学管理中心和教务处。

(4)实验教学计划一经确定,任何部门及个人未经实验教学管理中心、教务处批准,不得随意改动。实验教学管理中心、教务处、各院(系)将按实验课教学进度表检查计划执行情况和实验教学质量。如有特殊原因要求调(停)课,须严格按照有关审批程序办理。

(5)实验教学要严格按分组进行,根据实验条件安排分组人数,要确保学生能独立操作。

二、实验教学过程与质量管理

1. 实验课程

(1)实验课程按形式和内容一般分为演示性实验、验证性实验、综合性实验和设计性实验四种。

①演示性实验:学生通过观看教师的示范性操作,验证课堂所学理论知识,加深理解。

②验证性实验:学生按照实验指导书要求,在教师指导下完成,通过实际操作加深对课堂所学理论知识的理解,掌握基本的实验知识、实验方法和实验技能,处理实验数据,撰写实验报告。

③综合性实验:实验内容涉及本课程的综合知识或与本课程相关课程多个知识点的实验。

④设计性实验:给定实验目的、要求和实验条件,由学生自行设计实验方案并加以实现的实验。它一般是在学生经过了常规基本实验训练以后,开设的高层次实验。

设计性实验可分为三种形式:一是教师定题目和方案,学生自定实验步骤、自选(或自行设计、制作)仪器设备并独立完成;二是教师定题目,学生自定整个实验方案,独立完成实验;三是学生自定题目,并独立完成查阅资料、拟订实验方案、完成实验的全过程。

(2)凡实验课程都应创造条件尽可能多地开出综合性、设计性实验,在实验过程中,要注重对学生实践能力、创新思维及创新能力的培养。

(3)实验教学要严格按照实验教学大纲的规定进行,不得随意改变学时、减少或变更实验项目。

2. 质量管理

(1)实验室应根据专业培养方案和实验教学大纲的要求选用或编写实验教材

或实验指导书。实验教材或实验指导书应包括实验目的、实验要求、实验原理、实验所用仪器、实验步骤和方法、实验注意事项、思考题、实验预习要求、实验报告要求等;对于综合性或设计性实验应包括对学生拟订实验方案、选择所用实验装置、确定实验方法、整理数据、分析实验结果等要求。实验教材或实验指导书应根据专业培养方案和实验教学大纲的变化做相应修订。

(2)实验室负责人应按教学大纲要求组织集体备课,规范实验教学内容。实验指导教师要按照实验教学大纲、实验教材及相关要求认真备课,开展预实验,并书写教案和讲稿。每次实验课之前,实验指导教师和实验技术人员要做好一切准备工作,包括检查仪器、设备运转情况,检查安全设施,备齐实验用的材料和工具等。每学期末制订下学期实验材料、试剂药品采购计划,并提交实验教学管理中心及设备处审核,以保障实验室正常运行和实验课顺利开展。

(3)新上岗或首次开展实验课教学的指导教师必须经过试讲、预实验阶段。试讲前要提供教案、讲稿、预实验记录和实验报告等材料,经教研室、实验室负责人组织试讲并审查认可后,方可独立指导实验。

(4)实验指导教师或实验技术人员应提前将实验安排通知学生,并布置预习任务。学生在做实验前,实验指导教师要检查学生预习情况。

(5)本科生入学后由实验教学管理中心牵头组织开展实验室安全教育,考核合格后方可进入实验室开展实验活动。学生初次进入实验室时,由实验指导教师或实验技术人员负责宣讲学生实验守则及实验室有关规章制度。对不遵守规章制度、违反操作规程或不听从指导的学生,实验指导教师或实验技术人员有权暂停其实验。

(6)实验指导教师在实验前应向学生阐明实验原理、仪器、设备操作规程及实验教学要求。实验示范操作要熟练、规范,正确把握时机,确保实验教学效果和实验安全。实验中,实验指导教师不能包办代替,要让学生独立操作,培养学生动手能力和独立分析、解决问题的能力。实验进行中,实验指导教师不得离开实验室,要经常巡视检查,进行规范指导。

(7)实验指导教师要对学生原始记录签字。实验指导教师必须让学生独立操作实验,并检查每组学生的原始记录,检查合格签字后返给学生,凡不合格者必须重做。学生依据经实验指导教师签字的原始记录完成实验报告,凡未经实验指导教师签字的原始记录或实验报告中数据与原始记录不符者,按未参加本次实验处理。

(8)实验中,实验指导教师和实验技术人员要严格要求学生遵守实验纪律,不准动用与实验内容无关的仪器设备。实验中注意人身安全和设备安全,严格遵守操作规程;学生准备就绪后,必须经实验指导教师或实验技术人员检查许可后方可开始进行实验。

(9)实验结束后,实验指导教师和实验技术人员要认真检查、整理仪器设备。如有损坏、丢失,要立即组织有关人员调查,了解仪器设备丢失、损坏原因,并根据有关规定提出处理意见,及时报主管部门。

(10)实验结束后,学生必须书写实验报告。验证性实验报告应包含实验目的、实验要求、实验获得的数据、结果分析和结论;设计性实验报告应包含实验目的、实验要求、实验方案(含计算过程)、实验测试数据、结果分析和结论;综合性实验报告应包含实验目的、实验要求、调研情况、实验方案设计、实验测试数据、结果分析和结论、参考文献,附录中还应包括计算过程、设计图纸、计算程序等与综合实验相关的材料。指导教师要认真批改实验报告,对不合格的要根据具体情况要求学生重做实验或重写实验报告。

(11)要更新教育观念,根据学科发展不断更新实验内容,将反映学科发展的新成果、新技术引进实验教学中。每门课程的实验课都应开设综合性、设计性实验,并逐年提高其在实验课中的比例。学校实验室应对学生开放,实验室应为学生提供课外开放实验的条件、指导教师,为培养学生创新精神和实际动手能力创造条件。

三、学生实验要求

(1)遵守纪律。进入实验室后必须严格遵守实验室的各项规章制度,服从实验指导教师的安排。

(2)实验预习。实验前须做好预习,明确实验的目的、实验要求、内容及相关知识和步骤;对设计性实验要事先设计实验方案,并经实验指导教师审核批准。

(3)实验记录。学生应备有实验记录本,在实验过程中认真操作,仔细观察,实事求是地做好原始记录,作为撰写实验报告的主要依据。

(4)实验报告:学生须按教学要求独立撰写并按时上交实验报告。实验报告正文一般应包括以下内容:实验名称、实验目的、实验原理、实验仪器设备、实验条件、实验过程、实验数据、结果分析和问题讨论。实验报告要做到文理通顺、字迹工整、图表规范、分析认真、讨论深刻。

四、实验课成绩考核管理

(1)所有实验课都必须进行考核,成绩合格后,才能获得该课程学分。考核成绩应从学生平时实验习惯、实验操作、数据采集和处理、实验报告撰写及实验考试、考查等方面综合评定。独立开课的实验总评成绩不合格者必须重修。

(2)实验课堂表现考核。为培养学生良好的实验习惯,养成良好的工作作风和严谨的科研态度,特规定在实验课成绩中加入实验习惯分。实验习惯分占每次实验课成绩的10%(满分按照100分记录,基本分90分)。实验习惯考核原则标准如下。

①实验课迟到或早退者,扣除10分。

②实验中违反操作规程,造成动物死亡或仪器严重损坏的扣除10分。

③实验操作错误,经教师指导后仍不能改正的,扣除20分。

④实验课程中,有接打手机等与实验无关的行为者,扣除10分。

⑤不能熟练进行实验操作或不能正确使用各种主要仪器者,扣除10分。

⑥不参加卫生值日者扣除10分,卫生值日不认真者,扣除5分。

⑦旷课者(无医生证明或无年级教师证明未能参加实验者,均按旷课处理),该次课程成绩计"0"分,在打分栏中注明旷课。

⑧旷课累加三次或三次以上者(累加是指轮换实验室的旷课累加次数或在同一实验室的旷课累加次数),实验总评成绩计"0"分。

⑨实验课中表现优秀者,酌情予以加分(不超过10分)。

(3)各院(系)或教研室(实验室)可根据实验教学大纲结合实验课的具体情况,制定出各门实验课的成绩评定细则。实验课成绩应按一定比例计入该课程的总成绩,可参考实验课的学时在该课程的总学时中所占比例来确定。

(4)各教研室(实验室)应根据学校考核成绩有关规定及时报送。

五、实验教学质量检查与评价

(1)实验教学质量检查是学校实验教学管理经常性的重要工作,提高实验教学质量是实验教学检查的根本目的。实验教学检查主要是对实验教学过程中各个阶段和各个环节的组织实施情况、实验教学管理规章制度的执行情况以及实验课教学和学生的学习情况进行检查。

(2)学校各级领导和有关管理干部须重视实验教学检查,包括校领导、主管部门领导及工作人员、各院(系)领导及教学管理人员、教研室主任、实验室主任等,要经常深入实验教学第一线,通过听课、检查、抽测学生操作能力、检查学生实验报告完成情况、广泛听取意见等方式,了解和检查各门实验课的教学质量,及时反映和解决实验教学中出现的问题,并做好记录。

(3)实验教学管理中心、教育教学质量控制中心负责组织有关人员对实验教学进行检查,广泛听取教师和学生的意见、建议,会同学校有关人员及时做出检查总结,肯定成绩,推广好的经验和典型,同时确定实验教学和实验教学管理中存在的问题和薄弱环节,并提出改进措施,以保证实验教学质量和实验教学管理水平不断提高。

(4)对于实验教学质量的评价,依据有关课程建设工作水平评估的文件执行。

六、实验课程建设与实验教学研究

(1)实验课程的建设应立足于实验课程内容体系的改革与创新,构建学生合理的知识能力结构,在掌握科学实验方法和技能的基础上,突出综合运用知识分析、解决问题的能力和创新思维的培养,达到人才培养目标的要求。实验课程建设应包含以下内容。

①实验课程结构体系的改革与创新。

②实验教学大纲的制定。

③实验项目的设立与更新。

④实验教材或实验指导书的编写。

⑤实验教学方法与手段的改革与创新。

⑥实验课程教学质量的监控与考核。

⑦实验仪器设备等硬件设施的建设。

⑧实验课程的信息化建设(包括虚拟仿真项目建设)。

(2)各教研室(实验室)要组织教师和实验技术人员开展实验教学研究工作,对实验课程内容体系与实验教学模式、实验教学方法与手段、实验室管理及运行机制、教学实验仪器设备的研制与开发等进行研究探索。

七、实验教学人员管理

(1)实验指导教师和实验技术人员的基本任务是根据实验教学大纲的要求开展实验课,并认真遵守学校有关实验教学管理的各项规章制度,切实保证实验教学质量。

（2）实验指导教师必须具有全日制本科以上学历或本专业全日制专科学历的中级及以上职称，掌握本专业或本门课程的基本理论、基本技能。

（3）实验指导教师和实验技术人员，应根据情况不定期跟随理论课教师听课，不断提高理论水平，努力掌握新的实验技能及仪器维修保养的基本知识，不断提高业务素养和实验教学水平。

（4）学校鼓励、支持实验指导教师和实验技术人员根据工作需要参加校内外培训和进修。各实验室每年应向所在院（系）提出实验指导教师和实验技术人员的学年度进修、培养计划，由院（系）批准后，报教师工作部统筹安排。

（5）学校对实验指导教师和实验技术人员进行实验教学工作质量考核，奖优惩劣。

（6）实验指导教师和实验技术人员要热爱本职工作，认真履行岗位职责，教书育人，保质保量完成各项工作。对在教学准备、实施及教学管理过程中发生的违规违纪或失误，以致影响正常教学秩序或产生不良社会影响，甚至造成一定程度的人身伤害或公私财产损失的，根据学校教学事故有关文件处理。

八、实验教学档案管理

（1）实验教学档案是实验教学活动和实验教学管理工作中形成的文字、图表、声像等历史记录，也是考核实验教学质量、加强实验教学管理、制订实验教学计划、总结实验教学经验、研究实验教学规律的重要依据。它又为实验教学评估，实验人员考核、评优等提供凭证材料。各级实验教学管理人员、实验室主任和实验室工作人员都要在本职工作范围内认真积累、整理和归档，并形成制度。要充分利用实验教学档案资料，发挥其在实验教学中的作用。

（2）实验教学档案管理根据学校档案管理有关文件执行。

（3）实验室档案管理由实验室主任负责，指定专人管理。

九、实验教学领导与管理

（1）实验教学实行校、院（系）二级管理体制。实验教学工作在分管校领导和各院（系）负责人领导下，由实验室负责组织进行。实验教学管理中心、教务处、各实验教学中心（实验室）分别协助分管校领导和各院（系）负责人组织实验教学开展及管理工作。

（2）实验教学管理中心、教务处、教育教学质量控制中心负责制定实验教学管理和实验室工作人员管理的有关规章制度，并协助分管校领导组织、协调、督促、检查实验教学工作。

（3）各院（系）负责人的具体职责如下。

①组织制定、编写、审查本院（系）各专业各层次各门课程的实验教学大纲、实验教材及实验指导书等教学文件。

②组织本院（系）实验教学环节的实施，主持各门实验课程的实验教学检查与评价、实验教学研究、实验教学改革和经验交流、实验教学考评与推优工作。

③主持本院（系）学生实验课成绩考核。

④负责本院（系）实验室工作人员培养、进修对象的确定，负责组织实验工作人员的业务考核、考评及推优工作。

⑤主持本院（系）各实验室的建设工作，审查各实验室的仪器设备、试剂材料购置方案。

（4）实验室主任的具体职责如下。

①根据培养方案审查本实验室学期开课计划、主持本实验室的实验教学工作。

②确定每学期实验指导教师和实验技术人员名单，核算实验室工作量，考核实验指导教师和实验技术人员的教学质量。

③组织本实验室开展实验教学检查与评价，主持本实验室开展实验教学研究、实验教学改革、实验教学经验交流，开展科研活动和社会服务。

④组织本实验室的建设，负责拟订本实验室建设规划、仪器设备配备方案和实验室工作计划。

⑤负责组织对本实验室所开实验课程的成绩考核工作。

⑥组织实验室工作人员的业务学习，拟订培养、进修计划。

⑦组织专人完成实验室信息统计数据年度上报工作。

第五节　考试试卷质量管理规范

考试是教学过程中的重要环节，作为检查教学效果的重要手段，试卷质量是决定考试质量的关键因素，必须加强试卷管理，使考试真正成为教学信息反馈的重要途径，成为教学质量评估和教与学双方改进教学的重要依据。

一、试卷安全保密管理

（1）学校各级各类考试试卷（含答案及评分标准）启用前属于绝密级材料。考务工作人员、命题人员及涉卷人员负有相关安全保密职责，并承担相应的法律及行政责任。

（2）各学院负责试卷命题、试卷送印及评阅、考后保管期间的安全保密工作。在命制试卷工作中，要做好试卷保密工作，与试卷有关的原始材料要及时销毁。参与命题的教师不得以任何方式向任何人泄露试卷内容。考试结束后，试卷由学院统一保管，不得外传。

（3）学校教务处负责试卷印制过程中的安全保密工作，试卷交印和领取严格履行交接手续。各环节的经手人必须在交接记录上记录相关信息，并签署姓名。做到"谁经手、谁签字、谁负责"。

（4）教务处及各学院要安排专人负责试题的保密及管理工作。相关工作人员要牢固树立试卷保密意识，做好试卷保密工作。杜绝所有与考试有关的信息泄露。违反保密制度规定者，参照《国家教育考试违规处理办法》和学校有关规定处理。

二、命题质量管理

（一）命题要求

命题工作应以教学大纲为依据，以行业准入考试要求为导向，重点考核基础知识、基本理论、基本技能和学生分析问题、解决问题的能力，注重启发学生创新思维，培养学生创新能力。

1. 试卷语言的明确性与准确性

试卷中所有须用文字表述的内容必须用词恰当、文字简练、表意明了，与试题无关的字词不留，与解题相关的字词不漏。试题中的作答要求和指导用语要言简意赅，避免学生费解或误解，并避免出现错误或有争议的内容。

2. 试卷知识的覆盖面

通过类型的变换使试卷有较大的覆盖面，既能很好地反映教学计划中对学生学习的要求以及教学内容，全面测验学生的基本知识、基本理论，又能测试学生运用知识去分析问题、解决问题的能力。试卷应尽可能扩大测试的覆盖面并注重对"三基"的掌握。对试卷知识覆盖面的要求以大于或等于90%为宜（覆盖面计算公式:C＝试卷覆盖的章节数/教学大纲要求的章节总数)。

3. 试卷中教学重点的突出程度

对教学重点知识的掌握应处理好重点与一般、主干与枝叶的关系。所谓重点应是教学大纲要求学生必须掌握的关键性内容,诸如基本原理、基本概念、基本技能与一些带有规律性的知识。

4. 试题内容结构

教学大纲要求了解、掌握的基本概念、基本原理的基本题可以占到总题量的60%左右;考核学生利用所学知识分析解决问题的基本能力的应用分析题可以占到总题量的30%左右;综合分析题主要考查学生的创新能力以及综合应用所学知识分析和解决实际问题的能力,有一定的难度,题量可占到总题量的10%左右。

为调动学生主动学习的积极性,允许有少量教学大纲有要求而教师未讲内容的试题,在试卷中所占比例应小于3%;允许有少量超纲内容,在试卷中所占比例应小于2%。不能出怪题、偏题。

5. 试题的题型结构

试题的题型有客观题与主观题两大类,其结构比例为:客观题50%～70%,主观题30%～50%。要求每套试卷必须包括主观题与客观题,题型任选四种(含四种)以上。

(1)客观题:包括选择题和填空题。其共同特点是:形态短小精干,考查目标集中;答案简短、明确、具体,不必书写解答过程;评分客观公正、准确等。

(2)主观题:包括名词解释、简答题、论述题、病例分析题等。这类题在考查功能上有很大的弹性,可在多个层次上考查学生的知识、能力掌握的情况,特别能考查学生分析、综合、解决问题的能力。

6. 试题量

试卷中的试题要量度适当,考虑到测试的时间限制,对其测评可分为三个层次:适当、偏大、偏小。

(二)命题程序

(1)召开命题会,熟悉命题要求,分析历年试题中存在的问题与不足,提出解决的措施与本次出题办法。

(2)依据教学大纲,制定课程考试命题计划(双向细目表),根据命题计划编写试题。命题工作实行"教考分离",命题可以采取从试题库抽题或交叉命题的方式,目前尚无试题库的课程,应由非当年该课程任课教师同时编写质量相当的A、B卷。

(3)制定试题标准答案及评分标准(除选择题以外的考题,应写明各步骤或知识点的计分标准)。

(4)组织该课程专家讨论试题(当年该课程任课教师回避),控制试题难度和质量,最后由课程负责人审核试题。

(三)试卷格式规范要求

试卷统一用 A4 纸打印,1.5 倍行距,上下左右纸边距均为 2.5 cm,标题用宋体 3 号加粗,正文用宋体小 4 号;须插入页码"第 × 页共 × 页";第 1、5、9、13……页在左侧加装订线,其他页不加。

三、阅卷要求

(1)根据标准答案及评分标准集体阅卷,统一用红色水笔或钢笔。

(2)试卷分数标示统一用正分;对于除选择题以外的考题,要求标出各步骤或知识点的得分;试题正误应明确标示;每道大题前应统计该道大题总分,明确用正分标示。

(3)阅卷工作完毕后,阅卷人、统分人及审核人须在规定位置签字,如有更正,须在更正位置旁签字。

四、试卷质量分析

1. 试卷质量分析的工作要求

课程考核(包括实践教学)结束后,教研室(教学组)应及时结合课程考核结果做好课程教学工作总结,为教学改革提供依据;应认真做好考核结果和试卷的统计分析,根据试卷的难度、区分度、信度、平均数、成绩分布等指标评价考试质量,并填写《课程考核试题质量分析表》(按专业与课程分类)。

2. 试卷质量分析常用指标及统计学意义

试卷质量分析常用指标主要包括平均数、标准差、成绩分布(是否正态分布)、难度、区分度、信度等。试题的难度、区分度都与考试的信度直接相关,只有难度适中、有一定区分度的试卷,才会具有一定的信度。因此,对一份试卷的分析,难度应在 0.3 ~ 0.7 之间,区分度应在 0.2 以上,信度应在 0.7 以上。

五、试题库建设

学校试题库由教务处考试中心负责管理与维护。各教研室应根据教材的变化对试题库进行不断更新和充实。试题以本校自编与外购相结合,题库试题量以每学时 10 至 12 道试题为宜。试题库建成后题型应包含选择题(A1、A2、A3、B1、X)、填空题、名词解释、问答题、论述题、案例分析题等。同时,通过每次考后的试题分析把不合理的试题剔除,不断完善试题库。

六、试卷归档要求

1. 考试试卷及考试相关材料的归档要求

考试试卷及考试相关材料的归档必须按规定装订,规范齐全,由教研室负责存档保存(本科试卷自考试结束起保存 5 年)。

2. 考试试卷及考试相关材料的保存要求

(1)教学大纲。

(2)课程考核方式与成绩组成说明。

(3)考试工作安排及记录。

(4)命题会相关材料(含会议相关材料,如会议记录、参会教师签字等)。

(5)课程考试命题计划(双向细目表)。认真填写表中各项内容,不得缺省。

(6)试卷审批表(纸质考试),考务信息(网络考试)。

(7)试卷的标准答案及评分标准。

(8)学生成绩登记册(教研室负责人签字并加盖教研室印章。含平时成绩、实验成绩、期中及期末成绩、总评成绩等)。注:各项成绩应有相应的原始材料,单独保存备查。

(9)课程考核分析表(按课程和专业分类)。

(10)学生试卷(以班为单位,按成绩登记册顺序装订。若课程考试使用答题卡,须附空白试卷一份。重、补考试卷按专业,以班级为序装订)。

(11)考场记录(试卷袋封面记录及封底学生签名记录)。

(12)考试总结(概述本次考试的基本情况,课程考核质量出现的问题及原因分析,且采取的措施,在下一轮教学过程中怎样解决这些问题等内容)。

(13)课程考核试题质量分析表。注:纸质考试正考除 10(学生试卷)、11(考场记录)以外,其余装订成册,作为课程考试档案长期存档;重、补考只需装订第 2、3、

7、8 项。网络考试正考除 11（考场记录）以外，其余装订成册，作为课程考试档案长期存档；重、补考只需装订第 2、3、6、7、8 项。

第六节　教学专家督导工作规范

教学督导是指利用一定的科学方法和技术手段，遵循教学和教学管理的客观规律，依据一定的评价标准，对教学和教学管理活动进行监督、检查、分析、评定，及时发现教学和教学管理工作中的优点和不足，通过发现亮点、推广典型等手段，引导、促进教学和教学管理工作的发展。教学督导是教育管理系统中的一个重要环节，能全面、及时地反映学校教学和管理系统运行状态的信息，为学校规划、协调、控制教学和教学管理各方面的工作提供服务。

一、组织机构

（一）实行校、院（系）两级督导制度

成立本科教学专家督导团，本科教学专家督导团是协助学校有关职能部门对全校的教学质量、教学管理和教学秩序进行检查、指导、督促的工作组织，由学校分管教学的校领导直接领导，教育教学质量控制中心负责工作组织及协调。各二级院系结合自身实际，单独或联合组成本科教学专家督导组，院级本科教学专家督导组负责二级院系教学督导工作。两级督导组织应保持经常联系、互通信息，必要时可联合组织各种形式的督导活动。各二级院系本科教学专家督导组应主动配合学校本科教学专家督导团开展本单位的教学督导工作。

（二）本科教学专家督导团（组）实行制度

1. 成员聘任制（聘期 2~3 年）

（1）本科教学专家督导团团长、副团长、成员人选由教育教学质量控制中心从各二级院系、职能部门退休或在职教师、教学管理人员中推荐提名，经学校分管教学的校领导审查同意，提交校长办公会讨论后由学校下文聘用。

（2）本科教学专家督导组组长及成员，由各二级院系领导从本单位退休和在职教师中选聘，报分管教学的校领导同意，教育教学质量控制中心备案，具体工作办法由各二级院系参照本细则执行或自行拟定，原则上副处级以上领导干部不再兼

任院级本科教学专家督导组组长或副组长。

(3)专家督导团团长、副团长须具备正高职称。

(4)专家督导团(组)成员须具备以下条件。

①师德师风优良,教学经验丰富,教学水平高,学术造诣深,身体健康,精力充沛。

②具有副高及以上职称。

③聘用年龄一般不超过七十周岁。如因工作需要,本人健康情况允许,可放宽至七十五周岁。

2. 团(组)长负责制

本科教学专家督导团(组)工作实行团(组)长负责制,根据学校教学督导团工作需要,设团(组)长1名,副团长1~2名,成员若干名。

二、基本任务

(1)对学校教学工作开展调研、检查与指导,并向学校领导及有关部门提出书面(或口头)的建议,以作为决策参考。

(2)对教风进行检查与测评,着重对教师的教书育人情况开展有效监控,并提供监控情况的书面材料。

(3)对学风进行检查,并将检查结果及时反馈,提出表扬与批评的具体建议。

(4)配合职能部门科学、严密、认真、公正地做好课堂教学质量测评工作,对教师的具体教学过程进行检查,包括听课、评课、检查教师的教学档案与作业布置及批改情况、检查学生实验报告书写情况及教师批改情况、试卷命题及阅卷情况、平时成绩记录及综合成绩评定情况、毕业论文(设计)答辩及成绩评定情况等。

(5)对考试进行巡查,监督考风考纪,并对考试试卷和考试结果进行抽查、评估。

(6)协助有关职能部门开展专业、课程及实验室建设与评估检查。

(7)开展对各教研室教研活动的检查、指导和督促工作;重点抽查教研室开展集体备课、试讲等教研活动情况。

(8)协助有关职能部门检查各类见习、实习的进行情况,对部分教学基地进行工作检查和指导。

(9)及时进行教与学的情况沟通与反馈,做到上情下达、下情上传,做好参谋工作。

(10)完成学校安排的其他工作。

三、工作内容

(一)常规工作

1. 课堂听课

(1)范围:包括理论课、实验(践)课。

(2)依据:《教学评价制度》《听课制度》和各类本科课堂教学质量评价表。

(3)工作办法如下:

①教育教学质量控制中心负责按教务处下达的本科教学计划内课程,按随机原则每周安排本科教学专家督导团听课计划。

②申请职称听课的教师,每学期授课学时原则上应不少于 10 学时。于每学期开学后立即提交申请至所在二级学院,由二级院系汇总后在开学一周内将听课申请统一报送至教育教学质量控制中心安排随机听课;申请正高职称的教师,应听取理论课授课;原则上不接受个人临时听课及本科教学计划外听课申请。

③对课堂教学质量评价未达要求的教师,由教育教学质量控制中心负责通知教师所在院系及教研室领导,并由二级院系及教研室安排导师予以指导,帮助教师提高教学能力和水平,整改期不少于三个月。整改期过后,经院(系)试讲合格,教师可以申请重新安排听课,教育教学质量中心可根据本科课程进程情况再次安排课堂听课。原则上一个聘期内,每位教师可申请两次听课。课堂教学质量评价效果三年内有效,且只能用于一次晋升职称。

2. 督导教研室集体备课

(1)范围:各二级院系、教学单位所属教研室。

(2)依据:《教学评价制度》《备课试讲制度》和集体备课评分表。

(3)工作方法:教育教学质量控制中心根据二级院系汇总报送的各教研室每学期集体备课计划,负责安排抽查各教研室集体备课活动,原则上每周一次,现场提出意见和建议,并在学期末教学督导总结会上向学校及二级院系领导进行督导反馈,相关督导材料存入教学质量管理档案。

3. 三期教学检查

(1)方式:巡视与抽查。

(2)内容:全校教学运行、专业及课程建设情况。

(3)依据:《教学检查制度》。

（4）工作办法：期初、期中、期末由教育教学质量控制中心提出检查方案，组织专家组到二级院系抽查教学总体运行效果。

4. 考试巡查及试卷质量抽查

认真对各类考试进行巡视，着重查看监考和考试规则的执行和遵守情况，发现问题应及时反映纠正。考试结束成绩报送后，根据《考试试卷质量管理办法》对试卷质量进行抽查。

（二）专项督导及其他工作

1. 工作方式

不定期检查。

2. 工作办法

（1）教学督导活动可采取听课、评课、现场考察实验、实习、参加教研活动、组织观摩教学、参加教学会议（工作例会、任务布置会、检查汇报会）以及走访、调查、座谈、查阅材料、个别交谈等多种方式进行，同时对教师的教学大纲、教案、教材、批改作业、答疑等教学基本资料不定期进行抽查。

（2）对教学环境与教学条件，包括教学设施、教学设备、实验实习条件、图书资料、教学环境等进行实地考察，提出建议与意见，及时反馈给有关部门，追踪督察。

（3）对学校的教学决策、教学改革、学科建设、专业建设、课程建设、实验室建设、教材建设、制度建设、教风、学风、考风等工作进行专项督导调研，提供有价值的信息、意见和建议。

四、工作制度

1. 每周例会

每周召开一次由本科教学专家督导团成员、被评价教师参加的督导工作反馈及总结会议，进行意见研讨、反馈、交流。对督导中发现的教学问题，可邀请各二级院系、教研室负责人参加例会，共同探讨解决教学中存在问题的方法和途径。

2. 业务学习

本科教学专家督导团（组）应定期组织业务及政治学习，学习国家、省（市）及学校相关教育法规、政策，双一流建设及教学管理相关文件；在有关职能部门协调下，对省内外高校进行对口考察、学习和交流，保证教学专家督导团（组）有的放矢地开展工作。具体时间由本科教学专家督导团（组）长确定。

3. 教学评价（含理论课、实验课）及优秀教师评选

（1）对教师进行教学评价的结果，由本科教学专家督导团评价（40%）、学生评价（40%）和二级院系督导评价（20%）三部分组成。学生评价采用当学期网上评教成绩。

（2）教师聘期绩效考核中，如缺乏某级教学专家督导评价成绩的，则按另一级督导成绩的50%以及学生评价成绩的50%进行综合评价。

（3）课堂教学督导专家及学生评价均在90分以上，且评价成绩排名前10%的教师，可作为各学期课堂教学优秀教师的候选人。

4. 其他制度

（1）教学专家督导团应做好听课记录、检查记录、会议记录、评分表的存档工作。作为教学档案，以备查阅。

（2）每学期期末撰写本学期督导工作总结，下发至各院系、各部门。

（3）每学期期末，由教育教学质量控制中心组织召开学校督导工作总结会，由督导团向学校领导及二级院系负责人汇报本学期督导工作，提出对教学工作的意见和建议。遇有紧急情况时，可随时提出向学校汇报工作。

第七节　教案撰写规范

一、教案的基本内涵

教案是教师以教材章节或学时为单位，根据课程教学大纲和教材内容，针对不同层次、不同专业学生，就每一个知识点或知识群，结合学生实际而进行思考设计，周密地组织指导学生学习活动的书面方案。

教案是以教材章节或学时为单位的具体讲课计划，是实施课程教学的主要依据，是授课教师教学思想、教学组织能力、教学方法的重要体现，也是教师教学经验的结晶。它反映了教师的自身素质、教学水平、教学思路和教学经验，反映了教师钻研大纲、熟悉教材、充实知识的程度，反映了教师了解学生、准确把握教学方式方法的程度。

教案采用文稿形式表达。根据学院统一制定的电子教案格式，可采用打印或手工书写的形式编制。编制教案的意义如下。

（1）理清授课思路，提炼教材中心，指导教学实施，保证授课质量。

（2）积累素材，总结经验，提高水平，改进工作。

（3）有利于规范教学管理，统一教学要求、考试标准和教学进展。

（4）有利于提高课程建设质量，提高课程教学水平。

二、讲稿的基本内涵

（1）讲稿是教师根据教案内容展开的实施方案，也是教案内容的重新分解、组织和发挥。

（2）讲稿反映了教师对教学内容的领会、熟悉和再创造的过程，反映教师对本学科研究进展和相关学科知识的了解、综合程度、教学方法和教学进度的全面安排。

（3）讲稿由教师围绕教案规定的知识点和教学要求进行扩充，可以体现教师的个性、风格、学术特色和创造性劳动。

三、教案和讲稿的主要区别

（1）承载内容不同。讲稿所承载的是知识信息，教案所承载的是课堂教学的组织管理信息。

（2）支配因素不同。讲稿的思路形成受教学过程的知识逻辑支配，教案的思路形成受教学过程的管理逻辑支配。

（3）讲稿与教案是决定与被决定的关系。讲稿是教学内容的体现，也是教学过程中的决定性因素。教案是如何将教学内容更好地传授给学生的实施方案，也是受教学内容（讲稿）支配的被决定因素，即教学内容决定教学形式。

（4）表现形式不同。讲稿篇幅较长，教案篇幅较短。教案绝不是教材的拷贝，也不仅是教师讲授要点的简单罗列。讲稿是教材的摘录和讲授内容的介绍，亦不能当作教案。

四、教案撰写的基本要求

（1）教案作为教学实施文件，应在充分备课的基础上对教学目的、要求、重点、难点与教学方法和手段等做出具体的设计。

（2）教案的编制主要按教材章节、课时分配进行，一个章节、两个学时（课堂教学）或一次实验课编制一次教案。

（3）教师应该认真分析教学内容，广泛吸纳学生的意见和建议，根据专业培养方案和教学大纲，制定出适合不同专业、不同层次学生的教案，以确保教学活动达到预期目的。

（4）教案不仅应反映教学内容，还应反映教学方法及课堂教学组织方法。教师应注意教案的积累和保存，根据《教学档案管理办法》规定，教案应存入教学档案。教师在备课中应指定与教学要求相适应的学习参考书，准备必要的练习题和思考题。

（5）教案内容不必千篇一律，老教师可写出自己积累多年的宝贵经验，青年教师亦可探索新的教学思路。根据课程特点体现个人教学特色，在教学实践中进行验证，切实提高教学质量。

五、一般撰写程序

（1）收集资料，掌握信息。明确教学目的要求、重点、难点，深入钻研教材、了解学生情况。

（2）集体备课，统一要求。每一课程的教学人员组成教学组，开展集体备课，备大纲、备教材、备教法、备学法、备训练，统一教学目标、教学内容和教学进度。

（3）精心设计，巧妙构思。形成"教什么、怎么教、学什么、怎么学"的全面系统可行的框架，构思编写提纲，并对课堂教学环节可能出现的问题进行预设，拟订应对方案。

（4）认真编写，不断完善。以教学大纲和教学进程要求为主，根据课程性质、教学目的、授课类型等写出相应形式（理论课、实验课、见习、实习等）的教案，并按照学校统一下发的电子教案格式要求打印或书写教案。

六、教案的管理

（1）教案应作为教学文件加以管理。

（2）教师授课时应准备教案，并不断更新。教案须由教研室主任审阅、修改并签字。对于开设新课的教师，开课前应初步完成全部教案，开学初由教研室主任进行检查，其他教师教案于集体备课时统一检查。

（3）所有教学章节均应有规范、完整的教案，并随堂备查。

第八节　备课试讲规范

备课是学校教学工作中最重要的一个基本环节,也是上好一堂课的前提。试讲是在备课的基础上,进一步强化师资队伍的培养与建设,保障教学质量的重要环节。各教研室必须严格执行备课、试讲制度。备课制度分为集体备课制度与教师备课制度。

一、集体备课制度

(一)目的

集体备课是备课中的一种形式,在个人备课的基础上进行。其目的是了解教师对教学内容的掌握情况,重点解决个人备课活动中不好解决、不便解决、不能解决的问题;梳理以往的教学过程中存在的问题(如教法、学法、训练等);了解学科新进展;促进教学经验的交流与学习。

(二)分类

分理论课集体备课、实验课集体备课。

(三)要求

1. 计划

各院系、教研室应在新学期开学前,拟订好本学期集体备课计划并报送学校职能部门,由学校职能部门组织有关专家对各部门的集体备课活动进行随机抽查,发现问题及时反馈。

2. 人员组成

集体备课人员包括主持人、主备课人、参加人员。其具体情况如下。

(1)主持人:一般由院(系)负责人或教研室主任担任,并能对主备课人选定的教学内容、方法和提出的问题进行解决。

(2)主备课人:由承担本门课程的主讲教师担当。

(3)参加人员:本教研室的全体教师,可邀请部分学生代表参加。

3. 备课内容

集体备课内容,按照一个章节或几个章节内容备一次的方式进行,备课内容不宜太多或太少。

4. 形式

以主备课人通过"说课"，参与者通过"议课"，专家和同行通过"评课"，主持人通过"结论"的形式开展。让主备课人"说课"的架构更加合理，教学手段、方法更科学多样性，并为其教学改革的有序提供保障。

(四) 流程

1. 准备阶段

安排备课时间、地点，准备授课教材、教学大纲、教案、讲稿、课件等材料。

2. 五备

通过"五备"，达到统一教学目标、统一教学重点、统一教学进度、统一训练（实验课）的目的。

（1）备大纲。解读教学大纲，在分析学情的基础上，确定教学重点、难点以及讲解的方式方法，并为下一次教学大纲的修改提供参考。

（2）备教材。确定所选用的教材（一般选用国家规划教材），确定授课教师及学生参考书（含外文图书参考资料），并熟练掌握教材和所授内容，同时对所授内容适当补充新进展、新方法、新技术的介绍。

（3）备教法。重点介绍教学设计的具体思路与构想，如教学内容取舍、教学时间分配等，主要看主备课人教学的整体步骤是否清晰，衔接是否自然，教学方法的选择、教学案例、情景选用及问题设计是否合理，多媒体制作的效果是否能体现所授教学内容，效果是否明了，双语教学要求是否符合教学要求等。

（4）备学法。引导学生怎样去学习、理解和记忆所授知识，主要看主备课人对学生学习情况的分析，对上学期存在问题的梳理、制定的策略和引导方法能否调动不同层次学生学习积极性和自主学习，以及对课堂教学环节可能出现的问题进行预设和拟订的应对方案是否达到因材施教的目的。

（5）备训练。布置的复习思考题、作业、报告等是否适量，有层次，能否发挥学生自主学习能力和拓宽学生视野，更重要的是布置的复习思考题、作业、报告等能否适应社会、用人单位需求和家长的期待（如计算机过级、执业医师、从业护士资格等考试的需要）。"备训练"的另一目的是检查各学科专业的实验室是否有预防实验意外事故的处理方法以及实验准备、实验操作、仪器设备使用等。

3. 信息反馈与记录

参加者对主备课教师的说课内容、教学方法、PPT 等提出的改进意见与建议，及时梳理新课程教学或上年(学期)该内容教学中存在的主要问题以及学生代表、教学相长会等提出的意见与建议，让主备课人更好地改进教学。

二、教师个人备课制度

(一)了解教学计划,熟悉教学大纲,确定教学目标

教学大纲是备课的重要依据,教师必须掌握教学大纲规定的目标和要求,把教学大纲的精神贯彻到每一次课堂讲授中去。

(二)撰写教案、讲稿或制作课件

教师根据教学大纲和教材制订授课计划,在认真消化教材和相关教学参考资料的基础上,撰写教案和讲稿。教案要符合教学大纲的要求,既反映教师的授课目的和意图,又反映教师的授课风格和特色。教师还应根据学科进展、教学要求的变化、学生的实际水平、教学反馈信息,及时修改、补充教案内容,以保持教学内容的先进性和适用性。任课教师必须提前备好课,不得无教案、使用旧教案或别人的教案上课。讲稿是在教案的基础上撰写的,讲稿必须突出重点、层次清楚、逻辑性强。对于不同层次、不同专业的学生,要求教师有不同的教案与讲稿。

三、试讲制度

(一)试讲范围

(1)首次任课(含理论、实验)的教师。

(2)经学校或院(系)专家督导组教学评价结果为不合格的教师、教研室同行评价(2~3 名以上教师)或学生评价效果差的教师。

(3)各专业新开设的课程。

(4)使用教材的课程。

(5)35 岁以下或中级及以下职称青年教师试讲,按《青年教师三级试讲制度》文件执行。

(6)转岗教师及职称评定的试讲制度,参照人事处有关规定执行。

（二）"试讲"评定工作的人员组成

（1）教研室主任。
（2）本教研室或科室全体教师。
（3）可邀请本学科的校内外同行专家参加。

（三）"试讲"程序及要求

（1）每学期期末由教研室或科室主任根据新学期课程安排，提出"试讲"名单。
（2）教学秘书负责试讲计划安排（包括试讲时间、地点、参加人员）。试讲时间必须在授课前三周，以保证试讲教师有足够的备课时间。
（3）教学秘书须及时按"计划"顺序，提前三周通知任课教师，并在试讲前一周通知参加试讲的评定成员。
（4）试讲教师必须认真备课，及时向教学秘书提出所需的材料、设备清单等。
（5）备课时要注意教学效果，博采众长，在作风、教态、方法、表达（包括口述、板书）上严格要求，试讲教师必须有教案和讲稿。
（6）试讲时，由教研室主任或科室主任主持，可邀请教学院系负责人参加。教学秘书做记录。参加者必须严肃认真，尊重试讲教师的劳动。
（7）按《教师试讲教学质量评价表》进行评分。讲评时试讲教师应在场，并允许试讲教师陈述自己的见解。
（8）讲评结束后，试讲教师退场，由参加试讲评定人员协商做出鉴定。鉴定要求全面、准确、公正，在肯定成绩的同时，也要提出问题所在及具体建议。
（9）鉴定由教研室主任或组长综合评定小组成员的意见后写出，其结论须采取表决形式做出，并对试讲教师宣布。
（10）讲评结束后，新参加工作人员的首次任课试讲评定结果（包括记录、鉴定结论），由秘书整理成文交人事处，经审核归入教师档案；其他任课教师的评定结果由本教研室存档备案，并记入教师业务档案。
（11）试讲合格者，获得该课程教学的资格；不合格者，教研室应请高龄教师进行有针对性的指导，任课教师根据试讲中存在的问题和指导教师意见，继续备课。在时机成熟时，再次试讲；仍不合格者，视为本学期不具备独立讲授该课程的资格，由教研室主任或组长与院系主任商议更换其他教师授课。该教师继续进行培养性讲课，观摩老教师讲课，直到试讲合格为止。
（12）试讲以后，教研室或科室主任要及时组织教研组活动并写出小结，以达到交流教学经验、改进教学内容及教学方法、全面提高教学质量的目的。

第九节　教学评价制度

一、教学评价的内涵和意义

教学评价是对教学工作质量所做的测量、分析和评定,包括对教师教学质量的评价、对学生学业和综合素质的评价。

教学评价工作是监督、保障和提高教学质量的重要举措,也是高等学校教学质量保障体系中的一项重要内容。通过常态化、制度化、科学化的教学评价,不仅能够鉴定学校教学工作的质量和水平,诊断教学工作存在的问题并提出改进建议,还能发挥"以评促建"的作用,促进学校更新教育教学观念,明确教学目标,深化教学改革,改善办学条件,加强教学管理,提高教学质量。

二、教学评价工作的目标

学校教学评价工作要顺应高等教育发展的趋势,体现教学改革新要求。评价结果要全面反映教师的教学状态,学生的学习状态、感受及课程设置的合理性,通过评教、评学等方式广泛收集教师、学生、家长和社会各界建设性意见,不断改进和提高教学水平,同时为学校决策提供必要信息。

三、教学评价的对象

(1)对教师的评价:包括对教师个人素质、在教学中的行为表现等的评价。

(2)对学生的评价:包括对学生个人在学习中的态度、兴趣及个性、相关能力、学业表现等的评价。

(3)对教学资源的评价:包括对课程、实验室、教材(含教辅材料、习题等)、教学大纲、教案、多媒体课件、网络、视频等的评价。

(4)对教学环境的评价:包括对课堂氛围、师生教与学的互动与交流,校园氛围、社会或文化背景以及评价的基本理念和价值取向等的评价。

四、教学评价的主要内容

(一) 对教师教学工作(教学设计、组织、实施等)的评价

主要是对教师课堂内外的教学进行评价。

(二) 对学生学习效果的评价

以形成性评价改革为突破口,全面评价学生学习态度、学习方式、学习效果等。

1. 坚持听课制度,开展课堂质量评价

坚持学校听课制度,坚持年轻教师学习性听课制度、副高及以上职称教师指导性听课或同行听课制度、三级领导听课和教学专家督导组听课等检查性听课制度。

2. 加强对教研室集体备课的督导和检查评价

坚持备课试讲制度,坚持教师集体备课与个人备课相结合。各教研室(课程组)须严格按照"五备三统一"要求,备大纲、备教材、备教法、备学法、备训练,重点研究本学科教与学的改革与创新,做到"三统一":统一教学目的,统一重难点,统一教学进度,提出解决教学各环节中存在问题的措施与方法。

3. 坚持青年教师试讲和导师制度

以青年教师为重点,坚持首次任课教师、各专业新开课程、使用新编新材的课程及教学评价不合格教师的试讲制度;加强青年教师培养,健全和完善青年教师导师制,不断提高教学水平,改进教学方法,全面提高教学质量。

4. 坚持教学检查制度

定期对教学院(系)及教研室进行常规教学检查。重点检查各院(系)、教研室教学工作计划、青年教师培养计划、集体备课计划与实施情况,检查教学任务、教学大纲、教案、讲稿、课件完成情况,检查课堂教学、实践教学质量、考试质量、实习质量、毕业论文质量,了解教学相长会开展情况及教风、学风现状,检查实验报告及作业批改、第二课堂、选修课开设情况,检查试讲、听课、评课、教研教改等材料。

5. 积极开展教学质量专项评价活动

制订方案、改进条件,持续开展专业、课程、实验室及二级院(系)专项评估,重视实践教学改革和实验室建设,加强学生教学信息中心建设及信息反馈和利用。适时申请临床医学等专业认证工作。

6. 利用信息化手段开展教学评价活动

建设教务网络管理平台、教学质量监控平台,创造有利、便捷条件鼓励学生参与教育教学评价工作的主要过程,开展网上评教、评管及教学(含教学资源、教学、生活及校园环境)满意度测评。建设和利用学校教学基本状态数据库、课堂教学视频实时录播系统,实现本科教学质量常态化监控。

7. 建立对用人单位和校友的定期调查、走访制度

重视用人单位及校友对人才培养的质量评价和意见建议,探索引入第三方机构对学校教学质量进行量化评价和质性评价。

8. 重视开展学生学习质量综合评价改革

构建以能力发展为导向的成绩评价机制,重点关注学生学习态度、过程与方法、交流与合作以及实践动手能力;建立课程考试题库,探索实施网络化考试,实行"教考分离",提高学生学习效果评价质量,激励学生自主学习、全面发展。学生学习质量评价可由平时考勤、课堂讨论、平时作业、阶段测验、小组项目、小论文、调研报告、读书或观摩笔记(报告)、实验报告、获奖作品、学科大赛成绩和期末考试等综合评定。

9. 强化教学管理,重视教学改革

完善各教学环节质量标准,建立健全教学质量保障体系。严格执行教学管理规范,运用现代信息技术手段强化教学过程管理。保障教授为本科生授课制度,推动学校教育教学改革,树立"授人以渔"的理念,加强与国际及省外高水平大学合作与交流,充分利用现代信息技术辅助教学,积极采用 CBL、PBL、TBL 及讨论式、互动式教学和翻转课堂等教学手段,大力推进"慕课"平台与资源建设,着重培养学生学习习惯和能力,激发学生的学习兴趣和主动性。

五、教学评价的组织与实施

教学评价的组织由教育教学质量控制中心、教务处牵头,各职能部门、各院(系)分工协作,制定科学的评价内容和方式方法,建立并培训评价队伍,增强评价专家和参评人员的责任感、使命感,自觉遵守评价工作规则、规程,规范评价行为,认真履行职责,完善评价过程,尽力保障评价结果的客观、公正。

人事处及教师工作部(处)应适时采用教学评价结果,将评价结果纳入教师绩效考核之中,建立评价信息公告制度,接受教师、学生和社会各界的监督,发挥教学

评价的正面导向作用,促进学校教育教学质量不断提高。

第十节 青年教师三级试讲制度

一、试讲对象

(1)首次任课的青年教师。

(2)担任新教学内容的青年教师(包括各专业新开设的课程和使用新编教材的课程)。

(3)经学校或院(系)专家督导组教学评价结果不合格的青年教师。

(4)教研室同行评价(2~3名以上教师)或学生评价效果差的青年教师。

二、试讲程序

(1)新进青年教师首先向本教研室提出试讲申请,教研室主任指定有代表性的章节后,由本教研室自行组织试讲活动。试讲之后,由教研室主任组织评议,提出改进意见。

(2)各院(系)根据教研室上报的青年教师试讲合格名单,由各院(系)组织对青年教师开展试讲活动。试讲之后,由本院(系)领导组织评议,提出改进意见。

(3)学校将根据各院(系)上报的青年教师试讲合格名单,由教育教学质量控制中心、教务处组织学校专家督导团、教学名师(包括国家级、省级、校级)、院系领导、教研室主任及专家等对青年教师开展试讲活动。试讲结束,专家组当场对青年教师进行评议,提出改进意见。

(4)校级试讲结束后,由各院(系)、教研室教学秘书将首次任课青年教师试讲评定结果(包括记录、鉴定结论)整理成文交教育教学质量控制中心审核后归档;其他试讲材料由各院(系)、教研室存档,记入教师业务档案,并作为该青年教师职称晋升的依据之一。

三、试讲要求

(1)试讲教师应在指导教师指导下认真备课,并按规定撰写、制作教案、讲稿和课件。

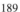

（2）新开设的必修课任课教师及其他须试讲的教师,由教研室或院(系)选择具有代表性的章节试讲,并逐级开展试讲活动。

（3）试讲按上课常规进行。试讲者所需的材料、设备清单等应及时向各院(系)教学秘书提出。

（4）评定结果要全面、准确、公平、公开、公正。在肯定成绩的同时,也要提出问题所在及具体建议。

四、试讲评议标准及方式

（1）按照《教师试讲教学质量评价表》要求,包括理论课、实验课、社科类、体育类、外语类等试讲教学质量评价表及双语教学能力对青年教师试讲进行评议,要及时向青年教师反馈意见,并允许试讲教师陈述自己的见解。

（2）试讲结束后,采取无记名方式投票,80%以上专家投票通过方为试讲合格。

五、试讲结论及运用

（1）试讲合格者方可参与理论授课及职称晋升等活动。

（2）对试讲不合格的青年教师,各院(系)、教研室要进行有针对性的指导和培养,可采取导师制、观摩老教师讲课、示范性教学等形式进行。

（3）对多次试讲仍未通过的青年教师,由教育教学质量控制中心和教务处提交报告,提交校长办公会议讨论决定是否调离教师岗位。

第十一节　听课制度

一、学习性听课制度

1. 听课人员

新参加工作人员,初、中级职称教师(理论和实践教学教师)。

新参加工作的青年教师及助教,在本课程有课期间必须随堂听课,参加所有学习性听课(包括理论和实践)。讲师职称教师每学期听课不得少于8学时。

2. 听课要求

听课重点为本教研室高级职称教师所授本科课程,听课教师须做好听课笔记

（教师听课记录本）。新参加工作教师除完成本课程听课工作外，还须完成2～3门相关课程听课任务，并参加该课程期末学生考试，考试成绩由教研室记入教师个人档案。

3. 组织管理

学习性听课的管理主要由各教研室负责，主要负责学习性听课的安排与指导，听课笔记等相关资料的存档与保管，每学期最后一周，撰写学习性听课工作总结，各院（系）汇总备份存档，同时交教育教学质量控制中心存档。

二、指导性听课及同行听课制度

1. 听课人员

副高以上职称教师。

2. 听课量

每学期听课不得少于8学时。

3. 听课要求

指导性听课主要是为进一步提高教育教学质量，培养中青年教师的授课水平，提高授课质量。听课对象主要是中级及中级以下职称教师，听课可随机安排。

同行听课由教研室安排有丰富教学经验的教师对本教研室教师（含实验、实习教师）进行听课，原则上每学年上课教师都要安排同行听课。

听课教师须做好听课笔记（教师听课记录本），每次听完课后，与被听课教师交流意见，提出指导性评价意见。

4. 组织管理

指导性听课的管理主要由各教研室负责，主要负责指导性听课的安排与指导，听课笔记等相关资料的存档与保管，每学期的最后一周，撰写指导性听课工作总结，并将总结与汇总成绩以书面形式报送所属院（系）备份存档，同时报送教育教学质量控制中心存档。

三、学校三级领导听课制度

1. 听课人员

（1）学校及附属医院校（院）级党政领导。

（2）各教学院（系）、教育教学质量控制中心、教务处、实验教学管理中心、人事处、教师工作部(处)、学生工作部(处)副处级以上干部。

(3)各院(系)教研室正(副)主任、教务科或办公室正(副)科长、教学秘书,教育教学质量控制中心、教务处、实验教学管理中心各科室正(副)科长。

2. 听课量

每学期不少于 6 学时。

3. 听课时间

听课领导可根据教务处课程表,任意选择听课时间和对象。

4. 组织管理

(1)意见反馈具体情况如下。

①学校及附属医院校(院)级党政领导、各职能部门的听课意见,由教育教学质量控制中心负责反馈,并追踪督察。

②各院(系)正(副)院长(主任)、教学管理科、办公室正(副)科长、教学秘书由教务科或办公室反馈,并追踪督察。

③各教研室正(副)主任的听课意见由其本人负责反馈,并指导授课教师,追踪督察。

(2)各部门于学期结束前,将本部门听课计划、听课记录和总结以书面形式交教育教学质量控制中心。

(3)听课记录存档,即每学期期末收取《三级领导听课记录册》,按以下要求存档。

①学校及附属医院校(院)级党政领导、各职能部门听课记录由教育教学质量控制中心保存。

②各院(系)正(副)院长(主任)、教学管理科、办公室正(副)科长或院系教学秘书的听课记录由各院(系)教学管理科或办公室保存。

③各教研室正(副)主任、秘书的听课记录由教研室保存。

四、教学督导专家听课制度

1. 听课人员

教学专家督导组全体专家。

2. 听课量

每学期的第一个教学周开始,每周安排 3~4 次。

3. 听课要求

督导组专家听课后,做听课记录,并根据学校各种教师教学质量评价标准打分,填写评分表。由教育教学质量控制中心每周组织一次督导工作总结会议,参会人员包括督导组专家、上周被听课教师及教育教学质量控制中心工作人员,对上周被听课教师进行意见反馈,同时总结本周督导听课情况,各督导组专家成员要做好听课笔记。

督导组应对每学期听课情况进行总结分析,形成定性、定量评价的书面报告。

4. 组织管理

由教育教学质量控制中心负责,主要负责督导工作相关文件的制定、听课安排、各类听课评分标准的制定、督导组总结会议的组织安排、督导专家听课记录本的收集与存档、年度听课情况总结、课堂教学优秀教师的评选及其他各种督导工作材料的存档与管理。专家督导组将利用 2~3 年的时间,分期分批完成对所有教师的听课工作。

第十二节　毕业实习管理办法

毕业实习是教学工作的重要组成部分,也是理论联系实际,培养学生综合应用知识的能力和从事本专业科学研究的初步能力,从而使学生能较深入地了解本专业的基本理论、基本知识和基本技能。为促进学生毕业实习工作管理的规范化、制度化,特制定本办法。

一、组织管理

本科毕业实习工作实行校、院、实践教学基地三级管理模式。

1. 教务处

教务处是毕业实习的主要组织者和管理者,应在学校教学分管领导的领导下开展各项工作,其具体职责如下。

(1)制定实习相关文件和规章制度。

(2)根据各专业培养方案要求,与相关院系共同商定实习起止时间、各实践教学基地实习学生的专业、人数、住宿等计划,并下达实习计划。

(3)负责实践教学基地的遴选、审核、建设和管理工作以及沟通交流,组织开展实习教学检查。

(4)负责毕业实习经费的管理。

（5）负责毕业实习成绩的管理。

2. 各院系

各院系应积极配合教务处，根据专业和学科特点，紧密围绕培养方案、专业建设规划，选择和配置实践教学基地，并组织实施教学计划，其具体职责如下。

（1）根据人才培养方案、实习大纲、实习教学计划等，拟订毕业实习工作方案和教学交流、教学检查计划。

（2）在学生进入实习前开展实习动员和岗前培训，主要内容包括：毕业实习的有关规章制度，相关的法律法规，职业道德教育和学术诚信教育，各专业实习工作的基本要求与规范，如何正确处理毕业实习与就业、考研的关系。

（3）负责学生实习期间的管理，做好实习生的思想政治工作。了解实习生工作学习情况，及时处理和协调学生实习、生活中出现的各种问题，遇重大问题及时向学校报告。

（4）定期与实习单位联系，了解学生实习及考勤情况，根据教学交流和教学检查计划开展教学活动，并总结实习经验，反馈实习效果，提高实习质量。

（5）各专业实习结束后，院系汇总并审核学生实习考核手册中评定的实习成绩。报教务处实习管理科核实后，院系须指派专人将实习成绩录入教学管理系统。

3. 实践教学基地

实践教学基地负责实习生的教学及日常管理工作，其具体职责如下。

（1）有完善的教学管理体系，有单位领导分管，并设专门的机构和人员负责学生实习工作。

（2）根据学校各专业毕业实习计划及实习大纲要求，拟订具体实习方案。

（3）遴选和培训具有一定实践经验和相应资质的教师担任实习带教老师。带教老师必须明确自己的职责，熟悉毕业实习大纲要求，有针对性地向实习生教授基本理论和专业技能。带教老师不得对学生进行宗教宣传活动。

（4）实习科室应严格执行实习大纲的有关规定和要求，全面完成各项实习计划，培养实习生独立工作的能力，并按照学校各专业实习考核办法对实习生进行考核。应有专人负责学生实习的具体实施工作，做好实习生的思想政治工作和职业道德教育，了解实习生的思想动态，及时处理实习生管理相关事务。

（5）定期检查学生实习任务完成情况，了解实习生工作态度、职业道德、劳动纪律等情况，发现问题及时解决，遇重大问题、事件及时向学校教务处和相关院系汇报。

二、医学类专业实习生实习要求

（1）医学类专业包括临床医学、口腔医学、口腔医学技术、麻醉学、医学影像学、医学影像技术、法医学、护理学、医学检验技术、预防医学、助产学、儿科学、精神医学、康复治疗学、药学、药剂学、临床药学等专业。

（2）毕业实习工作依据各专业毕业实习大纲和行业准入标准相关要求进行。

（3）实习生在临床实习期间，须在带教老师指导下，每个病区（病房）负责6～8张病床的诊疗工作，并服从带教老师管理。

（4）新病人入院后，实习生必须在带教老师指导下，询问病史，进行体格检查，并在医院规定时间内写好完整病历及诊断处理意见，急诊病人的病历应及时完成。病历书写要求内容完整、准确，重点突出，条理分明，文字通顺，字迹清楚、整洁。在每一轮转科室实习期间至少书写三份完整病历交上级医师批改。病历书写不合格者，须继续书写完整病历直至上级带教医师认可为止。

（5）实习生在检查病人时，态度应严肃认真。男实习生检查女病人和妇产科病人时，必须有第三者（医生、病人家属等）在场。

（6）实习生每天上午必须随同上级医师查房。在查房时应主动报告自己分管的新病人的病史、体检及化验结果，提出诊断意见与治疗计划，并报告病人的病情变化和进一步诊疗的意见。查房后应及时记录上级医师的意见。

（7）实习生要深入病房，关心病人，及时了解病情变化、病人饮食和思想状况以及护理工作的执行情况。当发现患者有特殊病情变化时，应及时向上级医师报告，并请示处理意见。

（8）实习生每天下午或傍晚必须随同临床带教老师或自行巡视病房，了解病人病情，及时做好病程记录。

（9）实习生的所有诊疗技术操作都必须在上级医师的指导下进行。

（10）实习生开医嘱、处方、各种化验单、特检申请单必须经上级医师签名后方有效，实习生无权决定会诊、转科和签发任何证明文书。

（11）实习生不得随意对病人及其家属解释病情，对预后不良的病人，不得向病人和家属透露，以免造成不良影响。

（12）实习生必须在转科前写好自己所管理病人的小结（包括主要病史、体检、化验结果、治疗过程及效果）。有特殊情况时，应向接班者做书面或口头交代。接班实习生应及时写好接班记录。

（13）实习生遇急重症病人，必须尽力参与抢救，直到病情好转或确已死亡，经上级医师同意后方准离去。

（14）病人出院或死亡之后,实习生应会同上级医师填写记录。对死亡病例,应详细记录临死情况。

（15）实习生必须注意医疗安全与质量,在毕业实习过程中不仅要努力学习专业知识和技能,还要学习医疗事故法律法规知识,尽量在临床实习中杜绝医疗事故的发生。如发生医疗差错事故,应及时向实习科室和医务管理部门反映,并认真检查事故发生的原因。学校视情节轻重和学生态度,给予批评教育及纪律处分。

（16）学生实习期间,因病需住院治疗的,须按程序办理相关请销假手续,并依照社保局相关规定,在出院后持证明材料,到学校预防保健科办理报销手续。

（17）节假日上午,实习生必须进病房观察自己所管的病人,处理日常医疗工作,事毕向值班医生交代清楚,方可休息。值夜班及假日值班,应按实践教学基地的有关规定执行。

三、其他类别专业实习生实习要求

（1）学校其他类别专业包括公共事业管理、应用心理学、英语、英语（教育）、翻译、商务英语、制药工程、生物工程、医学信息工程、信息与计算科学、物联网工程、社会体育指导与管理、运动康复、食品质量与安全等专业。

（2）实习生应按照实习大纲、实习计划,认真完成实习任务,努力达到教学要求。

（3）在实习单位带教老师的指导下,了解实习岗位的工作性质、工作任务和操作程序,在实践中应用所学基础理论知识和技能对所实习的岗位工作进行全面的掌握。

（4）实习生在实习单位老师的指导下完成毕业论文的材料收集或论文写作。在材料收集中应注意对所在实习单位的资料的保密,未经同意不得将所在实习单位的资料带走。在毕业论文中不得剽窃、抄袭他人的研究成果或学术成果。

（5）参加实习单位的有关工作,服从实习单位的安排。

四、实习生请假与销假

1. 请假事项

实习生遇以下事项,可提出请假申请并依程序办理请假手续,具体如下。

（1）病事假。实习生因病、事需请假的,根据《本科学生学籍管理办法》相关要求办理请假手续。

（2）婚育假。学生实习期间需请婚假、产假、陪产假的，按《中华人民共和国婚姻法》和《中华人民共和国人口与计划生育法》相关规定执行。请假人须持本人身份证、结婚证或子女出生证明等相关证件原件和复印件，按请假流程办理请假手续。

（3）参加各类竞赛。学生实习期间代表学校参加各类活动、竞赛的，须提供活动组织部门及院系证明材料，到学校教务处实习管理科统一请假，教务处批准后通知相应部门执行。

2. 请假程序及审批权限

（1）请假程序。实习生须写出书面申请并填写《实习生病事假申请表》，由年级办核实情况，院系领导签署意见并盖章，经实践教学基地教学主管部门或人力资源管理部门批准，学校教务处审批同意后方可请假。

（2）请假备案。实习生请假，准假部门均须留存请假相关资料备案（病事假申请表、疾病诊断书、出院证明等）。

（3）销假及续假。请假时间截止之日应持请假条到准假部门销假，续假参照请假相同程序办理，未按期销假者，按旷课处理。

（4）请假审批权限。连续请假 3 天（含 3 天）以内，由本人申请，所在科室批准；连续请假 3 至 7 天（含 7 天），由年级办核实并签字，院系领导同意并盖章，实践教学基地教学主管部门批准；连续请假 7 天以上，由年级办核实，院系领导签字盖章，所在科室、实践教学基地教学主管部门批准，报教务处实习管理科审批。

（5）准假后必须办好交接班手续，方可离开实习单位。请假手续不全或事后补请假手续的，除特殊情况外均视为没有办理请假手续，按旷课处理。如发现虚报请假事实者，按旷课处理，每天按 6 学时计算。

五、实习成绩的评定与管理

（1）实习生实习期间的成绩评定和思想品德评定，由所在实习科室集体评定，成绩以百分制记录。实习成绩一经评定，任何人不得随意更改。更改成绩，且无教研室主任或教学秘书以及带教老师签章的，视为成绩无效，教务处将根据情况进行处理。

（2）学生实习期间有请假或旷课的，实习成绩按以下原则评定。

①实习生无故旷课 3 天以下（含 3 天），由科室上报医院实习教学主管部门进行处理，该科室实习成绩不得高于 75 分；无故旷课 3 天以上（不含 3 天）7 天以内（含 7 天），由医院实习教学主管部门上报教务处进行处理，该科室实习成绩不得高

于70分;无故旷课7天(不含7天)以上,由医院实习教学主管部门上报教务处进行处理,该科室不予评定实习成绩。

②实习生的病事假,带教老师应详细登记,轮转前提供给科室负责人评分时参考。请病事假连续或累计3天以上(不含3天)7天以内(含7天),该科室实习成绩最高为80分;病事假连续或累计7天以上(不含7天)14天以内(含14天),该科室实习成绩最高不超过65分;超过14天(不含14天)者,该科室不予评定实习成绩,待实习结束后教务处统一安排补实习后方予评定实习成绩。

六、奖励与违纪处理

1. 奖励规则

(1)在各实践教学基地的学生管理中,有突出表现的学生干部和学生,代表实践教学基地或学校参加校级以上竞赛获奖的学生,应给予适当奖励。奖励的形式包括授予荣誉称号、颁发奖金、给予实习成绩加分等。

(2)对应征入伍的学生,非医学类专业,完成专业课程学习翌年毕业的毕业班学生服役期间算实习。

2. 违纪处理

学生实习期间,犯有下列错误情形者,视情节轻重,给予批评教育直至开除学籍处分。

(1)实习生因请假手续不全或无故脱离实习岗位以旷课论处的;迟到或早退累计达到三次者,折算为旷课1天,旷课1天折合为6学时。凡在实习期间有旷课情况的学生,按以下原则进行处理。

①旷课不超过一周(≤42学时)者给予警告或严重警告处分。

②旷课一周以上、两周以内(>42学时,<84学时)者,给予记过或留校察看处分。

③旷课连续两周(≥84学时)或累计达到三周(≥126学时)者,做自动退学处理。

(2)违反学校和实习单位规定,严重影响学校和实习单位教学秩序、工作秩序、生活秩序以及公共场所管理秩序,侵害其他个人、组织合法权益,造成严重后果的。

(3)伪造、涂改病程记录及各项通知单,或私开诊断书、休假证明书的。

(4)由于不负责或逃岗、离岗,造成严重医疗差错、工作事故或损失者。

(5)盗窃患者药品或实践教学基地药品、器材等。

(6)被实习单位要求退回学校的。

(7)对违纪学生的处理程序,按《普通高等学校学生管理规定》等相关规定执行。

第十三节　本科课堂教学质量评价标准

一、本科课堂教学质量评估

表 4-13-1　本科课堂教学质量评估(理论课)

授课教师		教师职称		课程名称		听课人数	
年级		专业/班级		授课内容		听课地点	

指标	测评标准	分值(分)
教风与教态	1. 提前到教室,课前准备充分,教案撰写规范,按时上、下课。	4
	2. 仪表端庄,着装得体,普通话教学,语速适中,声音洪亮,表达流畅,富有激情,教态自然大方。	6
教学设计与内容	1. 教学目标明确,"知识、能力、素质"三位一体,符合大纲要求,立德树人,寓德于教、注重课程思政,强调人文和职业素养教育。	10
	2. 教学设计体现"以学为中心、以教为主导"的教学理念,组织教学层次清晰,内容衔接紧凑,教学重点突出。	10
	3. 教学内容熟悉,组织合理,重难点突出,概念准确、理论联系实际,体现"两性一度"要求;将行业资格考试等相关知识融入教学;注意吸收学科最新成果;体现专业外语教学要求。	25
教学方法与手段	1. 合理运用启发式、互动式、问题式、案例式等教学方法,引导学生探究式学习。	15
	2. 能恰当、有效地使用教具、板书等教学辅助手段;课件制作富有创意,简明、美观;能够将现代信息化技术有效融入课堂教学。	15
课堂管理与教学效果	1. 学生到课率高、纪律好,参与度高、互动积极,课堂气氛活跃。	5
	2. 以产出为导向,教学任务完成度好,学生收获大,受益多。	10
综合评价:		
听课专家:	听课时间:	总分:

注:等级标准(优≥90分,80分≤良<90分,60分≤合格<80分,不合格<60分)。

表4-13-2 本科课堂教学质量评估(实验课)

授课教师		教师职称		课程名称		听课人数	
年级		专业/班级		授课内容		听课地点	

指标	测评标准	分值(分)
教风与教态	1. 提前到教室,课前准备充分,教案撰写规范,按时上、下课。	4
	2. 仪表端庄,着装得体,普通话教学,语速适中,声音洪亮,表达流畅,富有激情,教态自然大方。	6
教学设计与内容	1. 实验教学目标明确,符合大纲要求,善于理论联系实际,将课程思政有机融入实验教学内容。	10
	2. 教学设计体现"以学为中心、以教为主导"的教学理念,组织教学层次清晰;内容衔接紧凑、教学重点突出。	10
	3. 教学内容熟悉,实验目的、方法、步骤、原理和注意事项讲解清楚,教学环节安排合理,注重学生实验基本方法和操作技能训练,引导学生认真观察实验过程;注重培养学生独立分析和解决问题的能力;注意吸收学科最新成果。	20
教学方法与手段	1. 注重巡回教学指导,合理运用启发式、互动式、问题式等教学方法,引导学生探究式学习,启迪学生思维。	15
	2. 能恰当、有效地使用教具、标本、模型等,实验课件制作简明、美观,能够将现代信息化技术有效融入课堂教学。	10
课堂管理与教学效果	1. 学生到课率高、纪律好;检查学生课前预习情况;参与度高、互动积极,课堂气氛活跃,注重实验安全教育。	10
	2. 以产出为导向,教学任务完成度好,掌握本次实验课学习内容,分析和解决问题能力、操作能力得到提高。	15

综合评价:

听课专家:	听课时间:	总分:

注:等级标准(优≥90分,80分≤良<90分,60分≤合格<80分,不合格<60分)。

表 4 - 13 - 3 本科课堂教学质量评估(体育实践类)

授课教师		教师职称		课程名称		听课人数	
年级		专业/班级		授课内容		听课地点	

指标	测评标准	分值(分)
教风与教态	1. 提前到教学场地,器材准备充分,教案撰写规范,按时上、下课。	4
	2. 仪表端庄,着装得体,普通话教学,语速适中,声音洪亮,表达流畅,富有激情,教态自然大方,口令清晰、准确。	6
教学设计与内容	1. 教学目标明确,"知识、能力、素质"三位一体,符合大纲要求;注重学生技能、品德培养,寓德于教、立德树人,注重课程思政、以体育人。	10
	2. 教学设计体现"以学为中心、以教为主导"的教学理念,组织教学层次清晰;内容衔接紧凑、教学重点突出,讲练比例合理、安全措施严密。	20
	3. 熟悉教学内容,讲授简练、准确,技术概念、原理、重难点分析透彻;示范动作准确、规范、合理。	15
教学方法与手段	1. 合理运用启发式、互动式、问题式等教学方法;善于理论联系实际,注意介绍学科最新知识。	10
	2. 动作重点、难点处理恰当;练习密度、强度适宜;集体指导与个别纠正运用合理,队列、队形调动合理。	20
课堂管理与教学效果	1. 学生到课率高、纪律好;参与度高、互动积极,课堂气氛活跃;注重安全教育,无安全事故发生。	5
	2. 以产出为导向,顺利完成教育、教学任务,学生收获大、受益多,运动技术掌握好、进步明显。	10

综合评价:

听课专家:	听课时间:	总分:

注:等级标准(优≥90分,80分≤良<90分,60分≤合格<80分,不合格<60分)。

表4-13-4 本科课堂教学质量评估(社科类)

授课教师		教师职称		课程名称		听课人数	
年级		专业/班级		授课内容		听课地点	

指标	测评标准	分值(分)
教风与教态	1. 提前到教室,课前准备充分,教案撰写规范,按时上、下课。	4
	2. 仪表端庄,着装得体,普通话教学,语速适中,声音洪亮,表达流畅,富有激情,教态自然大方。	6
教学设计与内容	1. 教学目标明确,"知识、能力、素质"三位一体,符合大纲要求,注重学生"三观"教育,寓德于教、立德树人。	10
	2. 教学设计体现"以学为中心、以教为主导"的教学理念,组织教学层次清晰;内容衔接紧凑、教学重点突出。	20
	3. 教学内容熟悉,组织合理,重难点突出,立场、观点、方法正确,概念准确、理论联系实际,积极将学科知识前沿引入课堂。	15
教学方法与手段	1. 合理运用启发式、互动式、问题式等教学方法,引导学生探究式学习。	20
	2. 能恰当、有效地使用教具、板书等教学辅助手段;课件制作富有创意,简明、美观;能够将现代信息化技术有效融入课堂教学。	10
课堂管理与教学效果	1. 学生到课率高、纪律好;参与度高、互动积极,课堂气氛活跃。	5
	2. 教学任务完成度好,学生收获大,受益多,育人效果明显。	10
综合评价:		
听课专家:	听课时间:	总分:

注:等级标准(优≥90分,80分≤良<90分,60分≤合格<80分,不合格<60分)。

表 4 – 13 – 5　本科课堂教学质量评估(外语类)

授课教师		教师职称		课程名称		听课人数	
年级		专业/班级		授课内容		听课地点	

指标	测评标准	分值(分)
教风与教态	1. 提前到教室,课前准备充分,教案撰写规范,按时上、下课。	4
	2. 仪表端庄,着装得体,发音标准,语速适中,声音洪亮,表达流畅,富有激情,教态自然大方。	6
教学设计与内容	1. 教学目标明确,"知识、能力、素质"三位一体,符合大纲要求;注重学生技能、品德培养,寓德于教、立德树人,注重课程思政。	10
	2. 教学设计体现"以学为中心、以教为主导"的教学理念,组织教学层次清晰;内容衔接紧凑、教学重点突出,讲练比例合理。	20
	3. 教学内容熟悉,组织合理,重难点突出,概念准确、理论联系实际,体现"两性一度"要求;适当融入英语过级考试相关知识的讲解和训练。	15
教学方法与手段	1. 合理运用启发式、互动式、问题式等教学方法,引导学生探究式学习。	10
	2. 课件制作富有创意,简明、美观;能够将现代信息化技术有效融入课堂教学。	10
	3. 能恰当、有效地使用教具、板书等教学辅助手段;注重学生听、说、读、写等综合训练,培养学生语言能力和素养。	10
课堂管理与教学效果	1. 学生到课率高、纪律好;参与度高、互动积极,课堂气氛活跃。	5
	2. 启迪学生思维、拓展学生国际视野;注重中外文化知识的传播。	5
	3. 以产出为导向,教学任务完成度好,学生收获大,受益多。	5

综合评价:

听课专家:	听课时间:	总分:

注:等级标准(优≥90 分,80 分≤良 <90 分,60 分≤合格 <80 分,不合格 <60 分)。

二、本科教学集体备课评价

表4-13-6 本科教学集体备课评价

院(系)			教研室			时间		
主备课人		职称		主持人		职称		职务
课程名称					备课学时			
备课章节及内容								

评价项目	评价内容	分值(分)	得分
计划与准备	1. 教研室有备课计划及备课记录,能按计划执行;主持人、主备课人任务明确;主备课人准备充分;每一次备课内容适中。	5	
	2. 与本课程教学有关人员,均全程参与(可邀请学生参加)。	5	
备大纲	1. 本课程有完整的教学大纲,大纲符合本专业培养目标,"知识、能力、素质"三位一体,注重课程思政,强调人文和职业素养教育。与行业资格考试大纲要求吻合。	10	
	2. 就如何落实好大纲教学要求进行分析讨论。能根据大纲要求实行"三统一":①统一教学目标;②统一教学重难点及教学内容取舍;③统一教学时间分配。	15	
备教材	1. 对所选用教材进行分析讨论,并对教学内容进行丰富和完善。	10	
	2. 有与教学内容相关的参考书、专业文献、新知识、新进展的讨论。	5	
备教法	1. 讨论研究课程导入方法,商定教学案例及教学设计、重难点的讲授方法,交流实现教学目标的心得体会等。	5	
	2. 针对教学方法、教学手段、考核方式以及教改进行讨论。	5	
	3. 讨论课程思政的内容及融入点、明晰理论备课与实验备课的内容差异。	5	
备学法	有对学情的分析讨论,有对上轮教学工作情况的反思,并能根据相关分析改进学生学习过程、考核办法等。	10	
备训练	讨论确定课堂提问内容,综合性、启发性的练习题,实验要求等内容,确定拓展知识及专业英语词汇要求等。针对性讨论确定行业资格考试的练习题目。	10	
讨论及总结	主持人应合理掌控集体备课全程,参备人围绕"五备、三统一"及主备课人提出的问题充分研讨,交流经验和提出意见建议;主持人归纳总结,形成本次集体备课决议或整改措施。	15	
总分		100	

评价及建议:

专家签名:

第十四节 临床见习教学规范

临床见习教学是培养学生理论联系实际和临床独立工作能力的重要途径,也是医学教学过程中的重要环节。临床基地应积极创造条件为学生提供良好的理论知识的实践现场。

(1)临床见习教学是临床教师在教学基地组织实施的教学过程。其目的是增强学生对知识的感性认识,培养学生初步的临床思维能力、独立分析问题能力和动手能力,为下一阶段进入临床实习做好准备。各教学单位应充分利用各附属医院、教学基地的教学资源,以达到最佳的教学效果。

(2)各院系或教研室应及时根据新版教材更新见习大纲和见习指导。大纲、指导应具有科学性和先进性,要紧扣教学大纲要求、符合教学规律,明确规定见习的具体项目、内容、要求和方法。

(3)教研室平时要注重收集教学病例,在见习期间未能见到的病种,教研室要及时研究解决的办法。

(4)各院系或教研室应选派教学经验丰富、教学意识强、教学质量高的教师担任见习带教工作,以保证见习课的教学质量。

(5)教师应认真备课,充分利用见习时间,保证学生多见习病种、多动手、多写病历、多进行临床技能操作,努力提高见习课的带教质量。教师备课具体要求如下。

①集体备课。每学期各系或教研室均应在教研室主任(或教学组长、各课程负责人)指导下进行见习教学的集体备课,针对每一次见习课的目的要求、内容、重点、方法、时间安排、总结、带教和操作示范的规范等共同研究并写出见习计划要求,明确阶段教学目标,统一教学内容、考核要求和方法。对于首次带教老师,应进行培训及试讲。

②案例准备。要提前准备和熟悉病例(含典型病例、非典型病例和鉴别诊断病例),预先准备和熟悉有关操作技术并准备相关设备或材料。

③教学进度。临床见习教学原则上应严格按照进度表执行。如遇特殊情况,应提前办理调课手续,带教老师应提前将更改的见习时间、地点、内容通知学生,以便学生提前熟悉相关内容。

(6)为保证见习质量,应坚持以床旁教学为主,每个带教老师所带的学生原则上不超过 15 人。

(7)带教老师应以身作则,不得提前结束见习或随意减少学时,应注重培养学生"三严"(严谨的态度、严格的要求、严密的方法)的科学精神和良好的医德医风。

(8)教师要注重培养学生"三基"(基础理论、基本知识和基本技能)及发现问题、分析问题、解决问题的临床思维能力和实际操作能力。

(9)教师应灵活采用适当的教学法,注重理论联系实际和实事求是的科学作风,要做到结合实际病例把疾病的特点讲清、重点讲透、难点讲明,注意了解每个学生的见习情况。

(10)教师要注重引导学生正确处理医患关系,注意培养学生的人文医学执业技能。

第十五节　临床实习及教学活动系列规范

一、临床实习教学规范

根据实习轮转表,每一轮实习生在各教学单元(科室)实习期间,均要组织开展入科教育、临床讲座、教学查房、病例讨论和技能培训,并制定教学活动安排表,做好签到和记录,将相关讲稿和课件(以讲义形式)与记录本一起归档。

1. 教学活动安排表

以临床医学专业为准,对每一轮新进科的实习生均要制定教学活动安排表,并将其粘贴在每一轮教学活动安排表内,其他专业的学生参加即可。安排表内容必须包括时间、地点、题目、教学类型(讲座、教学查房、病例讨论和技能培训)及主讲人。

教学组长或教学秘书负责安排和督导检查教学活动,可由实习生作为记录者进行记录。

2. 入科教育(每轮举行一次)

由各教学单元的教学组长或教学秘书负责进行教育。入科教育内容包括本科室专业特色、带教教师信息、科室工作制度、医德医风教育、实习纪律和实习要求等。须将入科教育内容进行梳理,打印出来粘贴在入科教育表格内。每轮入科教育时只需签字,不需要再将内容重复抄写。

3. 临床讲座(每周组织一次)

由中级以上职称医师根据大纲规定内容进行讲授,并做好讲座的计划安排和记录,同时打印相关讲稿和课件(以讲义形式)。

4. 教学查房(每周组织一次)

实习生汇报病史后,由各科副高职称以上医师主持,结合典型或疑难病例进行分析、讲解、提问、讨论,以培养学生理论联系实际的能力和临床思维能力。在记录时需要填写住院号、床号、病史汇报人和主要诊断,并简要记录病史及查房记录。

5. 病例讨论(每周组织一次)

实习生介绍病例,提出初步分析意见,由指导教师组织讨论。各科室可根据实际情况安排疑难病例、特殊病例、死亡病例、术前术后病例讨论等。在记录时需要填写住院号、床号和主要诊断,若讨论的是既往病例,可不填写,但应简要记录病情摘要和讨论内容(主要包括讨论意见、讨论结论,学生发言情况为记录重点)。

6. 技能培训

在病人知情同意的情况下,尽可能地给予学生操作机会。每轮学生实习时间在两周或以上的,至少集中组织培训一次,由高年资住院医师以上人员进行培训。

二、教学查房规范

教学查房是临床教师通过典型病例诊治过程的集体示教和分析,对实习学生的临床思维方法、动手操作能力、交流沟通能力、语言表达能力等进行系统培养的重要临床教学活动,也是提高各级医师工作能力和诊治水平的重要环节。

1. 查房前准备

(1)凡有临床教学任务的科室每两周须安排一次教学查房,时间应相对固定。

(2)主持教学查房的医师(主查医师)应具有副高及以上职称或为高年资主治医师,每次教学查房的时间一般为40~60分钟。

(3)主查医师应根据教学安排,事先选择适合教学查房的病例(教学查房的病例须符合教学大纲要求,应选择具有教学意义的典型病例),熟悉患者及病情。参考相关专业知识、新进展资料,提高教学查房的效果。

(4)主查医师应事先告知实习学生所查病例,实习学生要提前熟悉患者病情,复习有关理论知识,准备病历、辅助检查资料及所需器材等。

(5)护士长或有关护理人员可提前到达病房,做好查房前准备。

2. 查房过程

(1)进出病房的顺序:教授或主任医师(主查医师)→副教授或副主任医师→

讲师或主治医师→助教或住院医师→实习生。

（2）查房时各级医师所站位置：主查医师站在病床右侧，实习生站在病床左侧，住院医师及其他医师站在主查医师旁边，如图4－15－1所示。

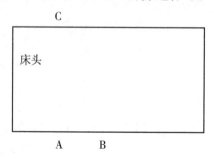

图4－15－1　教学查房站位示意

主查医师站在患者右侧（若需站在左侧则必须说明原因），实习生和分管床位的住院医师站在主查医师对面，上级医师站在主查医师右侧，其他医师及护理人员围绕病床站立。

3. 教学查房步骤

（1）汇报病历。管床实习生将病历交主查医师并汇报病历，须将患者一般情况、主诉、现病史、既往史、个人史、婚育史、家族史、体格检查（重要阳性体征和阴性体征）、辅助检查、初步诊断的依据、入院后诊疗经过、目前患者的主要问题等依次做简明扼要的汇报。汇报时要求声音洪亮，内容娴熟，重点突出。汇报时间3～6分钟。

（2）补充汇报。汇报结束后分管床位的住院医师、主治医师可依次对实习生汇报内容中的不足进行补充，补充时不得重复已汇报过的内容，需语言精练、突出重点，补充时间1～2分钟。

（3）指导病历及问诊。主查医师在听取病历汇报后，要对实习生和住院医师汇报的不足之处予以指导，并针对这些不足有重点地对患者进行补充询问，在此时需要向实习生传授问诊技巧，培养其病史采集及交流沟通的能力。

（4）指导查体。主查医师对患者进行重点查体，并指导实习生做相关体检，观察学生的操作手法是否正确，有无发现阳性体征，予以评价和指导。要求查体手法与顺序准确规范，关心体贴患者，动作轻柔，增强爱伤观念。（只能进行一个重点阳性体征相关的查体操作）

（5）提问与讨论。查体结束后，按顺序离开病房，由主查医师带领回到示教室或办公室进行讲解、分析、提问,时间20～25分钟。讨论时的要求如下。

①紧紧围绕本次查房主题,紧扣病人病情进行。

②主查医师须以问题为中心,结合"三基"进行启发式提问,先由实习生回答,住院医师、主治医师等依次做补充更正,须注意对学生临床思维的培养,提高其分析、解决问题的能力。

③学生和各级医师也可向主查医师提出问题,由主查医师解答。

④提问与讨论时要注意理论联系实际,突出重点、难点,做到条理清晰;主查医师可结合病情适当进行拓展,介绍国内外学科最新动态。

⑤讨论时主查医师要注意活跃教学气氛,各级医师的发言要语言流利,精练清晰,主动热烈。

(6)查房后小结。具体内容包括:总结本次教学查房是否达到预期的目标;点评实习生及其他医师在教学查房中的表现,提出改进意见;根据需要,提出问题、布置思考题和指定参考资料。

(7)宣布本次教学查房结束。

三、实习讲座规范

实习讲座是针对实习生开展的以理论教学为主,紧密结合临床学科专业特点,巩固基础理论,拓展基本知识,开拓学生临床视野的重要临床教学活动,也是培养年轻医师学习能力的有效方法之一。实习讲座分为大讲座与小讲座两种。

1. 全院大讲座

(1)全院大讲座是由临床教学基地的教学管理部门组织实施的全院性的学术讲座,听课对象主要为全体实习生和全院有关医务人员。要求每月至少一次,每次一小时左右。

(2)临床教学基地的教学管理部门应根据实习大纲要求,结合医院业务开展情况,制订大讲座计划,并确定大讲座题目。

(3)授课教师由具有副高及以上职称的人员担任,或聘请校外专家,讲座应有授课提纲或多媒体课件。

(4)大讲座不同于理论授课,可以疾病的症状、诊断、治疗、新进展或新技术、新项目等为题,进行综合性讲述与介绍,突出知识的横向联系,提供国内外最新动态,从而补充教材与理论授课的不足,达到开拓学生视野、拓展临床知识层面的效果。

(5)教学管理部门应安排教学管理者、教师及实习生对讲座情况进行评议,并

第四章 "一轴三联"医学人才培养模式改革背景下的教学质量管理与质量标准

向授课者反馈改进意见,从而不断提高医院的教学水平。

2. 科室小讲座

(1)科室小讲座由各教研室或临床科室负责组织开展,听课对象主要为实习生和年轻医务人员。要求每周至少一次,每次一小时左右。

(2)教研室或临床科室应根据实习大纲的要求,制订小讲座计划,并结合本病区业务特点,确定实习小讲座题目。

(3)主讲教师应由具有副高职称的医师或高年资的住院医师担任,讲座前应进行认真备课,制定详细的讲稿,制作课件。由年轻医师主讲或主讲教师首次进行讲座前,教研室应以集体备课形式给予指导,安排高级职称的教师或高年资主治医师听课,对讲课情况做出评价,并及时向授课者反馈改进意见,从而提高其教学水平。

(4)科室小讲座应紧密结合临床病例,注重知识的纵向与横向联系,起到拓展学生的知识层面、构建正确的临床思维、提高实际工作能力的作用。

(5)科室小讲座应采用启发式教学,引导学生积极思考,主动探究。要注重对学生进行人文精神、科学精神、学习能力、法律意识、医德医风等的教育和培养。

(6)每次讲座教学秘书和实习生应做好记录。

四、教学病例收集规范

教学病例收集,是对实习生在临床科室所见病种的补充,若本轮学生在本科室实习期间,存在某一类大纲要求病种患者的缺失,便须启动教学病例,对学生开展病例集中学习,学习形式可以小讲座等形式进行。具体要求如下。

(1)各教研室、各临床科室按照教学大纲、实习大纲要求的病种,收集具有教学价值的病例。

(2)教学病例的选择由教学秘书或主治医师以上的带教老师负责,经教研室主任或科室主任审核后组织教师试讲。

(3)教学病例应具有完整的病史、体格检查、辅助检查(辅助检查应放置电子图片及分析报告)、病情分析、诊疗计划及特殊检查资料。模拟患者住院过程,逐步展示出相关诊疗计划和实施情况,引导学生思考、提问,并由教师做出相应解答。

(4)将收集的病例资料以 PPT 的形式保存备用。纸质版资料打印 PPT(6 页面)内容并制作病例封面留档即可。

五、教学病例讨论规范

教学病例讨论是通过对大纲要求的典型病例诊治过程的系统回顾、分析和讨论,培养实习生的临床思维方法、循证与用证能力、语言表达能力的重要临床教学活动,也是规范医疗行为和提高诊疗水平的重要环节。

1. 讨论前准备

(1)教学病例讨论由教研室或临床科室组织开展,每周进行一次,每次讨论1~2个病例,由具有副高职称的医师或高年资的住院医师主持。

(2)教研室及临床科室应将教学病例讨论的时间、内容列入实习教学计划,并记录实施情况。对新担任此项工作的教师,应给予指导,或安排观摩教学。

(3)主持教学病例讨论的教师应事先备课,设计教学意图,并将所选择的病历摘要和讨论问题的提纲以书面形式提前发给学生。

(4)实习生必须参加教学病例讨论,要提前查看患者,熟悉病情,并结合病情查阅有关书籍和文献,认真准备发言。主管床位的实习生要在上级医师指导下准备好病历及辅助检查资料等。

2. 讨论过程

(1)首先由实习生汇报病历,分管病床的各级医师给予补充,并提出目前存在的疑问或急需解决的问题,其他医师查阅病历资料。

(2)由主查医师带领到病房查看患者,进一步询问病史和查体,了解目前的病情和治疗效果(死亡病例不需此项)。

(3)返回办公室或示教室,针对所要讨论的问题进行发言。先由主管病床的实习生和主管医师发言,再由其他实习生和各级医师分别提出自己对诊断、治疗等的意见。

(4)教学病例讨论应以学生为主体,要按预先设计的教学意图,采用讨论式教学方法,引导和组织实习生针对诊断、鉴别诊断、辅助检查、治疗、并发症、预后、死亡原因等展开充分讨论。主查医师应鼓励实习生积极思考和发言,培养学生的批判性思维、探索精神、分析问题与解决问题的能力。

3. 讨论后小结

(1)病例讨论结束时,主查医师要进行总结性发言,确定目前诊断、治疗方案以及需要进一步完善的辅助检查等,明确各医疗环节中是否存在疏漏,总结经验教训。

(2)主查医师要指导实习生和分管床位医师认真完成病例讨论记录,并审阅、修改和签字。记录内容可全部或摘要归入病历。

六、病史采集规范

病史采集又称问诊,是医生通过对病人或相关人员的系统询问而获得病史资料的过程,也是医师诊治疾病的第一步。全面、系统、正确地采集病史是实习生必须掌握的基本技能。

1. 问诊前准备

(1)问诊者要具有良好的职业态度和行为,言谈谦虚礼貌,使病人感到亲切和可信。

(2)要为病人创造一种宽松和谐的环境,要尊重病人的隐私权,一般情况下只和病人本人交谈,但老年人、儿童及听力语言障碍、危重症、精神异常等病人必须有人陪同。

(3)要准备好笔和纸,以备在交谈过程中有重点地记录病人陈述的内容。

2. 问诊过程

(1)问诊者应注意自己的位置、姿势以及与病人的距离。病人应坐在医生的右边(如在病房,医生则站在病床的右边),医生的身体应侧向病人,病人与医生之间的距离保持在半米左右,以便沟通。

(2)首先要向病人进行自我介绍,说明交谈的目的。应尽可能由病人本人提供病史,并向其他知情人证实。

(3)问诊的主要内容包括一般项目、主诉、现病史、既往史、系统回顾、个人史、婚姻史、月经与生育史、家族史等。现病史是病史采集的主体部分,要详细询问发病情况与患病时间、主要症状的特点、病因与诱因、病情的发展与演变、伴随病状、诊治经过、病程中的一般情况及与现病史有关的病史等。

(4)应按项目的序列系统询问病史,并按主要症状或体征出现的先后次序进行询问,要追溯首发症状开始的确切时间,直至目前的演变过程,避免遗漏重要资料。要耐心倾听和重点记录病人的陈述,并应边听边分析、综合、归纳各种症状间的联系。

(5)要善于用通俗易懂的语言,避免医学术语。要抓住重点,把握急缓,对与病情有关的内容深入细致询问,并耐心启发病人回答与诊断有关的病史,切忌暗示或诱导,以保证病史的真实性。

(6)应有高度的爱伤观念,始终关切病人的疾苦及其相关问题,态度和蔼,语言亲切,体现出应有的医学人文关怀和对病人的尊重,避免对病人有不良刺激的语言与表情。

（7）问诊不仅对疾病的诊断和处理有很大帮助，也是医患沟通、建立起好医患关系的最重要时机。实习生从接触病人开始，就必须认真学习和领会病史采集的内容及医患沟通技巧。

（8）带教老师要加强对每位实习生问诊内容与技巧的训练和指导，切实提高学生的病史采集能力、交流与沟通能力。

3. 问诊后小结

（1）问诊结束时，应感谢病人的合作，告知病情和注意事项，明确今后的诊疗计划，对门诊病人应预约下一次就诊时间。

（2）应将病人陈述的内容按主次及时间的先后进行归纳整理，并按规范格式书写住院病历。

七、实习生病历书写规范

病历是患者诊治过程和各级医师临床工作的全面记录和总结，也是医疗、教学、科研、司法、劳保等必不可少的重要法定资料。病历书写是实习生必须掌握的临床基本技能，具体要求如下。

（1）实习生应负责分管患者的住院病历、病程记录、出院记录、病历首页、医嘱、检查单等各种医疗文书的书写。

（2）医疗文书的书写必须要执行卫生行政管理部门颁布的《医疗文书书写规范》，按要求书写，要内容真实，描述准确，切忌弄虚作假，要在规定时间内完成。

（3）实习生在每个临床科室至少要书写一份以上完整病历。

（4）实习生在书写病历前，必须对患者进行详细问诊、全面体格检查，并进行有关资料的收集。

（5）带教老师对实习生书写的完整病历应及时审查，用红笔批改并评分签字，实习生要按带教老师的意见进行修改至符合要求。

八、出科考核规范

1. 考核形式与内容

（1）出科考核的内容包括内外妇儿科大科出科理论考试、科室理论考试、出科技能考核、考勤纪律、医德医风、综合评分等。

（2）理论考试的内容为本学科的基本理论和基本知识，采取闭卷笔试方式进行。考试题型应包含选择题、填空题、名词解释、问答题、病例分析等，并适当增加医学人文、医德医风类考题。

2. 考试组织

(1)除内外妇儿科大科出科理论考试由教研室组织外,其余考核均由学生实习的临床科室负责组织。

(2)教研室和临床科室负责理论考试的出题工作,同时临床科室还须针对学生的技能考核项目制定具体的评分细则并制作相应的评分表。

(3)理论考试试卷评阅依据试题标准答案,技能评分可参照学校统一制定的各项技能考核评分表及评分标准,其余项目的考核依据学生平时的表现进行定性考核。

3. 成绩组成

(1)内外妇儿科大科出科成绩由"科室实习成绩"和出科理论考试两部分组成,其中科室实习成绩占70%,理论考核占15%,技能考核占15%。

(2)科室实习成绩由临床科室根据实习考核手册里的评分标准进行评定,其中医学人文占20%,教学活动参与度及质量占30%,临床技能操作占30%,出科理论考核占20%。

第十六节　临床实习分科规范要求与教学标准

一、内科实习规范要求

(一)实习目的

通过内科实习,促使学生将所学的基础理论知识同临床实践密切结合起来,培养独立思考、独立工作的能力;学会临床观察,临床资料分析,系统归纳其结果,做出诊断并进行适当的处理;初步具有同其他临床各科有关疾病进行鉴别诊断的能力,对内科常见疾病进行诊断处理的能力。通过临床实践,培养良好的素质和救死扶伤的人道主义精神;学习为病人服务的本领;理论联系实际,提高防治疾病的工作能力,为以后的自学和从事临床与科研、提高独立工作及自学能力打好基础。

(二)实习要求

(1)通过内科各专科轮转实习,进一步掌握各专科疾病病史资料的采集方法

(问诊),学会医疗文书的规范书写(病历书写)以及开具规范的处方、医嘱。进一步掌握规范的全身体格检查技能。

(2)掌握各个系统常见病的临床症状、体征、诊断及鉴别诊断,熟悉各个系统常见病的病理生理改变,了解各个系统常见病、多发病的临床表现及发生、发展,从感性知识上升为理性知识,培养正确的临床思维方法。

(3)掌握内科常见技能操作(胸穿、腹穿、骨穿)的适应证、禁忌证及规范的操作流程。

(4)熟悉内科常见实验室及器械检查(血、尿、便、生化、影像学及心电图等)的结果分析及判定。

(5)熟悉内科常用药物种类、名称、作用、适应证、剂量及副作用、禁忌证和不良反应。

(6)了解导尿、灌肠、物理降温、鼻饲、吸氧、吸痰及各种注射等基础护理与技术操作。

(三)实习时间与科室

内科实习时间共 12 周,科室包括心脏内科、呼吸内科、消化内科、血液内科、内分泌科、肾病风湿科。

根据教研室安排实施轮转,其中心脏内科、呼吸内科、消化内科各实习 3 周,其余 3 个专科随机轮转 1 个专科。

(四)实习内容

1. 呼吸系统

(1)要求掌握下列疾病的概念、病因、发病机理、临床表现、诊断及鉴别诊断和治疗常规:①慢性阻塞性疾病;②慢性肺源性心脏病;③支气管哮喘;④肺炎;⑤肺脓肿;⑥肺结核;⑦肺癌;⑧肺血栓栓塞症;⑨呼吸衰竭;⑩胸膜炎;⑪咯血的鉴别诊断。

(2)要求掌握的技能操作:①胸腔穿刺;②能阅读常见胸部疾病 X 线胸片。

(3)要求熟悉和了解:①呼吸功能检查;②血气分析指标的临床意义;③纤维支气管镜的适应证和禁忌证;④大咯血和呼吸衰竭的抢救;⑤动脉穿刺;⑥吸氧术;⑦吸痰术。

(4)专题讲座:①血气分析及其临床应用;②胸水的诊断和鉴别诊断;③COPD的诊治;④肺炎的诊治;⑤咯血的诊治。

2. 心血管系统

(1)要求掌握下列疾病的概念、病因、发病机理、临床表现、诊断及鉴别诊断和治疗常规:①高血压病;②高血压性心脏病;③冠心病(心绞痛和心肌梗死);④风湿性心瓣膜病;⑤心包疾患;⑥心肌炎;⑦心肌病;⑧感染性心内膜炎;⑨心力衰竭;⑩心律失常。

(2)要求学会:①洋地黄的应用;②利尿剂的应用;③钙拮抗剂、ACEI 和 β 阻滞剂的应用;④各种常用的抗心律失常药物;⑤各类降压药物的应用及适应证;⑥常见心脏病介入治疗的适应证。

(3)要求了解:①心包穿刺术;②除颤、复律方法、仪器使用;③心脏病介入治疗;④冠状动脉造影术;⑤常见心血管急症的处理原则。

(4)专题讲座:①心力衰竭的标准化药物治疗;②急性冠脉综合征的诊断及治疗;③急性左心衰的抢救流程;④血压的正确测量方法及意义;⑤高血压的药物治疗;⑥心脏介入诊疗的概述。

3. 消化系统

(1)要求掌握下列疾病的概念、病因、发病机理、临床表现、诊断及鉴别诊断和治疗常规:①溃疡病;②胃炎;③胃癌;④肝硬化;⑤肝昏迷;⑥肝癌;⑦慢性炎症性肠病;⑧结核性腹膜炎;⑨上消化道出血;⑩腹水的鉴别诊断;⑪黄疸的鉴别诊断。

(2)要求掌握:腹腔穿刺。

(3)要求熟悉:①内镜检查及内镜下的治疗;②肝胆脾 B 超检查;③三腔管的应用;④消化系统常用药物使用常规;⑤肝穿刺常规;⑥胃管置入、胃肠减压的操作;⑦腹部 CT 检查。

(4)专题讲座:①保肝药物分类及其临床合理应用;②非酒精性脂肪肝病;③黄疸的鉴别诊断;④急性腹痛的诊断;⑤上消化道出血诊治思路。

4. 泌尿系统

(1)要求掌握下列疾病的概念、病因、发病机理、临床表现、诊断及鉴别诊断和治疗常规:①肾小球肾炎;②肾病综合征;③尿路感染;④急性肾损伤;⑤慢性肾衰竭。

(2)要求了解:①肾功能检查各项指标、正常值;②透析疗法;③血液灌流对有机磷药物中毒的抢救;④各种常见引起继发性肾炎疾病的诊断标准和治疗常规;⑤肾小球滤过率的几种检测方法;⑥颈静脉、股静脉插管方法。

(3)专题讲座:①肾病综合征的病理类型及区别;②慢性肾脏病的并发症及治疗;③尿常规的解读;④蛋白尿或血尿原因分析。

5. 血液系统

（1）要求掌握下列疾病的概念、病因、发病机理、临床表现、诊断及鉴别诊断和治疗常规：①缺铁性贫血；②溶血性贫血；③再生障碍性贫血；④白血病；⑤原发性血小板减少性紫癜；⑥淋巴瘤。

（2）要求熟悉：①输血常规及输血反应的处理；②骨髓穿刺；③血液学化验指标、正常值及临床意义。

（3）要求了解：①常用的化疗药物使用常规；②骨髓移植；③骨髓增生异常综合征的诊断标准及鉴别诊断。

（4）专题讲座：①急性白血病的分型诊断；②骨髓穿刺术的适应证及禁忌证；③再生障碍性贫血的鉴别诊断；④重型 ITP 的急诊处理；⑤IDA 的病因分析及治疗。

6. 内分泌代谢系统

（1）要求掌握下列疾病的概念、病因、发病机理、临床表现、诊断及鉴别诊断和治疗常规：①甲状腺功能亢进症及甲亢危象；②糖尿病及其酮症酸中毒、肾上腺皮质疾病等疾病。

（2）要求了解：①主要的内分泌腺体、主要激素的作用及调控；②下丘脑－垂体－靶腺轴的重要调节方式；③甲亢同位素及手术治疗适应证及禁忌证；④不同糖尿病分型的病因。

（3）专题讲座：①糖尿病的诊治；②甲亢的诊治；③胰岛素的概述；④糖尿病酮症酸中毒的抢救。

（五）教学实施

（1）安排每位实习生管病床 6 ~ 8 张，在上级医师指导下完成病房各项医疗工作，每周至少完成一份完整大病历的书写并交老师修改。在病人入院后 24 小时内完成病历记录，按时书写病程记录。

（2）实习生所有诊疗技术操作都必须在上级医师的指导下进行，所有医疗文件书写均须上级医师检查修改签字确认后方生效。

（3）在上级医师查房时要求实习生汇报自己管理新病人的病情、检查结果、诊断及治疗计划，并对旧病人在一天内的重要变化和新的发现做报告。上级医师有责任进行提问并加以修正、补充，并加强对实习生的提问和启发诱导，以培养学生独立思考和独立工作的能力。

（4）根据实习轮转表，每一轮实习生在各专科实习期间，组织开展教学查房、病例讨论和临床讲座。

①教学查房,每周一次。各专科副高级职称以上医师带领,结合典型或疑难病例进行分析、讲解、提问、讨论,以培养学生理论联系实际能力和临床思维能力。

②病例讨论,每周一次。实习医生介绍病例,提出初步分析意见,由指导教师组织讨论。各科室可根据实际情况安排疑难病例、特殊病例、死亡病例、术前术后病例讨论等。

③临床讲座,每周一次。教研室及科室共同组织,每周安排临床讲座一次,由中级以上职称医师根据大纲规定内容进行讲授,并做好讲座的计划安排和记录。

(5)每专科实习结束要求实习同学写实习心得(反思日志)。

(六)教学(考核)方法

根据各科室实际情况,体现现代教学理念、教学与考核方法,如"实践 - 学习 - 实践 - 考核"教学、病人床旁教学、实验室电脑模拟技能教学、PBL 结合实践教学(问题式学习)、CBL 结合实践教学(病例式教学)、SP 模式教学(模拟标准化病人教学)、小组讨论交流、反思日志等方法,通过理论及实践考核检验教学及学生学习的实效。

(七)实习生管理

(1)内科教研室由一名(副)主任及一名教学秘书负责安排学生的轮转、讲座、考试及了解学生思想、生活、学习情况,帮助解决有关问题。内科各专科须安排实习总负责医师及指导教师,负责实习生的思想、学习、医德医风等方面的管理。

(2)各科室须制作考勤记录本,要求实习生每天在考勤记录本上签到,并安排专人进行监督管理。

(3)实习生请假。实习期间学生一般不得请假,如因病、因事确需请假者,按以下规定进行办理。

①连续请假 3 天以内,由本人申请,所在科室批准;连续请假 3~7 天,由实习单位主管教学部门批准;连续请假 7 天以上者,报教务处实习管理科审批。准假后必须办好交接班手续,方可离开实习单位。

②实习生的病事假和旷课,带教老师应详细登记,轮转前提供给科室主任评分时参考。请病事假连续 3~7 天,该科成绩最高为 80 分;病事假连续 7~14 天,该科成绩最高不超过 65 分;超过 14 天者,实习结束后教务处实习管理科统一安排补实习后,方予以评定实习成绩。

③实习生办理请假手续须填写《实习生病事假申请表》,根据不同情况由相关权限部门核实批准后请假才能生效,否则一律以旷工、旷课处理。请假时间截止前应持实习轮转部门的返岗证明到准假部门销假,续假参照请假相同程序办理,未按期销假或续假者,按旷工、旷课处理。

④请假手续不全或事后补请假手续的,除特殊情况外均视为没有办理请假手续,按旷工、旷课处理。如发现请病事假弄虚作假者,按旷课处理,每天按 6 学时计算。

(八)出科考核

1. 科室出科考核

实习结束后,各科室按照实习大纲中要求掌握的内容对实习生的理论及基本技能进行严格考评,评定本科实习理论及技能成绩。成绩评定应真实、客观地反映学生的实习质量和业务水平。

(1)理论考核。出科理论考核题型应包括选择题、填空题、问答题、病例分析等题型,总分为 100 分。

(2)技能考核。基本技能操作由科室组织实习生按照大纲要求自行选择考核项目并结合其平时技能操作情况,根据科室实习成绩评分表进行评分。

2. 教研室出科考核

教研室出科考核由理论考核及临床技能操作两部分组成。实习生内科实习结束前,由内科教研室组织对实习生进行出科理论考核和技能考试。

(1)理论考核。根据大纲中实习内容,对各系统应掌握的常见病、多发病、临床诊疗等进行考核,理论考核题型应包括选择题、填空题、问答题、病例分析等题型,总分为 100 分。

(2)技能考核。内容包括病历书写、病史采集、体格检查、胸腔穿刺术、腹腔穿刺术、骨髓穿刺术、腰椎穿刺术等。

3. 注意事项

(1)各科室轮转结束时,由指导教师按实习成绩评分表标准,对学生进行评分,并由科室负责人签名。实习成绩应在实习生完成实习一周内评定出来。

(2)学生实习成绩由临床科室及教研室逐级评定后,交至医院教学主管部门进行汇总,汇总完成后将所有实习生成绩交至教务处实习管理科。

(3)实习成绩一经评定,任何人不得随意更改。无教研室主任或带教老师签字及教研室盖章,其更改的成绩无效,教务处将根据情况进行处理。

（九）考核标准

1. 内科病区实习评定及大内科评定组成

表 4 - 16 - 1　内科病区实习评定

实习时间：　　年　　月　　日至　　　年　　　月　　　日

项目	评分内容及要求	评分办法	科室评分					小计	考勤及违纪情况
			5	4	3	2	1		
医学人文（20分）	服务态度及尊重病人	带教老师在临床带教中观察							
	遵守职业道德及规范								
	遵守劳动纪律	带教中观察及考勤							
	注重沟通交流技巧								
教学活动参与度及质量（30分）	病历书写	带教老师在评阅病历、《学生实习手册》及开展教学活动时评定							旷课　天；迟到　次；早退　次。
	教学查房								
	病例讨论								
	临床讲座								
	《学生实习手册》中学生工作量表完成质量								
	无菌观念								
临床技能操作（30分）	问诊详细、全面有序	请根据《学生实习手册》中工作量表填写及技能操作的完成情况进行评分							
	体检全面、准确无误								
	体检手法轻快熟练								
	操作技术符合规范	平时或出科临床技能考核分数×15%							
	操作熟练、重点突出								
	阳性体征准备与否								
出科理论考核（20分）	按照执业医师考试大纲中要求掌握的内容进行考核	出科理论考核分数×20%							
得分									
带教老师签名：			科室（病区）负责人签名：						

　　注："科室评分"栏请带教老师在相应格中打"√"，并统计得分。实习成绩一经评定，任何人不得随意更改。

表 4 – 16 – 2   大内科评定组成

科室	成绩		
	科室实习成绩(70%)	出科考核(30%)	
		理论考核(15%)	技能考核(15%)
呼吸内科			
消化内科			
心内科			
肾内科			
血液内科			
内分泌科			
平均分			

实习时间:　　年　　月　　日至　　年　　月　　日

总分:

教研室主任签名(盖章):

　　　　　　　　　　　　　　　　　　　　年　　月　　日

注:总分 = 各科室实习成绩平均分×70% + 出科理论考核分数×15% + 出科技能考核分数×15%。若评定不及格请注明理由。

2. 病历书写考核标准

表 4 – 16 – 3   病历书写考核标准

姓名		学号		实习医院	
内容			满分(分)	得分	
一、一般项目			4		
二、主诉(主要症状或体征及发病时间)			5		
三、现病史			18		
1. 起病日期及方式,可能病因或诱因			4		
2. 主要症状的系统描述(如部位、性质、持续时间、缓解或加重因素)			3		
3. 病情的发展及演变			3		
4. 诊疗经过及效果			3		
5. 与鉴别诊断相关的现病史			3		

续表

姓名		学号		实习医院	
内容			满分(分)		得分
6. 发病后的一般状况			2		
四、其他病史			6		
			男	女	
1. 既往史			3	2	
2. 个人史			1	1	
3. 月经史			0	1	
4. 婚姻生育史			1	1	
5. 家族史			1	1	
五、体格检查(考查手法、体征准确性、查体顺序合理)			17		
1. 一般检查(全身状况、皮肤、淋巴结)			3		
2. 头部检查(头颅、眼、耳、鼻、咽喉)			2		
3. 颈部检查(一般检查、气管、颈部血管、甲状腺)			2		
4. 胸部检查(胸壁、胸廓、乳房、肺、胸膜、心脏)			3		
5. 腹部检查(视、听、叩、触)			3		
6. 脊柱及四肢			2		
7. 神经系统检查(至少有两个生理反射和两个病理反射及脑膜刺激征)			2		
六、辅助检查(能明确诊断的检查在回答问题时提供,包括血、尿、便三大常规及不能确诊的其他化验,如脑脊液常规、X 光、血生化、心电图等)			10		
七、病历书写(规范性、是否与问诊查体时一致、错别字)			5		
八、诊断			20		
1. 主要诊断			5		
2. 次要诊断			3		
3. 排序(包括诊断规范)			2		
4. 病程记录			10		
九、回答三个问题(每题 5 分)　诊断依据、鉴别诊断及治疗原则等相关问题			15		
总分			100		
教师签名:			考核时间:		

3. 问诊考核标准

表 4 - 16 - 4 问诊考核标准

姓名			学号		实习医院	
内容					评分标准（分）	得分
一、现病史					40	
1. 介绍自己,请患者或家属给予配合					2	
2. 一般项目:姓名、年龄、职业、入院日期等					2	
3. 发病时间					2	
4. 有无相关诱因或病因					5	
5. 全身与局部症状					10	
6. 伴随症状					5	
7. 有无重要疾病鉴别诊断症状					5	
8. 诊断、治疗经过,用药情况					5	
9. 二便,饮食,睡眠情况					4	
二、相关病史					25	
1. 既往史:传染病史、药物过敏史、手术史、预防接种史					5	
2. 系统回顾:阳性病史					5	
3. 个人史					5	
4. 月经及婚育史					5	
5. 家族史					5	
三、归纳汇报					35	
1. 主诉					5	
2. 现病史					15	
3. 提三个相关问题(每题5分)					15	
总分					100	
教师签名:					考核时间:	

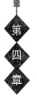

4. 体格检查考核标准(局部)

表4-16-5 头颈部检查考核标准

姓名			学号		实习医院	
内容					评分标准(分)	得分
1. 自我介绍,请患者配合检查					2	
2. 头颅外形、大小,有无畸形、缺损和压痛,毛发情况(每项1分)					5	
3. 眼部检查 ①眉毛有无脱落,眼睑有无下垂、水肿及眼睑闭合障碍(3分) ②结膜检查(包括睑结膜、穹隆结膜及球结膜),巩膜检查,角膜观察(3分) ③眼球外形:眼球运动及有无震颤,即手指或棉签距受检者眼30~40 cm,受检查头固定。眼球随目标移动,顺序一般为左→左上→左下,右→右上→右下(4分) ④瞳孔大小及形态(4分) ⑤直接和间接对光反射检查,调节反射,辐辏反射检查方法正确,从1 m以外开始移至距眼球20 cm处(4分)					18	
4. 耳部检查 ①外耳道有无流脓(2分) ②有无牵扯痛(2分) ③耳廓乳突有无压痛(2分) ④听力检查(4分)					10	
5. 鼻部检查 ①检查鼻中隔有无偏移(2分) ②双侧鼻腔是否通畅(1分) ③有无异味(1分) ④鼻旁窦有无压痛(6分)					10	
6. 口腔及咽部检查 ①口腔有无异味,有无龋齿、义齿(2分) ②口腔黏膜有无疱疹、溃疡(2分) ③舌苔、舌质情况(1分) ④咽部是否充血(2分) ⑤咽后壁有无滤疱(2分) ⑥咽后壁有无溃疡(2分) ⑦扁桃体大小(2分) ⑧有无分泌物或脓点(2分)					15	

姓名		学号		实习医院	
内容				评分标准(分)	得分
7. 颈部检查 　　①有无颈静脉怒张(2 分) 　　②有无颈动脉异常搏动(2 分) 　　③颈部活动(1 分) 　　④颈部有无抵抗(1 分) 　　⑤颈部淋巴结情况(10 分) 　　⑥气管是否居中,甲状腺有无肿大(检查手法及甲状腺分度) (6 分)				22	
8. 提三个相关问题(每题 6 分)				18	
总分				100	
提问问题: 　　1. 　　2. 　　3.					
教师签名:				考核时间:	

表 4 - 16 - 6　胸部检查(不包括心脏)考核标准

姓名		学号		实习医院	
内容				评分标准(分)	得分
1. 自我介绍,请患者配合检查				2	
2. 患者取坐位或仰卧位,解开衣服充分暴露胸部				2	
3. 胸部视诊 　　①皮肤有无异常,静脉有无曲张,有无皮下气肿(5 分) 　　②呼吸运动是否均衡,节律是否规整,两侧是否对称(5 分) 　　③肋间隙宽度,胸廓外形(有无扁平胸、桶状胸等),胸廓前后径与左右径比较,两侧乳房对称性和乳房皮肤有无异常,乳头位置、大小及对称性(10 分)				20	

续表

姓名		学号		实习医院	
内容				评分标准(分)	得分
4. 胸部触诊 　①胸廓扩张度,语音震颤,注意用手掌尺侧检查,要交叉变换双手(7分) 　②胸膜摩擦感(3分) 　③乳房触诊(5分)				15	
5. 胸部叩诊 　①以胸骨角为标志,确定肋间隙,板指与肋骨平行,前胸由第一肋间至第四肋间由外向内、由上而下、两侧对照的原则叩诊(5分) 　②侧胸壁叩诊时病人举起上臂置于头部,自上向下叩诊(4分) 　③背部叩诊时,双手交叉抱肘,自上向下叩诊(4分) 　④肺下界叩诊,注意左侧不叩锁中线;肺下界移动度,注意只叩肩胛下角线(10分)				23	
6. 胸部听诊 　①先检查健侧,然后检查患侧,一般先上后下,先前胸后侧胸后背,左右对比、上下对比听诊,一个部位最好听两个以上呼吸时相变化(5分) 　②正常呼吸音,异常呼吸音,啰音,语音共振,胸膜摩擦音(15分)				20	
7. 提三个相关问题(每题6分)				18	
总分				100	

提问问题:
　1.
　2.
　3.

教师签名: 考核时间:

表 4 – 16 – 7　心脏检查考核标准

姓名		学号		实习医院	
内容				**评分标准（分）**	**得分**
1. 自我介绍,请患者配合检查				2	
2. 患者取卧位,医生站在病人右侧				2	
3. 心脏视诊 　①检查者下蹲,以切线方向进行观察心前区隆起及凹陷(5分) 　②心尖搏动位置、强弱及范围,心前区异常搏动(5分) 　③说出正常人心尖搏动的位置及范围(2分)				12	
4. 心脏触诊 　①检查者用右手掌、手掌尺侧或示指、中指和环指并拢以指腹触诊(4分) 　②心尖搏动、位置、范围,是否弥散,有无心前区异常搏动、震颤(8分) 　③心包摩擦感,即触胸骨左缘四肋间(5分)				17	
5. 心脏叩诊 　①叩诊顺序:先左界后右界、先下后上、由外向内(6分) 　②叩心脏左界:心尖搏动最强点外2~3 cm处开始,由外向内叩诊,当叩诊音由清音变浊音时用笔做一标记,逐一向上肋间叩诊,直到第二肋间(8分) 　③叩心脏右界:从锁中线先叩肝肺相对浊音界,于肝肺相对浊音界上一肋间开始由外向内自下而上叩至第二肋间(每一肋间做标记),用直尺测量左右浊音界,距前正中线垂直距离,用直尺测左锁中线与正中线的距离(8分)				22	
6. 心脏听诊 　①先把听诊器体件放在心尖搏动最强部位听诊,然后再听其他部位(3分) 　②心率(1分钟),心律,心音(强度、心音分裂、额外心音),杂音(如有,应辨别最响部位、时期、性质、传导强度及与体位、呼吸及运动的关系),心包摩擦音(15分) 　③听诊位置及顺序正确,二尖瓣区→肺动脉瓣区→主动脉瓣区→主动脉瓣第二听诊区→三尖瓣区(9分)				27	
7. 提三个相关问题(每题6分)				18	
总分				100	
提问问题: 　1. 　2. 　3.					
教师签名:				考核时间:	

表4-16-8 腹部检查考核标准

姓名		学号		实习医院	
内容				评分标准(分)	得分
1. 自我介绍,请患者配合检查				2	
2. 病人仰卧位,医生立于患者右侧				2	
3. 腹部视诊 ①一般按自上而下的方向观察,还须蹲下平视腹部外形(4分) ②腹部外形,腹部皮肤,呼吸运动(5分) ③有无腹壁静脉搏曲张,胃肠型和蠕动波及疝(5分)				14	
4. 腹部触诊 ①患者两腿屈起并稍分开,一般从左下腹开始,逆时针方向按顺序触诊各部位,但病痛部位应最后检查(4分) ②腹壁紧张度,压痛,反跳痛,麦氏点定位(15分) ③触诊内容:肝脏,脾脏,胆囊,包括Murphy征(10分) ④腹部有无包块,液波震颤,振水音(10分)				39	
5. 腹部叩诊 ①患者取平卧位,从左下腹开始,逆时针方向叩诊(2分) ②肝上界,即肝肺相对浊音界(2分) ③有无肝区叩击痛,肋脊角叩痛(4分) ④移动性浊音(5分) ⑤膀胱叩诊(2分)				15	
6. 腹部听诊:肠鸣音(最少听1分钟),血管杂音,摩擦音				10	
7. 提三个相关问题(每题6分)				18	
总分				100	

提问问题:
    1.
    2.
    3.

教师签名:		考核时间:	

5. 体格检查考核标准(全身)

表 4－16－9　皮肤、浅表淋巴结、脊柱检查、四肢考核标准

姓名			学号		实习医院	
内容					评分标准(分)	得分
1. 自我介绍,请患者配合检查					2	
2. 皮肤:颜色、湿度、弹性、皮疹、皮下出血、蜘蛛痣与肝掌、水肿、皮下结节、瘢痕(注:考试时,每漏一项扣 1 分)					10	
3. 浅表淋巴结:触摸耳前、耳后、颌下、颏下、颈部、锁骨上、腋窝、滑车上、腹股沟、腘窝淋巴结(注:考试时,每漏一项扣 3 分,漏一侧扣 1 分,手法错误一项扣 2 分)					30	
4. 脊柱检查 　①视诊:观察脊柱椎体有无变形,有无过度前凸、后凸及侧凸(10 分) 　②脊柱活动度检查(5 分) 　③脊柱压痛(5 分) 　④直接叩击痛(5 分) 　⑤间接叩击痛(5 分)					30	
5. 四肢:只做浮髌试验					10	
6. 提三个相关问题(每题 6 分)					18	
总分					100	
提问问题: 　1. 　2. 　3.						
教师签名:					考核时间:	

表 4 - 16 - 10   一般状态、神经反射考核标准

姓名		学号		实习医院	
内容				评分标准(分)	得分
1. 自我介绍,请患者配合检查				2	
2. 一般状态(生命征除外) ①发育与体型(5分) ②营养状态(5分) ③意识状态(5分) ④面容(5分) ⑤体位(5分)				25	
3. 浅反射 ①腹壁反射(5分) ②提睾反射,如检查不方便可描述(5分) ③深反射:肱二头肌反射,肱三头肌反射,膝反射,跟腱反射(20分)				30	
4. 病理反射 ①Babinski 征(5分) ②Oppenheim 征(5分) ③Gordon 征(5分)				15	
5. 脑膜刺激征 ①颈强直(3分) ②Kernig 征(5分) ③Brudzinski 征(5分)				13	
6. 提三个相关问题(每题5分)				15	
总分				100	

提问问题:
   1.
   2.
   3.

教师签名:	考核时间:

表 4 – 16 – 11　**体温、脉搏、呼吸、血压检查, 水冲脉及奇脉检查考核标准**

姓名			学号		实习医院	
内容					评分标准(分)	得分
1. 自我介绍,请患者配合检查					2	
2. 测体温(腋测法)注意先将水银柱甩至35℃以下					15	
3. 检查脉搏:检查者以示指、中指、环指指腹平放在病人桡动脉近手腕处,至少数30秒					15	
4. 测血压:袖带下缘距肘弯横纹上2~3 cm 听诊器胸件不能置于袖带中					20	
5. 观察呼吸,计数胸廓起伏的频率,计数30秒					10	
6. 水冲脉					10	
7. 奇脉					10	
8. 提三个相关问题(每题6分)					18	
总分					100	
提问问题: 　1. 　2. 　3.						
教师签名:				考核时间:		

6. 基本技能操作考核标准

表 4 - 16 - 12　腹膜腔穿刺术考核标准

姓名		学号		实习医院	
内容				**满分(分)**	**得分**
一、准备				18	
1. 术前排尿(排空膀胱)				3	
2. 自我介绍,请患者配合				2	
3. 物诊复查及血压、脉搏测量				4	
4. X 光片、B 超检查定位				4	
5. 穿刺包、手套、消毒液、弯盘、药				5	
二、消毒				18	
1. 消毒顺序和范围				6	
2. 脱碘				3	
3. 铺巾				3	
4. 消毒及铺巾过程中无菌观念				6	
三、部位				16	
1. 体位选择				5	
2. 穿刺点选择				6	
3. 麻醉方法				5	
四、进针				18	
1. 穿刺针选择				3	
2. 穿刺针通畅				3	
3. 穿刺部位及方向				8	
4. 观察病人反应及处理				4	
五、抽吸				15	
1. 抽液量				4	
2. 抽液结束后处理				5	
3. 观察病人反应及处理				6	
六、提三个相关问题(每题 5 分)				15	
总分				100	
提问问题: 　1. 　2. 　3.					
教师签名:				考核时间:	

表 4 – 16 – 13　胸膜腔穿刺术考核标准

姓名		学号		实习医院	
内容				**满分(分)**	**得分**
一、准备				18	
1. 自我介绍,请患者配合				3	
2. 物诊复查及血压、脉搏测量				6	
3. X 光片、B 超检查定位				4	
4. 穿刺包、手套、消毒液、弯盘、药				5	
二、消毒				18	
1. 消毒顺序和范围				6	
2. 脱碘				3	
3. 铺巾				3	
4. 消毒及铺巾过程中无菌观念				6	
三、部位				16	
1. 体位选择				5	
2. 穿刺点选择				6	
3. 麻醉方法				5	
四、进针				18	
1. 穿刺针选择				3	
2. 穿刺针通畅				3	
3. 穿刺部位及方向				8	
4. 观察病人反应及处理				4	
五、抽吸				15	
1. 抽液量				4	
2. 抽液结束后处理				5	
3. 观察病人反应及处理				6	
六、提三个相关问题(每题 5 分)				15	
总分				100	
提问问题:　1.　2.　3.					
教师签名:			考核时间:		

「一轴三联」医学人才培养模式改革背景下的教学质量管理与质量标准

表 4 - 16 - 14 腰椎穿刺术考核标准

姓名		学号		实习医院	
内容			满分(分)		得分
一、准备			14		
1. 自我介绍,请患者配合			3		
2. 物诊复查及血压、脉搏测量			6		
3. 穿刺包、手套、消毒液、弯盘、药			5		
二、消毒			18		
1. 消毒顺序和范围			6		
2. 脱碘			3		
3. 铺巾			3		
4. 消毒及铺巾过程中无菌观念			6		
三、部位			20		
1. 体位选择			6		
2. 穿刺点选择			8		
3. 麻醉方法			6		
四、进针			18		
1. 穿刺针选择			3		
2. 穿刺针通畅			3		
3. 穿刺部位及方向			8		
4. 观察病人反应及处理			4		
五、引流脑脊液			15		
1. 引流脑脊液量			4		
2. 引流脑脊液结束后处理			5		
3. 观察病人反应及处理			6		
六、提三个相关问题(每题 5 分)			15		
总分			100		

提问问题:

    1.

    2.

    3.

教师签名:　　　　　　　　　　　　　　　考核时间:

表 4 – 16 – 15 骨髓穿刺术评分标准

姓名		学号		实习医院	
内容				**满分(分)**	**得分**
一、准备				10	
1. 自我介绍,请患者配合				4	
2. 穿刺包、手套、消毒液、弯盘、麻药、推片和玻片				6	
二、消毒				15	
1. 消毒顺序和范围				6	
2. 脱碘				3	
3. 铺巾				3	
4. 消毒及铺巾过程中无菌观念				3	
三、部位				20	
1. 穿刺点选择				10	
2. 麻醉范围及方法				10	
四、进针				15	
1. 穿刺针选择				3	
2. 穿刺针通畅				4	
3. 穿刺方向				4	
4. 观察病人反应及处理				4	
五、抽吸骨髓				15	
1. 抽液量				6	
2. 抽液结束后处理				5	
3. 观察病人反应及处理				4	
六、推片				10	
1. 骨髓量				2	
2. 推片与玻片的角度				2	
3. 片的厚薄				3	
4. 片的头、体、尾				3	
七、提三个相关问题(每题5分)				15	
总分				100	

提问问题:
  1.
  2.
  3.					

教师签名:				考核时间:	

二、外科实习规范要求

(一)实习目的

通过外科实习,促使学生将所学的基础理论知识,同临床实践密切结合起来,培养独立思考、独立工作的能力。以社会需求为导向,致力于培养专业基础扎实、实践能力强的实用型外科医师。

(二)实习要求

通过在外科的实习掌握各种常见外科疾病的诊断方法、治疗原则、手术适应证及术前准备和术后处理;熟悉外科门诊、急诊、病房、手术室的各项工作制度和工作方法,以及各项诊疗规程。

(三)实习时间与科室

外科实习时间共 12 周,包括胃肠外科、甲乳外科、烧伤整形外科、小儿普胸泌、小儿矫形科、脑血管外科、神经外科、泌尿外科、肝胆外科、脊柱外科、关节外科、心胸外科。根据教研室安排实施轮转,其中肝胆外科、胃肠外科各实习 3 周,在其余10 个专科中随机轮转 2 个专科。

(四)实习内容

外科实习内容包括两个部分:一是外科基本操作和基本技能;二是主要病种,分为胃肠外科、肝胆外科、甲乳外科、泌尿外科、神经外科、烧伤整形外科、骨关节外科、脊柱骨盆外科和胸心外科。

1. 外科基本操作和基本技能

(1)掌握病人的病史询问、正规的体格检查及病历、处方等医疗文书的书写。

(2)树立严格的无菌观念,无菌技术的操作,穿手术衣、戴无菌手套的方法,手术区皮肤的消毒和铺无菌巾。

(3)掌握备皮、组织切开、缝合、打结、拆线、清创、换药以及各专科常见的基本操作和技能。

(4)熟悉各专科常见检查,如 X 片、CT、MRI、彩超、肺功能等。

(5)培养实习生具有良好的医德及医患沟通的能力。

2. 胃肠外科

（1）腹外疝：①掌握腹股沟管、Hesselbach 三角、股管的结构；②熟悉腹股沟疝的临床类型、临床表现、诊断及鉴别诊断，腹股沟斜疝和直疝的鉴别诊断，股疝的临床表现；③了解嵌顿性和绞窄性疝的手术处理原则，腹股沟疝手术治疗方法，无张力疝与腹腔镜疝修补术基本概念。

（2）胃十二指肠疾病：①掌握胃十二指肠溃疡穿孔、瘢痕性幽门梗阻的临床表现、治疗原则；②熟悉胃十二指肠疾病手术方式及注意事项，胃癌临床表现、诊断方法；③了解胃十二指肠疾病术后并发症的处理，胃癌的外科治疗。

（3）小肠疾病：①掌握单纯性肠梗阻的临床表现与绞窄性肠梗阻的区别；②熟悉肠梗阻的病理生理；③了解肠梗阻的诊断和治疗原则。

（4）阑尾疾病：①掌握急性阑尾炎临床表现、诊断和鉴别诊断；②熟悉急性阑尾炎治疗原则，阑尾炎的并发症和阑尾切除术后并发症；③了解特殊类型阑尾炎的临床特点和处理原则，腹腔镜阑尾切除技术。

（5）结、直肠及肛管疾病：①掌握结、直肠癌的临床表现、诊断方法；②熟悉直肠癌手术方式的选择，肛门周围脓肿、肛瘘、痔的临床表现；③了解结、直肠癌病理分型、分期，以及肛门周围脓肿、肛瘘、痔的治疗方法。

（6）腹腔镜技术：了解腹腔镜在肠切除、阑尾切除及疝修补中的应用。

（7）胃肠外科技能操作：①外科无菌术的培训，包括洗手、穿无菌手术衣、手术区域的皮肤消毒、铺无菌巾及切开缝合；②肛门指检；③诊断性腹腔穿刺术；④胃肠减压；⑤腹腔镜手术的扶镜技能。

（8）胃肠外科讲座：①胃肠外科围手术期补液；②继发性腹膜炎的术中处理；③直肠癌的肠道准备和手术方式的选择；④胃肠道术后常见并发症的观察及处理。

（9）胃肠外科教学查房：①腹股沟疝诊治；②胃十二指肠溃疡穿孔的诊治；③肠梗阻的诊治；④阑尾炎的诊治；⑤结、直肠癌的诊治。

3. 肝胆外科

（1）肝脏疾病：①掌握肝脓肿的病因诊断、鉴别诊断和治疗；②熟悉原发性肝癌的诊断、鉴别诊断和治疗；③了解肝包虫病的病因、病理、诊断和治疗。

（2）门脉高压：①掌握门脉高压的诊断和治疗原则，食管、胃底静脉破裂出血的紧急处理、处理原则和适应证；②熟悉门脉高压的病因、病理和临床表现；③了解门静脉的解剖和门脉高压治疗的手术方式。

（3）胆道疾病：①掌握急性胆囊炎、胆囊结石、胆管结石、急性化脓性胆管炎的临床表现、诊断、鉴别诊断和治疗原则；②熟悉胆石症、胆囊炎、胆管炎的病因、病理;③了解胆道解剖、生理概要,胆道蛔虫的临床特点和处理原则,慢性胆囊炎的临床表现、诊断和治疗原则,腹腔镜胆囊切除术的适应证、禁忌证及操作程序,胆总管探查的适应证,"T"管引流术后观察及"T"管造影时间和方法,ERCP/PTC 纤维胆道镜等技术检查的适应证、禁忌证。

(4)胰腺疾病:①掌握急性胰腺炎的病理、临床表现、诊断和治疗;②熟悉胰头及壶腹周围癌的临床表现和诊断;③了解胰腺的解剖和生理概要,慢性胰腺炎的病理、临床表现、诊断和治疗,胰腺囊肿的病理、临床表现、诊断和治疗,胰腺内分泌肿瘤的临床表现和诊断,胰腺炎的中药制剂。

(5)肝胆外科技能操作:①急腹症消毒铺巾,胜任腹腔镜切除胆囊二助或扶镜;②"T"管引流术后敷料更换和固定方法。

(6)肝胆外科讲座:①肝胆外科引流管的应用;②肝癌的早期诊断和治疗原则;③门脉高压的并发症诊断和处理;④胆囊结石合并胆囊炎的诊断和处理;⑤急性胰腺炎的诱因、诊断和治疗。

(7)肝胆外科教学查房:①肝癌的诊断和治疗;②门脉高压的诊断和治疗;③胆囊结石诊断和治疗;④急性胰腺炎的诊断和治疗。

4. 甲乳外科

(1)甲状腺疾病:①掌握甲状腺功能亢进的诊断和处理、手术原则、术前准备和术后常见并发症的处理,单纯性甲状腺肿的诊断和治疗原则;②熟悉甲状腺结节的诊断和处理原则;③了解甲状腺的解剖和生理,颈部分区和颈部肿块的检查和诊断。

(2)乳腺疾病:①掌握乳房的正确检查方法,乳房肿块的诊断要点和处理原则,急性乳腺炎的诊断和防止原则,乳癌的分期及治疗原则;②熟悉乳腺淋巴引流途径;③了解乳房的解剖,钼靶在乳腺疾病中的应用。

(3)甲乳外科技能:①乳房的触诊及术后换药;②甲状腺触诊及术后换药。

(4)甲乳外科讲座:①乳腺疾病的诊断和治疗;②乳房的检查;③甲状腺的结节和检查。

(5)甲乳外科教学查房:①甲亢的外科治疗;②甲状腺肿瘤的诊断和处理原则;③乳腺肿块的诊断和鉴别。

5. 泌尿外科

(1)尿石症:①掌握上尿路结石的临床表现、诊断与鉴别诊断、治疗原则、治疗方法及适应证,膀胱结石的临床特点、治疗原则及治疗方法;②了解尿路结石的形成机制及影响尿路结石形成的因素。

(2)前列腺增生:①掌握前列腺增生的临床表现、诊断与鉴别诊断、治疗原则及手术适应症;②了解前列腺增生的病因、病理及发病机理。

（3）泌尿系损伤:①掌握肾损伤的病理类型、临床表现、诊断、治疗原则及手术指征、方法,尿道损伤的机理、诊断和治疗原则,膀胱损伤的临床表现、诊断和治疗;②了解肾损伤的病因,肾脏、膀胱、尿道解剖和生理特点。

（4）泌尿系统肿瘤:①掌握肾肿瘤(肾癌、肾盂癌)的临床表现、诊断、鉴别诊断及治疗原则,膀胱肿瘤的临床表现、诊断、鉴别诊断及治疗原则,阴茎癌、前列腺癌、睾丸肿瘤的临床表现、诊断、鉴别诊断及治疗原则;②了解肾脏肿瘤、肾盂肿瘤、膀胱肿瘤、阴茎癌、前列腺肿瘤与睾丸肿瘤的病因及病理。

（5）泌尿系结核:①掌握泌尿系结核的发病机理、临床表现、诊断、鉴别诊断及治疗原则;②了解泌尿系结核的药物治疗,泌尿系结核并发症的治疗原则。

（6）泌尿生殖系感染:①掌握急性膀胱炎、急性附睾炎、急慢性前列腺炎的临床表现、诊断、鉴别诊断及治疗原则;②熟悉肾积脓、肾盂肾炎的临床特征;③了解泌尿系感染的常见致病菌及发病机制。

（7）隐睾:①掌握隐睾的临床表现、诊断、鉴别诊断及治疗原则;②了解隐睾的病因及并发症。

（8）鞘膜积液:①掌握鞘膜积液的临床表现、诊断、鉴别诊断及治疗原则;②了解鞘膜积液的病因及分型。

（9）精索静脉曲张:①掌握精索静脉曲张的临床表现、诊断、鉴别诊断及治疗原则;②了解精索静脉曲张的病因及发病机制。

（10）泌尿外科技能操作:①留置导尿,膀胱冲洗;②膀胱造瘘管的更换及固定;③肾造瘘管的更换;④膀胱药物灌注;⑤基本能阅读常见泌尿系疾病的 KUB + IVU 及 CT。

（11）泌尿外科专题讲座:①泌尿系结石的诊治;②泌尿系损伤的诊治;③泌尿系结核的诊治;④前列腺增生的诊治;⑤泌尿系肿瘤的诊治;⑥泌尿系感染的诊治。

（12）泌尿外科教学查房:①泌尿系结石的发病机理和治疗进展;②膀胱肿瘤的诊断和治疗进展;③泌尿系结核的发病机理和手术适应证;④泌尿系损伤的机理和治疗原则。

6. 神经外科

（1）颅内压增高和脑疝:①掌握颅内压增高及脑疝的临床表现、诊断和治疗原则;②熟悉颅内压增高的病理、病理生理和脑疝形成机理;③了解颅内压增高的机理和病因。

（2）颅脑损伤:①掌握原发性脑损伤的发病机理、病理类型、临床表现、诊断及治疗原则,颅内血肿的临床表现、诊断、鉴别诊断;②熟悉颅骨骨折的临床表现、诊断和治疗方法,开放性脑外伤的特点和治疗原则;③了解颅内血肿的治疗原则,头皮损伤、颅脑损伤的后遗症。

(3)颅脑和脊髓先天畸形:了解脑和脊髓先天畸形的临床表现和治疗原则。

(4)颅内和椎管内肿瘤:①掌握颅内占位的临床表现;②熟悉颅内占位的定义及常见原因;③了解颅内占位的鉴别诊断和处理原则。

(5)颅内和椎管内血管性疾病:了解颅内动脉瘤、动静脉畸形、脑卒中的外科治疗及介入治疗。

(6)神经外科技能操作:①腰椎穿刺;②心肺复苏;③神经外科换药、拆线、缝合;④头皮血肿穿刺;⑤基本能阅读常见颅脑疾病 CT 及 MRI。

(7)神经外科专题讲座:①颅高压的诊治;②脑疝的诊治;③颅脑损伤诊治;④颅脑肿瘤诊治;⑤血气分析及其临床应用。

(8)神经外科教学查房:①脑疝形成及原因、机理及治疗进展;②颅脑损伤及颅内血肿的诊断和治疗;③颅内肿瘤的诊断和治疗。

7. 烧伤整形外科

(1)外科感染:①掌握常见软组织感染的病因、临床表现、防治原则,抗生素的合理应用;②熟悉常见软组织感染的概念和转归,菌血症、脓毒症、局部化脓感染的临床表现、防治原则和转诊指征,疖、痈、急性蜂窝织炎、丹毒、甲沟炎、脓性指头炎的鉴别;③了解破伤风、气性坏疽的临床表现、诊断、治疗和转诊原则。

(2)周围血管疾病:①掌握下肢静脉曲张的临床表现、解剖、特殊检查、手术适应证;②了解血栓闭塞性脉管炎、下肢深静脉血栓形成、动脉粥样硬化闭塞症的病因、诊断要点、鉴别诊断和治疗原则。

(3)手外伤及断肢(指)再植:①掌握急诊手外伤的现场急救及治疗原则、正中神经、尺神经、桡神经、坐骨神经、腓总神经损伤的临床表现;②了解上下肢神经的解剖和分布。

(4)烧伤:①掌握烧伤面积计算和深度评估的方法,烧伤的现场急救及初期创面处理和补液方法;②熟悉烧伤的临床过程及病理生理特点,烧伤全身性感染的防治和常见并发症的防治;③了解电击伤、化学烧伤的特点及急救。

(5)创面修复:了解皮片移植及皮瓣转移的适应证、手术方法及血运观察等相关内容。

(6)创伤和火器伤:①熟悉清创术及现场急救;②了解分类、诊断、伤口判断及火器伤的特点及治疗。

（7）皮肤软组织肿瘤：了解常见皮肤软组织肿瘤的分类及临床表现、治疗原则。

（8）烧伤整形外科技能操作：脓肿切开引流、烧伤换药、清创。

（9）烧伤整形外科专题讲座：①烧伤、手外伤、大隐静脉曲张等诊断、处理原则；②病历规范化书写及病案首页填写。

（10）烧伤整形外科教学查房：①外科感染的病因、临床表现和治疗；②手外伤的现场急救及治疗原则；③正中神经、尺神经、桡神经、坐骨神经、腓总神经的临床表现和治疗；④烧伤诊断和治疗。

8. 骨关节外科

（1）骨折：①掌握骨折的分类、临床表现、骨折愈合的过程及影响骨折愈合的因素，骨折的急救、治疗原则，股骨颈骨折、股骨粗隆间骨折、股骨干骨折、股骨髁上骨折的诊断和治疗原则；②熟悉骨折常见并发症的防治，胫腓骨骨折的诊断和治疗原则；③了解开放性骨折的处理方法，肱骨干骨折的移位特点、临床表现、并发症、诊断及治疗原则，桡骨远端骨折的移位特点、临床表现、并发症、诊断及治疗原则，肱骨髁上骨折的移位特点、临床表现、并发症、诊断及治疗原则。

（2）运动医学：①熟悉膝关节韧带损伤的临床表现、并发症、诊断及治疗原则，半月板损伤的临床表现、并发症、诊断及治疗原则；②了解肩袖损伤的临床表现、并发症、诊断及治疗原则。

（3）关节脱位：①熟悉关节脱位的概念、分类，肩关节脱位的分类、临床表现、诊断和治疗原则；②了解膝、肘、髋关节脱位的诊断及治疗原则。

（4）运动系统慢性损伤：①掌握膝关节骨性关节炎的临床特点及治疗原则；②了解慢性损伤的分类、临床特点及治疗原则，慢性损伤的诊断和治疗原则，股骨头无菌性坏死的病理、分类、诊断、治疗和预防。

（5）骨肿瘤：①掌握骨肿瘤的诊断及治疗原则；②了解计算机导航在膝关节置换中的应用。

（6）骨关节外科技能操作：①骨关节外科专科查体；②在带教老师带领下协助完成胫骨结节牵引或跟骨牵引中至少一项；③在带教老师带领下协助完成骨折手法复位及石膏外固定术至少一次；④在带教老师带领下协助完成肩关节脱位、肘关节脱位、膝关节脱位或腕关节脱位手法复位中至少一项；⑤前、后抽屉试验及后沉试验的检查；⑥基本能阅读常见骨科疾病的 X 片、CT、MRI；⑦掌握股骨颈骨折 X线片、膝关节 MRI 片。

（7）骨关节外科专题讲座：①股骨颈骨折的特点及治疗原则；②膝关节交叉韧带损伤阅片；③骨牵引的方法及操作；④骨折手法复位的方法及操作；⑤关节脱位。

（8）骨关节外科教学查房：①股骨颈骨折的诱因、特点和治疗；②膝交叉韧带损伤的诊断和治疗；③四肢骨折的诱因、特点和治疗方法；④关节脱位的诊断和治疗。

9. 脊柱骨盆外科

（1）脊柱骨折：①掌握胸腰椎骨折的分类、临床表现、影像学检查、诊断、急救处理及治疗原则；②了解颈椎骨折的治疗原则，脊柱的解剖和生理弯曲意义。

（2）脊髓损伤：①掌握脊髓损伤的分类、临床表现、诊断、并发症及治疗；②熟悉脊髓的解剖；③了解脊髓分段和支配区域。

（3）骨盆骨折：①掌握骨盆骨折的临床表现、诊断、并发症和处理原则；②熟悉骨盆骨折的病因、分类；③了解骨盆的解剖及男女性骨盆的特点及骨折后的影响。

（4）脊柱结核：①掌握脊柱结核的临床表现、影像学特点、诊断与鉴别诊断、治疗原则；②熟悉脊柱结核的发病原因；③了解脊柱解剖及结核好发部位。

（5）颈、腰椎退行性疾病：①掌握颈椎病的分型、临床表现、诊断、鉴别诊断和治疗，腰椎间盘突出症临床表现、诊断、鉴别诊断和治疗；②了解颈椎间盘突出症的临床表现、诊断、鉴别诊断和治疗原则。

（6）脊柱外科技能操作：①脊柱外科的专科体格检查，如椎间盘突出症、脊柱侧弯等；②基本能阅读脊柱外科常见疾病的 X 片、CT、MRI。

（7）脊柱外科专题讲座：①椎间盘突出症的诊断及治疗；②脊柱损伤的诊断、急救处理及治疗原则；③脊柱结核的诊断、治疗原则；④脊柱的解剖与脊柱疾病的关系。

（8）脊柱外科教学查房：①脊柱外伤；②椎间盘突出症；③脊柱结核；④脊柱畸形。

10. 胸心外科

（1）胸部损伤：①掌握胸部损伤的急救程序，多发性肋骨骨折、张力性气胸、进行性血胸的病理生理特点、诊断和治疗，心脏损伤、心脏压塞的临床表现与急救等；②熟悉胸部损伤的分类、损伤机制；③了解创伤性窒息及肺爆震伤的诊治原则。

（2）肺部疾病：①掌握肺癌的临床表现、诊断及鉴别诊断、治疗原则；②熟悉肺癌的病因、病理类型、病理生理及临床分期，肺结核、支气管扩张、肺脓肿、肺部良性肿瘤的诊断及外科治疗；③了解肺部疾病的微创治疗及肺癌的综合治疗原则。

（3）食管疾病：①掌握食管癌的临床表现、诊断及鉴别诊断、治疗原则；②熟悉食管癌的病因、病理类型、病理生理及临床分期，食管平滑肌瘤、贲门失弛缓症、食管憩室、食管裂孔疝的诊断及外科治疗；③了解食管疾病的微创治疗。

（4）胸壁及胸膜疾病：①熟悉胸壁肿瘤、胸壁结核的诊断及治疗，胸腔积液的诊断与外科治疗，自发性气胸的诊治原则；②了解胸腔镜在胸膜疾病中的应用。

（5）纵隔疾病：①掌握纵隔的分区及常见纵隔肿瘤类型；②熟悉纵隔疾病的临

床表现、诊断及治疗原则;③了解纵隔感染、纵隔气肿的诊断及急救处理原则。

(6)先天性心脏病:①掌握动脉导管未闭、房间隔缺损、室间隔缺损、法洛四联症的诊断和外科治疗原则;②熟悉先心病的分类及病理生理;③了解先心病的非体外循环治疗方式。

(7)后天性心脏病:①掌握二尖瓣狭窄或(并)关闭不全、主动脉瓣狭窄或(并)关闭不全、缩窄性心包炎的手术适应症及治疗原则;②熟悉冠状动脉粥样硬化性心脏病的病因、病理、诊断和治疗原则;③了解心脏和大血管解剖,心血管外科急重症如主动脉夹层的处理流程,体外循环的定义及基本原理。

(8)胸心外科技能操作:①胸膜腔穿刺术;②胸膜腔闭式引流术及胸腔引流管的拔除;③心肺复苏及电除颤仪的使用;④基本能阅读常见肺、食管、心脏、胸内大血管疾病的 X 线、CT 片及心脏彩超报告;⑤心脏专科体格检查。

(9)胸心外科专题讲座:①胸部损伤的诊治;②食管癌的诊治;③肺癌的诊治;④常见先天性心脏病的诊治;⑤风湿性心脏瓣膜病、二尖瓣或主动脉瓣病变的诊治;⑥胸膜腔穿刺术与胸腔闭式引流术操作规范及其临床应用。

(10)胸心外科教学查房:①心脏术后重症监护的处理;②胸部外科围手术期处理;③肺癌、食管癌的诊治及微创治疗;④先天性心脏病及后天性心脏病的诊治。

(五)教学实施

(1)安排每位实习生管病床 6~8 张,在上级医师指导下完成病房各项医疗工作,每周至少完成一份完整大病历的书写并交老师修改。在病人入院后 24 小时内完成病历记录,按时书写病程记录,所有医疗文件书写均须上级医师检查修改签字确认后方生效。

(2)实习生所有诊疗技术操作都必须在上级医师的指导下进行,安排实习医师观摩或参加各外科手术。

(3)在上级医师查房时要求实习生汇报自己管理新病人的病情、检查结果、诊断及治疗计划,并对旧病人在一天内的重要变化和新的发现做报告。上级医师有责任进行提问并加以修正、补充,并加强对实习生的提问和启发诱导,以培养学生独立思考和独立工作的能力。

(4)根据实习轮转表,每一轮实习生在各专科实习期间,安排教学查房、病例讨论、临床讲座和操作规范化培训。

①教学查房,每周一次。各专科副高级职称以上医师带领,结合典型或疑难病例进行分析、讲解、提问、讨论,以培养学生理论联系实际能力和临床思维能力。查

房后学生签字并有反馈意见。查房时有学生汇报病史,并进行现场形成性评价。

②病例讨论,每周一次。实习医生介绍病例,提出初步分析意见,由主治医师以上指导教师组织讨论。各科室可根据实际情况安排疑难病例、特殊病例、死亡病例、术前术后病例讨论等。

③临床讲座,每周一次。教研室及科室共同组织,由中级以上职称医师根据大纲规定内容进行讲授,并做好讲座的计划安排和记录。

④操作规范化培训。内容包括各科室基本操作,如换药、拆线、拔管、切开缝合、止血等。由高年资住院医师或主治医师讲解,带教老师完成指导评分,再现场进行形成性评价并给学生指导性建议。

(六)教学(考核)方法

根据各科室实际情况,体现现代教学理念、教学与考核方法,如"实践 – 学习 – 实践 – 考核"教学、病人床旁教学,实验室电脑模拟技能教学、PBL 结合实践教学(问题式学习)、CBL 结合实践教学(病例式教学)、SP 模式教学(模拟标准化病人教学)、小组讨论交流、自学(课后:打结、缝合练习)、反思日志、实践操作等方法,通过理论及实践考核检验教学及学生学习的实效。

(七)实习生管理

(1)外科教研室由一名教学组长及教学秘书负责安排学生的分组、讲座、考试及了解学生思想、生活、学习情况,帮助解决有关问题,负责实习生的思想、学习、医德医风等方面的管理。

(2)各外科将实习生考勤统一记录,要求实习生每天在考勤记录本上签到,并安排专人进行监督管理。

(3)实习生请假。实习期间学生一般不得请假,如因病、因事确需请假者,按以下规定进行办理。

①连续请假 3 天以内,由本人申请,所在科室批准;连续请假 3 ~ 7 天,由实习单位主管教学部门批准;连续请假 7 天以上者,报教务处实习管理科审批。准假后必须办好交接班手续,方可离开实习单位。

②实习生的病事假和旷课,带教老师应详细登记,轮转前提供给科室主任评分时参考。请病事假连续 3 ~ 7 天,该科成绩最高为 80 分;病事假连续 7 ~ 14 天,该科成绩最高不超过 65 分;超过 14 天者,实习结束后教务处实习管理科统一安排补实习后,方予以评定实习成绩。

③实习生办理请假手续须填写《实习生病事假申请表》，根据不同情况由相关权限部门核实批准后请假才能生效，否则一律以旷工、旷课处理。请假时间截止前应持实习轮转部门的返岗证明到准假部门销假，续假参照请假相同程序办理，未按期销假或续假者，按旷工、旷课处理。

④请假手续不全或事后补请假手续的，除特殊情况外均视为没有办理请假手续，按旷工、旷课处理。如发现请病事假弄虚作假者，按旷课处理，每天按 6 学时计算。

(八)出科考核

1. 科室出科考核

实习结束后，各科室按照实习大纲中要求掌握的内容对实习生的理论及基本技能进行严格考评，评定本科实习理论及技能成绩。成绩评定应真实、客观地反映学生的实习质量和业务水平。

(1)理论考核。出科理论考核题型应包括选择题、填空题、问答题、病例分析等题型，总分为 100 分。

(2)技能考核。基本技能操作由科室组织实习生按照大纲要求自行选择考核项目并结合其平时技能操作情况，根据科室实习成绩评分表进行评分。主要项目有常规操作、换药、无菌术、拔管、缝合等操作。

2. 教研室出科考核

教研室出科考核由理论考核及临床技能操作两部分组成。实习生外科实习结束前，由外科教研室组织对实习生进行出科理论考核和技能考试。

(1)理论考核。根据大纲中实习内容，对各系统应掌握的常见病、多发病、临床诊疗等进行考核，理论考核题型应包括选择题、填空题、问答题、病例分析等题型，总分为 100 分。

(2)技能考核。由教研室组织，从实习大纲的考核量表中选择项目进行考核。

3. 注意事项

(1)外科轮转结束时，由指导教师按理论考核标准评定成绩，对学生进行评分，并由科室负责人签名。实习成绩应在实习生完成实习一周内评定出来。

(2)学生实习成绩由临床科室及教研室逐级评定后，交至医院教学主管部门进行汇总，汇总完成后将所有实习生成绩交至教务处实习管理科。

(3)实习成绩一经评定，任何人不得随意更改。无教研室主任或带教老师签字及教研室盖章，其更改的成绩无效，教务处将根据情况进行处理。

(九)考核标准

1. 外科病区实习成绩评分及大外科成绩组成

表 4 – 16 – 16　外科病区实习成绩评分

实习时间：　　年　　月　　日至　　年　　月　　日

项目	评分内容及要求	评分办法	科 室 评 分					小计	考勤及违纪情况
			5	4	3	2	1		
医学人文 (20分)	服务态度及尊重病人	带教老师在临床带教中观察							
	遵守职业道德及规范								
	遵守劳动纪律	带教中观察及考勤							
	注重沟通交流技巧								
教学活动参与度及质量 (30分)	病历书写	带教老师在评阅病历、《学生实习手册》及开展教学活动时评定							旷课　　天； 迟到　　次； 早退　　次。
	教学查房								
	病例讨论								
	临床讲座								
	《学生实习手册》中学生工作量表完成质量								
	无菌观念								
临床技能操作 (30分)	无菌原则	请根据《学生实习手册》中工作量表填写及技能操作的完成情况进行评分							
	手卫生								
	消毒铺巾								
	操作技术符合规范								
	操作熟练、重点突出	平时或出科临床技能考核分数×15%							
	与病人互动								
出科理论考核 (20分)	按照执业医师考试大纲中要求掌握的内容进行考核	出科理论考核分数×20%							
得分									

带教老师签名：　　　　　　　　　科室(病区)负责人签名：

注："科室评分"栏请带教老师在相应格中打"√"，并统计得分。实习成绩一经评定，任何人不得随意更改。

表 4 – 16 – 17　大外科成绩组成

科室	成绩		
	科室实习成绩(70%)	出科考核(30%)	
		理论考核(15%)	技能考核(15%)
肝胆外科			
甲乳外科			
胃肠外科			
小儿普胸泌科			
小儿矫形科			
烧伤科			
脑血管外科			
神经外科			
骨关节外科			
脊柱外科			
泌尿外科			
胸心外科			
平均分			

实习时间：　　年　　月　　日至　　年　　月　　日

总分：

教研室主任签名(盖章)：

年　　月　　日

第四章　『一轴三联』医学人才培养模式改革背景下的教学质量管理与质量标准

注:总分 = 各科室实习成绩平均分×70% + 出科理论考核分数×15% + 出科技能考核分数×15%。若评定不及格请注明理由。

2. 本科实习医师外科基本技能操作考核评分标准

表 4 – 16 – 18   本科实习医师外科基本技能操作考核评分标准(腹穿、胸穿)

学生姓名			学号		性别		
患者姓名		住院号		科室		床号	
评分标准			满分(100 分)	扣分		得分	
一、准备			15				
1. 物诊复查及血压、脉搏测量			6				
2. X 光片、B 超检查定位			4				
3. 穿刺包、手套、消毒液、弯盘、药			5				
二、消毒			15				
1. 消毒钳持拿			3				
2. 消毒顺序和范围			3				
3. 脱碘			3				
4. 铺巾			3				
5. 消毒及铺巾过程中无菌观念			3				
三、部位			15				
1. 体位选择			5				
2. 穿刺点选择			5				
3. 麻醉方法			5				
四、进针			15				
1. 穿刺针选择			3				
2. 穿刺针通畅			3				
3. 穿刺方向			5				
4. 观察病人反应及处理			4				
五、抽吸			15				
1. 抽液量			4				
2. 抗凝剂使用			3				
3. 抽液结束后处理			4				
4. 观察病人反应及处理			4				
六、提五个相关问题			25				
问题 1:			5				
问题 2:			5				
问题 3:			5				
问题 4:			5				
问题 5:			5				
总分(得分合计):							
考核评语:							
主考教师(签名):				年	月		日

表 4 – 16 – 19　本科实习医师外科基本技能操作考核评分标准(拆线)

学生姓名			学号			性别		
患者姓名		住院号			科室		床号	
评分标准				满分(100分)		扣分		得分
一、准备				25				
1. 洗手/床旁手喷消毒(六步洗手法,注意三前三后)				10				
2. 伤口情况了解				2				
3. 物品准备(弯盘、纱布、消毒液、无菌剪、胶布)				5				
4. 持物钳的使用				2				
5. 器材及敷料放置				2				
6. 拆线包在病床前的放置				2				
7. 伤口显露,敷料取除				2				
二、具体操作				45				
1. 内层敷料取除,床旁手喷再次消毒				5				
2. 伤口情况检查				5				
3. 消毒液的选择与消毒范围及消毒方法				5				
4. 两把镊子的使用				5				
5. 缝线头端的牵引方向				5				
6. 剪线方法(单纯缝合、褥式缝合)				5				
7. 抽线方法				5				
8. 皮肤对合不良,局部血肿或积液,缝线反应及感染等情况的处理(如无此类情况,可提相关问题)				5				
9. 伤口覆盖,固定包扎				5				
三、拆线后敷料及器械的处理				5				
四、洗手、拆线经过描述、记录				5				
五、提四个相关问题				20				
问题1:				5				
问题2:				5				
问题3:				5				
问题4:				5				
总分(得分合计):								
考核评语:								
主考教师(签名):					年　　　　月　　　　日			

表 4-16-20 本科实习医师外科基本技能操作考核评分标准(换药)

学生姓名			学号		性别		
患者姓名		住院号		科室		床号	
评分标准			满分(100分)		扣分		得分
一、准备			16				
1. 洗手/床旁手喷消毒(六步洗手法,注意三前三后)			2				
2. 伤口情况了解			2				
3. 敷料及器材准备(换药包)			2				
4. 持物钳的使用			2				
5. 换药器材及敷料放置			2				
6. 换药器具在病床前的放置			2				
7. 伤口显露			2				
8. 外层伤口敷料(无菌、污染、感染伤口)移除			2				
二、消毒			14				
1. 换药器械的正确使用			4				
2. 两把换药镊的功能			4				
3. 消毒液的选择			2				
4. 消毒顺序及范围(部位、无菌伤口、污染伤口、化脓伤口有何不同)			4				
三、更换敷料			30				
1. 内层敷料的取除			5				
2. 伤口检查、清洗、引流物等的处理			10				
3. 敷料、引流物的适当选择			10				
4. 外层敷料覆盖、粘贴、固定、包扎			5				
四、污染和化脓敷料、器械的处理方法			10				
1. 各种敷料的处理			5				
2. 各类器械的处理			5				
五、洗手,伤口情况的描述、记录			10				
六、提四个相关问题			20				
问题1:			5				
问题2:			5				
问题3:			5				
问题4:			5				
总分(得分合计):							
考核评语:							
主考教师(签名):				年		月	日

表 4 – 16 – 21　本科实习医师外科基本技能操作考核评分标准(单人心肺复苏)

学生姓名		学号		考核时间		总分	
项目	技术操作					分值(分)	得分
操作流程	1. 周围环境评估:判断周围环境是否安全					5	
	2. 判断患者意识 　①动作:快速轻拍患者肩部,呼叫患者,确认患者意识丧失 　②判断:有无呼吸					5	
	3. 呼叫救援:寻求他人帮助,拨打电话,呼叫他人取药品、仪器等					5	
	4. 复苏体位:将床放平至仰卧位(如为软床,胸下需垫胸外按压板),解衣领、松解腰带					5	
	5. 判断患者颈动脉搏动:术者食指和中指指尖触及患者气管正中部(相当于喉结的部位),旁开两指,至胸锁乳突肌前缘凹陷处。判断时间为 10 秒,若无颈动脉搏动,应立即给予心脏按压					5	
	6. 胸外心脏按压 　①按压部位:胸骨中下 1/3,乳头连线与胸骨交界处(7 分) 　②按压手法:扣手,两肘关节伸直,以身体重量垂直下压,压力均匀(8 分) 　③按压幅度:大于 5 cm,儿童或婴幼儿为胸廓前后径 1/3(7 分) 　④按压时间:按压和放松时间比为 1∶1(6 分) 　⑤按压频率:大于 100 次/分(6 分) 　⑥按压和呼吸比为 30∶2,操作五个循环后再次判断患者颈动脉搏动(7 分)					41	
	7. 清理口腔呼吸道,取下义齿					5	
	8. 开放气道:采用仰头抬颏法					5	
	9. 人工呼吸 　①口对口人工呼吸 　②简易呼吸器					7	
	10. 心肺复苏有效指征 　①能扣到大动脉搏动 　②自主呼吸恢复 　③肤色转红润 　④对光反射正常(散大的瞳孔缩小) 　⑤收缩压 >8Kpa(60 mmHg)					5	
终末质量评价	复苏成功后,整理患者衣服,患者取侧卧位或头偏向一侧(口述)进一步高级生命支持,注意观察患者意识状态、生命体征					4	
	整体评估:动作连贯、流畅;操作规范;沉着冷静、手法正确					4	
	操作时间:3 分钟					4	
考核教师签名:					年　　　月　　　日		

3. 本科实习医师外科无菌技术与基本手术操作考核评分标准

表 4-16-22 本科实习医师外科无菌技术与基本手术操作考核评分标准

学生姓名			学号		性别		
患者姓名		住院号		科室		床号	
评分标准				满分(100分)	扣分		得分
一、外科无菌技术操作				30			
(一)刷手				10			
1. 刷手的顺序及范围				2			
2. 刷手的重点部位				2			
3. 冲洗时顺序及手臂的保护				2			
4. 用毛巾擦手臂时的无菌操作				2			
5. 刷手后是否接触了有菌物品,接触后的处理				1			
6. 刷手时间				1			
(二)穿衣				4			
1. 提衣动作				1			
2. 递送腰带				1			
3. 手是否接触有菌区				1			
4. 穿衣时手举高度				1			
(三)戴手套				4			
1. 提取手套				1			
2. 戴手套时的无菌观念				1			
3. 手套腕部外翻部位				1			
4. 手套口套扎手术衣袖口				1			
(四)消毒及铺巾				12			
1. 消毒钳持拿				2			
2. 消毒顺序和范围				2			
3. 脱碘				2			
4. 铺巾顺序				2			
5. 手术巾铺后有无移动				2			
6. 消毒与铺巾过程中无菌观念				2			
二、外科基本手术操作				50			
(一)切开				10			

续表

学生姓名			学号		性别	
评分标准			满分(100分)	扣分		得分
1. 切开操作(皮肤应绷紧,刀应垂直于组织,按层切开)			4			
2. 持刀姿势			3			
3. 切开的深浅、大小			3			
(二)止血(钳夹止血)			8			
1. 持钳方法			2			
2. 目标准确与否			2			
3. 钳夹组织			2			
4. 止血打结时,松钳时间的掌握			2			
(三)打结(单手打方结)			12			
1. 打结时绕线			4			
2. 打结时拉线方向(打成滑结或顺结)			4			
3. 打第二结时,第一结是否松开,结扎是否牢靠			4			
(四)剪线			10			
1. 持剪方式			3			
2. 剪线方法			4			
3. 留线长度			3			
(五)缝合			10			
1. 器材(针、镊、线)选择			2			
2. 持针器械			2			
3. 进出针			2			
4. 缝合方法			2			
5. 结扎			2			
三、提四个相关问题			20			
问题1:			5			
问题2:			5			
问题3:			5			
问题4:			5			
总分(得分合计):						
考核评语:						
主考教师(签名):					年 月 日	

注:进行无菌操作前,应检查手指甲是否剪好,着装是否符合要求,否则不可进入操作。

三、妇产科学实习规范要求

(一)实习目的

通过专科实习,巩固妇产科常见疾病的理论知识。掌握生理产科、病理产科、妇科及计划生育科常见疾病的诊治原则。掌握妇产科专科检查手法。熟悉妇产科常用诊疗技能及常见手术的相关知识。了解妇产科常见急诊的处理。结合执业医师资格考试大纲要求,通过理论与联系实践、医教协同、岗位胜任等培养模式,提高医学生的社会满意度和需求度,培养实用型的医学人才。

(二)实习要求

(1)掌握妇产科常见病诊治原则及临床思维能力。

(2)熟悉专科检查手法、常见诊疗技能和手术相关知识,加强无菌观念。

(3)及时书写专科大病历,提高临床实践工作中分析问题和处理问题的能力。

(4)培养良好的医德医风素养和团队协作精神。

(5)遵守科室的各项工作制度和操作常规。

(6)遵守实习管理制度和考勤制度。

(7)了解妇产科诊疗新技术及新进展。

(8)尊重和关心女性患者,做好人文关怀,保护患者的隐私。

(三)实习时间与科室

妇产科实习时间共6周。根据教研室安排实施轮转,其中妇科病房实习2周、产科病房实习2周、计划生育科病房或妇科门诊实习2周。

(四)实习内容

妇产科实习内容:一是主要病种,分为女性生殖系统基础、产科、妇科、生殖内分泌及计划生育四个部分;二是妇产科基本操作和技能,包括专科常见病的诊治原则、检查手法,妇产科常见急症的处理,妇产科常用诊疗技能、常见手术和常用辅助检查的相关知识等;三是实习讲座。

1. 女性生殖系统基础

(1)女性生殖系统解剖:①掌握女性盆骨的形态结构,与分娩有关的解剖特点,女性内、外生殖器的解剖及其同邻近器官的关系；②了解盆腔血管、淋巴及神经的分布，女性骨盆底的解剖。

（2）女性生殖系统生理：①掌握月经周期中生殖功能及内分泌功能调节；②熟悉卵泡生命周期、生殖激素周期、子宫内膜周期及其他生殖器官的周期性变化；③了解妇女一生中在雌激素支配下从婴儿到绝经期的生理变化。

2. 产科部分

（1）妊娠生理：了解受精的形成、发育与着床过程，妊娠期胎儿发育的特征，胎盘的形成及功能，羊水、脐带、胎膜的功能，妊娠期母体的变化。

（2）妊娠诊断：①掌握早期、中期及晚期妊娠诊断方法并了解其原理；②熟悉胎产式、胎先露和胎方位的定义及判定。

（3）正常分娩：①熟悉决定分娩的四大因素，分娩的临床经过及了解其处理；②了解枕先露的分娩机转。

（4）异常分娩：①熟悉识别产力异常的病因、临床表现、诊断方法；②了解产道异常的类型及临床表现，对母、儿的影响及处理，胎儿及胎位异常（持续性枕后位、持续性枕横位、臀位及横位）临床表现及处理原则。

（5）胎盘与胎膜异常：①熟悉前置胎盘、胎盘早剥的分类、病因、临床表现及对母、儿的危害；②了解前置胎盘、胎盘早剥的分类及其病因，诊断方法及鉴别诊断，治疗原则。

（6）妊娠期高血压疾病：①掌握有关妊娠期高血压疾病的分类、临床表现、诊断、鉴别诊断、并发症及其处理；②了解妊娠期高血压疾病对母、儿的影响。

（7）妊娠期肝内胆汁淤积症：①掌握妊娠期肝内胆汁淤积症的临床表现、诊断及处理；②熟悉妊娠期肝内胆汁淤积症对母、儿的影响；③了解妊娠期肝内胆汁淤积症的病因和鉴别诊断。

（8）妊娠合并心脏病：①熟悉不同心功能分级对可否妊娠、分娩时机、分娩方式及母、儿预后的影响，妊娠合并心脏病的诊断与处理；②了解心脏病与妊娠间的相互影响。

（9）妊娠合并病毒性肝炎：熟悉急性病毒性肝炎与妊娠二者间的相互影响及母婴传播问题，妊娠期急性病毒性肝炎的诊断及鉴别诊断，妊娠期伴有病毒性肝炎的防治原则及措施。

（10）产后出血：掌握产后出血的原因、临床表现及诊断、预防和治疗措施。

（11）子宫破裂：①掌握子宫破裂的病因；②熟悉子宫破裂的临床表现、预防及处理、诊断及鉴别诊断。

（12）胎儿窘迫：①掌握胎儿窘迫的概念、病因、分类及其防治对降低围产儿死亡的意义；②熟悉胎儿窘迫的临床表现、诊断和防治方法。

（13）外阴上皮非瘤样病变：①掌握外阴上皮非瘤样病变的诊断；②熟悉外阴上皮非瘤样病变的病理改变及治疗；③了解外阴上皮非瘤样病变的鉴别。

3. 妇科部分

（1）外阴炎、阴道炎症和子宫颈炎症：①掌握女性生殖系统易感染因素和易扩散因素及其防御感染的机制，前庭大腺炎、前庭大腺囊肿、滴虫阴道炎、外阴阴道假丝酵母菌病、细菌性阴道病、萎缩性阴道炎的病因、临床表现、诊断方法及防治，慢性子宫颈炎的病理变化、临床表现、诊断及治疗；②了解非特异性外阴炎、婴幼儿外阴阴道炎的病因、临床表现、诊断方法及防治。

（2）盆腔炎性疾病：①掌握女性生殖器炎症的自然防御机制；②熟悉盆腔炎性疾病及其后遗症的病因、病理变化、临床表现、诊断和防治。

（3）生殖器结核：熟悉生殖器结核的病因、传播途径、病理变化及临床表现、诊断要点及治疗措施。

（4）自然流产：①掌握流产不同阶段的临床表现、诊断和防治；②了解流产的病因，感染性流产、稽留流产和习惯流产的临床表现和处理原则。

（5）异位妊娠：①熟悉输卵管妊娠病因、临床表现、诊断、鉴别诊断和辅助诊断方法；②了解输卵管妊娠手术指征及药物治疗方法。

（6）子宫肌瘤：掌握子宫肌瘤的分类，临床表现、诊断及鉴别诊断，治疗原则。

（7）子宫内膜癌：①熟悉子宫内膜癌临床特点和诊断方法及 FIGO 分期（手术病理分期）；②了解子宫内膜癌发病的有关因素、病理、转移途径及治疗原则。

（8）子宫颈癌：①掌握子宫颈癌的病理及转移途径；②熟悉子宫颈癌的临床表现、早期诊断方法，分期及治疗原则；③了解子宫颈癌发病的有关因素和预防。

（9）卵巢肿瘤：①掌握卵巢肿瘤的处理原则、方法及其治疗和随访；②熟悉一些常见的肿瘤及其病理变化，临床特点；③了解卵巢肿瘤的分类，良、恶性肿瘤的鉴别诊断和常见的并发症。

（10）妊娠滋养细胞疾病：①熟悉滋养细胞肿瘤病理、临床表现、诊断、鉴别诊断及治疗原则，化疗的作用、副作用和治疗及随访；②了解滋养细胞疾病及肿瘤的含义及其疾病特点，葡萄胎的病理、临床表现、诊断及处理。

（11）子宫内膜异位症与子宫腺肌病：①熟悉子宫内膜异位症的临床表现、诊断及防治概要;②了解子宫腺肌病。

4. 生殖内分泌及计划生育部分

(1)功能失调性子宫出血(功血):①熟悉功血的临床类型、临床表现特征,无排卵性功血的临床特点和治疗原则;②了解功血的诊断、鉴别诊断及治疗原则。

(2)闭经:①熟悉闭经的诊断步骤;②了解闭经的不同分类、诊断及鉴别诊断方法。

(3)不孕症:了解不孕症的病因、检查方法、治疗方法及人类辅助生殖技术的发展状况。

(4)计划生育:①熟悉各种避孕措施的避孕原理,常用避孕方法的类别及临床应用和利弊,人工流产的适应证、禁忌证、并发症及并发症的预防与治疗;②了解计划生育的意义,绝育的适应证、禁忌证及并发症的预防与治疗。

5. 专科常见病诊治原则

掌握专科常见病诊治原则,具体如下。

(1)妇科:异位妊娠、子宫肌瘤、卵巢肿瘤、子宫腺肌病、盆腔炎性疾病。

(2)产科:正常分娩、前置胎盘、胎盘早剥、妊娠期高血压疾病、产后出血。

(3)计划生育科:不孕症、闭经、月经失调、功能失调性子宫出血。

(4)妇科门诊:外阴阴道炎、慢性宫颈炎、流产、月经不调。

6. 专科检查手法

掌握专科检查手法,具体如下。

(1)盆腔检查。

(2)四步触诊。

(3)骨盆外测量。

7. 妇产科常见急症

了解妇产科常见急症的处理,具体如下。

(1)妇科及计生科:异位妊娠、卵巢黄体破裂、卵巢囊肿/肿瘤蒂扭转或破裂。

(2)产科:胎盘早剥、前置胎盘、产后出血。

(3)妇科门诊:人流综合征。

8. 妇产科常用诊疗技能

了解并学习妇产科常用诊疗技能的相关知识,包括适应证、禁忌证、主要操作步骤、术后医嘱等,具体如下。

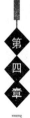

第四章 "一轴三联"医学人才培养模式改革背景下的教学质量管理与质量标准

（1）后穹隆穿刺术。

（2）诊断性刮宫术。

（3）上环术。

（4）取环术。

（5）宫颈活检术。

（6）绘制产程图。

（7）宫颈微波术。

（8）人流术。

（9）输卵管通液术。

（10）新生儿 Apgar 评分法。

9. 妇产科常见手术

了解妇产科常见手术的相关知识，包括适应证、禁忌证、主要操作步骤、手术并发症、术后处理等，具体如下。

（1）经阴道分娩接生。

（2）剖宫产术。

（3）子宫肌瘤切除术。

（4）卵巢囊肿/肿瘤剥除术。

（5）中晚期妊娠引产术。

10. 妇产科常用辅助检查

了解妇产科常用辅助检查的相关知识，包括辅助检查的适应证、临床意义等，具体如下。

（1）尿/血清 HCG 检查。

（2）女性肿瘤相关抗原检查。

（3）女性激素检查。

（4）阴道分泌物常规检查。

（5）基础体温测定。

11. 实习讲座主要内容

（1）妇产科大病历书写规范。

（2）妇产科常见病诊疗原则。

（3）产程观察。

（4）正常分娩。

（5）妇产科检查手法。

（6）产后出血的诊断与处理。

（五）教学实施

（1）实习生在治疗组上级医师的带领下完成各项医疗工作，实习生应遵守科室的各项工作制度和操作常规。实习生所有的诊疗操作都必须在上级医师的指导下进行，所有医疗文件的书写均须上级医师及时修改签字确认后方生效。每周至少完成一份大病历的书写并交带教老师修改。每一专科病房管床6~8张。每一专科病房上手术台数2~4台。

（2）实习生不能单独检查患者，必须有第三者在场。

（3）严格执行实习考勤制度，由病区教学组长、带教老师、教学秘书等严格督查实习考勤。及时上报不良考勤情况。

（4）各病区认真准备教学资料，及时收集术前讨论、疑难病例讨论、教学查房所需的教学资料。

（5）上级医师晨间查房时对实习生进行联系实际的理论讲解，提高他们分析问题和解决问题的能力。

（6）根据实习轮转表，每一轮实习生在各专科实习期间，安排教学查房、实习讲座、病例讨论。

①教学查房，每周一次。各病区副高职称以上医师带领，结合典型或疑难病例进行分析、讲解、提问和讨论，以培养医学生理论联系实际能力和临床思维能力。

②实习讲座，每周一次。由妇产科教研室统一安排，由中级以上职称医师担任主讲。教研室秘书及时做好讲座通知和安排，做好讲座学习考勤的登记。

③病例讨论，每周一次。由实习同学介绍病例资料，提出初步诊断及治疗意见，由科主任或指导老师组织讨论分析。包括术前讨论、疑难病例讨论、化疗前讨论、死亡病例讨论等。

（7）实习教学督导：由教研室每月组织一次实习教学督导。督导内容包括：实习考勤、实习大病历、实习任务完成情况、对实习带教的意见和建议等。及时发现和解决实习中存在的隐患和问题，为实习生排忧解难。

（8）实习生要认真完成相关教学考核量表，如病区接触病种登记本、病区临床技术操作登记表、病区教学活动登记表，并要书写反思日志。

（六）教学方法

各教学单元根据自身实际情况,采用导师制等多元化教学方法运用到妇产科学临床实习教学中,充分体现现代教育理念,使学生通过临床实践－学习－再实践、临床实际技能操作、反思日志等教学手段,更好地学习掌握妇产科学各系统疾病的基本理论、基本技能及学科前沿知识。

（七）实习生管理

(1)有相关教学人员负责实习轮转、讲座、实习督查及出科考核。了解实习生的思想动态、生活及学习情况,及时解决他们的实际困难。

(2)各病区教学人员负责实习生思想、学习、考勤、医德医风、教学任务实施等方面的管理。

(3)严格执行实习出科考核制度。

(4)严格执行实习考勤管理制度,及时上报不良考勤情况。

(5)严格执行请假制度,按以下规定进行办理。

①连续请假3天以内,由本人申请,所在科室批准;连续请假3~7天,由实习单位主管教学部门批准;连续请假7天以上者,报教务处实习管理科审批。准假后必须办好交接班手续,方可离开实习单位。

②实习生的病事假和旷课,带教老师应详细登记,轮转前提供给科室主任评分时参考。请病事假连续3~7天,该科成绩最高为80分;病事假连续7~14天,该科成绩最高不超过65分;超过14天者,实习结束后教务处实习管理科统一安排补实习后,方予以评定实习成绩。

③实习生办理请假手续须填写《实习生病事假申请表》,根据不同情况由相关权限部门核实批准后请假才能生效,否则一律以旷工、旷课处理。请假时间截止前应持实习轮转部门的返岗证明到准假部门销假,续假参照请假相同程序办理,未按期销假或续假者,按旷工、旷课处理。

④请假手续不全或事后补请假手续的,除特殊情况外均视为没有办理请假手续,按旷工、旷课处理。如发现请病事假弄虚作假者,按旷课处理,每天按6学时计算。

(八) 出科考核

1. 科室出科考核

实习结束后,各科室按照实习大纲中要求掌握的内容对实习生的理论及基本技能进行严格考评,评定本科实习理论及技能成绩。成绩评定应真实、客观地反映学生的实习质量和业务水平。

(1)理论考核。出科理论考核题型应包括选择题、填空题、问答题、病例分析等题型,总分为 100 分。

(2)技能考核。基本技能操作由科室组织实习生按照大纲要求自行选择考核项目并结合其平时技能操作情况,根据科室实习成绩评分表进行评分。

2. 教研室出科考核

教研室出科考核由理论考核及临床技能操作两部分组成。实习生妇产科实习结束前,由妇产科教研室组织对实习生进行出科理论考核和技能考试。

(1)理论考核。根据大纲中实习内容,对各系统应掌握的常见病、多发病、临床诊疗等进行考核,理论考核题型应包括选择题、填空题、问答题、病例分析等题型,总分为 100 分。

(2)技能考核。由教研室组织,从实习大纲的考核量表中选择项目进行考核。

3. 注意事项

(1)各科室轮转结束时,由指导教师按实习成绩评分表标准,对学生进行评分,并由科室负责人签名。实习成绩应在实习生完成实习一周内评定出来。

(2)学生实习成绩由临床科室及教研室逐级评定后,交至医院教学主管部门进行汇总,汇总完成后将所有实习生成绩交至教务处实习管理科。

(3)实习成绩一经评定,任何人不得随意更改。无教研室主任或带教老师签字及教研室盖章,其更改的成绩无效,教务处将根据情况进行处理。

(九) 考核标准

1. 妇产科病区实习业务成绩评分及成绩组成

具体见表 4 - 16 - 23 与表 4 - 16 - 24。

表 4 - 16 - 23　妇产科病区实习业务成绩评分

实习时间：　　　年　　月　　　日至　　年　　　月　　　日

项目	评分内容及要求	评分办法	科　室　评　分					小计	考勤及违纪情况
			5	4	3	2	1		
医学人文（20分）	服务态度及尊重病人	带教老师在临床带教中观察							
	遵守职业道德及规范								
	遵守劳动纪律	带教中观察及考勤							
	注重沟通交流技巧								
教学活动参与度及质量（30分）	病历书写	带教老师在评阅病历、《学生实习手册》及开展教学活动时评定							旷课　　天；迟到　　次；早退　　次。
	教学查房								
	病例讨论								
	临床讲座								
	《学生实习手册》中学生工作量表完成质量								
	无菌观念								
临床技能操作（30分）	问诊详细、全面有序	请根据《学生实习手册》中工作量表填写及技能操作的完成情况进行评分							
	体检全面、准确无误								
	体检手法轻快熟练								
	操作技术符合规范								
	操作熟练、重点突出	平时或出科临床技能考核分数 ×15%							
	阳性体征准备与否								
出科理论考核（20分）	按照执业医师考试大纲中要求掌握的内容进行考核	出科理论考核分数 ×20%							
得分									

带教老师签名：　　　　　　　　　　科室(病区)负责人签名：

　　注："科室评分"栏请带教老师在相应格中打"√"，并统计得分。实习成绩一经评定，任何人不得随意更改。

表 4 – 16 – 24　妇产科成绩组成

实习时间：　年　月　日至　年　月　日			
科室	成绩		
	科室实习成绩(70%)	出科考核(30%)	
		理论考核(15%)	技能考核(15%)
妇科病房			
产科病房			
计生病房或门诊			
平均分			
总分：			
教研室主任签名(盖章)：			
		年　月　日	

注：总分 = 各科室实习成绩平均分×70% + 出科理论考核分数×15% + 出科技能考核分数×15% 。若评定不及格请注明理由。

2. 盆腔检查考核标准(妇科)

表 4 – 16 – 25　盆腔检查考核标准(妇科)

考核时间			考核教师	
学生姓名		学号	成绩	
操作步骤			分值(分)	得分
一、医患沟通			10	
1. 简单自我介绍			2.5	
2. 简洁询问病史			2.5	
3. 介绍操作目的			2.5	
4. 请患者排空小便,取膀胱截石位			2.5	
二、术前准备			10	
1. 若有阴道流血者,术前消毒外阴			2.5	
2. 准备检查手套、润滑剂及窥阴器			2.5	
3. 男医生检查时应有一名医护人员在场			2.5	

续表

考核时间				考核教师	
学生姓名		学号		成绩	
操作步骤				**分值(分)**	**得分**
4. 告知患者操作中可能有不适,请其配合				2.5	
三、实施操作				60	
1. 外阴部检查:叙述观察内容				10	
2. 阴道窥器检查 　①放置窥器:涂抹润滑剂,左手戴手套分开小阴唇,右手持窥器沿阴道后联合呈斜45°进入阴道,窥器边进入边旋转成水平位并张开其前后叶,让窥器宽松插入宫颈,观察宫颈及阴道,叙述观察到的情况。(15分) 　②取出窥器:将窥器退出宫颈后闭合其前后叶,边退出边旋转成斜45°,从阴道后联合退出阴道。(5分) 　③双合诊检查:左手食指分开一侧小阴唇,中指沿阴道后联合进入并下压阴道后壁,食指沿中指进入阴道,转成手心朝上,分别触诊子宫及双侧附件,叙述检查发现。(30分)				50	
四、操作后处理				15	
1. 询问及观察患者有何不适,协助患者离开检查床				5	
2. 总结通过盆腔检查发现的阳性体征				5	
3. 提出可能的临床诊断				5	
五、提问				5	
问题1:				2.5	
问题2:				2.5	
合计				100	
考核教师签名:		年　　　月　　　日			

3. 四步触诊考核标准(产科)

表4-16-26 四步触诊考核标准(产科)

考核时间				考核教师	
学生姓名		学号		成绩	
操作步骤				**分值(分)**	**得分**
一、医患沟通				10	
1. 简单自我介绍				2.5	
2. 简洁询问病史				2.5	
3. 介绍操作目的				2.5	
4. 请患者排空小便,取仰卧位				2.5	
二、检查前准备				10	
1. 洗手				2.5	
2. 准备检查工具,站孕妇右侧				5	
3. 告知孕妇检查中可能有不适,请其配合				2.5	
三、实施操作				65	
1. 望诊:观察腹部形状及大小,有无妊娠纹及瘢痕				10	

2. 四步触诊
    ①检查者站位在孕妇右侧,面向孕妇,测宫高、腹围,双手放在宫底,判断宫底是胎儿哪一部分。
    ②两手分别置于腹部两侧,一手固定,另一手轻按,判断胎背四肢在哪侧。
    ③右手拇指与其余四指分开,置于耻骨联合上方握住胎先露部,判定先露是什么,判定是否衔接。
    ④左右两手分别置于胎先露的两侧,沿骨盆入口深按,进一步核对胎先露部的诊断是否正确,并确定先露入盆情况。
				45	

3. 听诊				10	
四、操作后处理				10	
1. 询问孕妇有何不适				2.5	
2. 协助孕妇离开检查床				2.5	
3. 汇报检查结果				5	
五、提问				5	
问题1:				2.5	
问题2:				2.5	
合计				100	
考核教师签名:			年	月	日

4. 骨盆外测量考核标准(产科)

表 4 – 16 – 27　骨盆外测量考核标准(产科)

考核时间				考核教师	
学生姓名		学号		成绩	
操作步骤				分值(分)	得分
一、医患沟通				10	
1. 简单自我介绍				2.5	
2. 简洁询问病史				2.5	
3. 介绍操作目的				2.5	
4. 告知患者操作中可能有不适,请其配合				2.5	
二、准备				5	
1. 洗手、准备检查工具				2.5	
2. 请孕妇取仰卧位				2.5	
三、实施操作				60	
1. 测量髂前上棘间径: ①确定站位朝向;②确定测量点位置;③汇报正常值				15	
2. 测量髂嵴间径: ①确定站位朝向;②确定测量点位置;③汇报正常值				15	
3. 测量骶耻外径: ①确定站位朝向;②确定测量点位置;③汇报正常值				15	
4. 测量坐骨结节间径: ①确定站位朝向;②确定测量点位置;③汇报正常值				15	
四、操作后处理				10	
1. 询问及观察患者有何不适				2.5	
2. 协助孕妇离开检查床				2.5	
3. 记录检查后各项值是否正常,若异常实施进一步方案				5	
五、提问				15	
问题1: 问题2:				15	
合计				100	
考核教师签名:				年　　月　　日	

四、儿科实习规范要求

(一)实习目的

通过 6 周的儿科临床实习,使学生将所学基础理论知识与临床实践密切结合起来,培养独立思考、独立工作的能力。通过问诊、体格检查密切观察病情变化,结合辅助检查结果,系统归纳临床资料分析,通过正确的临床思维进行诊断和鉴别诊断,并进行适当的处理,达到较好掌握儿科常见疾病和多发病的临床表现、诊治步骤、诊断和鉴别诊断以及治疗,基本掌握儿科危急重症、疑难病的诊疗程序和正确临床思维方法的目的。通过临床实践了解临床医学工作的特点,树立一切以病人为中心的服务意识,培养良好的素质和救死扶伤的人道主义精神,为以后更好地服务患者打好基础。

(二)实习要求

通过在儿科的实习掌握各种常见儿科疾病的诊断方法、治疗原则;熟悉儿科门诊、急诊、病房各项工作制度和工作方法,以及各项诊疗规程。

(三)实习时间与科室

儿科实习时间共 6 周。根据教研室安排实施轮转,包括小儿内一科、小儿内二科(包括 PICU)、新生儿科、儿科门诊、儿科急诊。

(四)实习内容

儿科实习内容:一是儿科学总论;二是主要病种,分为小儿营养及营养障碍性疾病、新生儿及新生儿疾病、遗传性疾病、风湿免疫性疾病、感染性疾病、消化系统疾病、呼吸系统疾病、循环系统疾病、泌尿系统疾病、血液系统疾病、神经系统疾病、内分泌疾病和儿科门(急)诊;三是儿科基本技能训练;四是专题讲座。

1. 儿科学总论

(1)掌握小儿年龄分期、各年龄期的特点。

(2)掌握小儿生长发育规律、小儿生长发育常用指标(体重、身高、头围)、骨龄在临床工作应用、运动及神经精神发育规律。

(3)掌握小儿计划免疫程序及各种疫苗接种方法。

2. **小儿营养及营养障碍性疾病**

(1)掌握不同年龄宏量营养素、微量营养素、水的需要。

(2)掌握母乳喂养优点、人工喂养及过渡期食物添加。

(3)掌握蛋白—热能营养不良病因、临床表现、诊断、鉴别诊断、并发症及治疗。

(4)掌握维生素 D 缺乏性佝偻病病因、临床表现、诊断与鉴别诊断、预防及治疗。

(5)掌握维生素 D 缺乏性手足搐搦症病因、发病机制中与佝偻病的不同点、临床表现、诊断、鉴别诊断、治疗。

(6)熟悉小儿肥胖症的诊断标准。

3. **新生儿及新生儿疾病**

(1)掌握新生儿分类,熟悉早产儿与足月儿外观特点区别。

(2)熟悉早产儿、低出生体重儿及极低出生体重儿的生理特点和护理。

(3)掌握新生儿各种肺炎的诊断和治疗。

(4)掌握新生儿胆红素代谢特点、新生儿生理性黄疸与病理性黄疸的鉴别。熟悉新生儿病理性黄疸病因分类,新生儿黄疸的诊断程序、鉴别诊断和治疗原则。

(5)掌握新生儿溶血病病因、临床表现、诊断标准,根据时间胆红素值选择治疗方法。

(6)掌握新生儿窒息临床表现及复苏程序,熟悉复苏后处理。

(7)掌握新生儿缺氧缺血性脑病的病因、临床表现、诊断标准及治疗。

(8)熟悉新生儿颅内出血病因、临床表现、诊断及治疗。

(9)掌握新生儿寒冷损伤综合征病因、临床表现及治疗。

(10)掌握新生儿败血症病因、临床表现、辅助检查、诊断与鉴别诊断和治疗。

(11)掌握新生儿呼吸窘迫综合征病因、临床表现,胸部 X 线表现特点,预防及治疗。

4. **遗传性疾病**

(1)掌握 21-三体综合征临床表现、细胞遗传学检查、诊断及鉴别诊断,熟悉产前诊断。

(2)掌握苯丙酮尿症病因、发病机制、临床表现、诊断与鉴别诊断、治疗,强调新生儿筛查的重要性。

5. **风湿免疫性疾病**

(1)掌握皮肤黏膜淋巴结综合征(川崎病)临床表现、辅助检查、诊断与鉴别诊断、治疗、预后与随访。

（2）掌握小儿风湿热的病因、临床表现、辅助检查、诊断标准、鉴别诊断、治疗、预后。

6. 感染性疾病

（1）掌握麻疹流行病学特征、临床表现、诊断与鉴别诊断、治疗、预防。

（2）掌握麻疹、风疹、水痘、猩红热、手足口病等出疹性疾病的诊断、鉴别诊断。

（3）掌握流行性脑脊髓膜炎的临床特点，鉴别诊断及治疗原则。

（4）熟悉流行性乙型脑炎的临床特点，鉴别诊断及治疗原则。

（5）了解流行性腮腺炎的诊断与鉴别诊断、常见并发症、预防及治疗。

（6）熟悉小儿结核病病因，掌握结核菌素试验结果的判断及临床意义；掌握小儿结核病预防和治疗。

（7）掌握小儿原发性肺结核临床表现、诊断与鉴别诊断、治疗。

（8）掌握结核性脑膜炎临床表现、辅助检查、并发症、诊断与鉴别诊断、治疗。

7. 消化系统疾病

（1）熟悉小儿消化系统解剖生理特点。

（2）熟悉先天性幽门肥厚性狭窄临床表现、辅助检查、诊断与鉴别诊断、治疗。

（3）熟悉先天性巨结肠临床表现、辅助检查、诊断与鉴别诊断、治疗。

（4）掌握小儿腹泻病病因、临床表现、并发症、诊断与鉴别诊断、治疗与预防。

（5）掌握小儿液体疗法：小儿液体特点，脱水程度和脱水性质的判断，小儿常用混合液体的配制和张力计算，小儿液体疗法原则、计算方法。熟悉低钾血症和代谢性酸中毒的诊断及治疗。

8. 呼吸系统疾病

（1）熟悉小儿解剖生理特点。

（2）掌握上呼吸道感染的病因、临床表现、并发症、诊断及治疗。

（3）掌握肺炎分类、临床表现、辅助检查、并发症、诊断与鉴别诊断、治疗。

（4）掌握几种不同病原体肺炎的特点。

（5）掌握支气管哮喘临床表现、辅助检查、诊断标准、鉴别诊断、治疗。

（6）熟悉急性喉、气管、支气管炎的诊断和治疗，特别是喉梗阻分类。

（7）了解呼吸衰竭的诊断标准和处理原则。

9. 循环系统疾病

（1）掌握先天性心脏病血流动力学分类及各型的共同特点。

（2）掌握左向右分流型先心病的血流动力学改变、诊断及常见并发症。

（3）掌握右向左分流型先心病的血流动力学改变、诊断及常见并发症。

（4）掌握先天性心脏病：房间隔缺损、室间隔缺损、动脉导管未闭血流动力学改变、临床表现、并发症、诊断,熟悉治疗方法等。

（5）掌握通过症状、体征、X线影响特征性表现鉴别房间隔缺损、室间隔缺损、动脉导管未闭三种常见左向右分流型先天性心脏病。

（6）掌握法洛四联症血流动力学改变、临床表现、并发症、诊断等。

10. 泌尿系统疾病

（1）熟悉小儿泌尿系统解剖生理特点,特别是不同年龄小儿尿量、尿液检查特点。

（2）掌握急性肾炎病因、临床表现（普通表现、严重表现、非典型表现）、辅助检查、诊断与鉴别诊断、治疗。

（3）掌握肾病综合征、分类、临床表现、并发症、辅助检查、诊断与鉴别诊断、治疗。掌握激素治疗方案,肾上腺质激素适应证、禁忌证和副作用。

11. 血液系统疾病

（1）熟悉小儿血液系统特点及血象特点。

（2）掌握小儿贫血的分类、治疗原则。

（3）掌握缺铁性贫血的病因、辅助检查、诊断与鉴别诊断、治疗与预防。

（4）掌握营养性巨幼细胞贫血的病因、辅助检查、诊断与鉴别诊断、治疗与预防。

（5）熟悉溶血性贫血的分类、常用实验室检查方法。

（6）熟悉常见溶血性贫血（地中海贫血、G－6－PD缺陷）的诊断步骤及鉴别诊断。

（7）熟悉原发性血小板减少症的诊断、鉴别诊断和治疗方法。

12. 神经系统疾病

（1）化脓性脑膜炎：掌握化脓性脑膜炎的病因、临床表现、小婴儿不典型表现、常见并发症、脑脊液典型改变、辅助检查、诊断和鉴别诊断,掌握化脓性脑膜炎抗生素使用原则及选用。

（2）掌握小儿惊厥病因分析、诊断方法、治疗。

（3）掌握小儿热性惊厥临床表现、诊断与鉴别诊断、治疗与预防。

（4）熟悉病毒性脑炎的临床表现、诊断与鉴别诊断、治疗。

（5）掌握小儿颅内高压的诊断及处理原则。

13. 内分泌疾病

掌握先天性甲状腺功能减退症的病因、临床表现、辅助检查、诊断与鉴别诊断、治疗,强调新生儿筛查的内容及重要性。

14. 儿科门(急)诊

(1)掌握儿科常见病、多发病询问病史、门(急)诊病历书写,填写各种化验检查申请单。

(2)熟悉儿科门(急)诊常用药物处方。

15. 儿科基本技能训练

(1)熟悉儿科各个病房及门诊、急诊的工作程序。

(2)掌握儿科病史采集特点,病历书写要符合小儿解剖生理特点,完成六份普通病历(一周一份)。

(3)掌握儿科系统查体方法,由教师示范,典型体征学生动手查。

(4)掌握小儿机体代谢特点及营养需要量计算。

(5)掌握小儿年龄分期及各期特点。

(6)掌握小儿体重、身长计算公式。

(7)掌握以下技术操作:包括骨髓穿刺术、胸膜腔穿刺术、腹膜腔穿刺术、腰椎穿刺术,特别是穿刺部位与成人或年长儿不同的情况。

(8)掌握结合不同年龄特点进行症状鉴别诊断及儿科临床思维分析的方法,包括发热待查、出疹性疾病、惊厥、黄疸、腹痛、便血、肝脾肿大等。

16. 专题讲座

讲座内容主要为支气管肺炎、颅内高压或小儿惊厥、营养性缺铁性贫血、急性肾小球肾炎、新生儿窒息复苏或新生儿黄疸等,如本学科开展学术会议或新技术、最新诊疗等相关讲座,则调整讲座内容。

(五)教学实施

通过下列措施,以保证上述各项要求的实施。

(1)实习生在病房实习时,每生经管病床6~8张,在上级医师指导下,完成病房各项医疗工作。要求在病人入院后24小时内完成病历记录,按时书写病程记录。在每一教学单元认真书写完整病历,每周至少一份。

(2)在上级医师查房时进行汇报,上级医师有责任进行提问并加以修正、补充。

(3)值班时参加儿科各种急诊处理、接收病人等。

(4)根据实习轮转表,每一轮实习生在各专科实习期间,安排教学查房、病例讨论和临床讲座。

①教学查房,每周安排一次。由实习生汇报病历,不足之处由住院医师补充,最后由查房教师结合病例讲解分析。

②病例讨论,每周安排一次。参加科内的各种学术活动,如专题报告、病例讨论、疑难病例讨论、死亡病例讨论等。

③临床讲座,每周安排一次,共计 5 周,最后一周出科考试不安排讲座。内容及主讲教师由负责见习实习的教研室主任指定,主要为各教学单元典型疾病的诊断、治疗等。

(5)在参加操作过程中,如病人情况允许,尽可能地给予学生操作机会。

(六)教学方法

各教学单元根据自身实际情况,采用导师制等多元化教学方法运用到儿科学临床实习教学中,充分体现现代教育理念,使学生通过临床实践－学习－再实践、临床实践技能操作、反思日志等教学手段,更好地学习掌握儿科学各系统疾病的基本理论、基本技能及学科前沿知识。

(七)实习生管理

(1)教研室安排教学秘书及各治疗组协助秘书负责学生的轮转、考勤、讲座、思想、医德医风、学习情况,发现问题及时向教研室组长、副主任、主任汇报,能及时帮助解决相关问题。

(2)有考勤记录本,实习生每天在考勤记录本上签到,并安排专人进行监督管理。

(3)实习生请假。实习期间学生一般不得请假,如因病、因事确需请假者,按以下规定进行办理。

①连续请假 3 天以内,由本人申请,所在科室批准;连续请假 3～7 天,由实习单位主管教学部门批准;连续请假 7 天以上者,报教务处实习管理科审批。准假后必须办好交接班手续,方可离开实习单位。

②实习生的病事假和旷课,带教老师应详细登记,轮转前提供给科室主任评分时参考。请病事假连续 3～7 天,该科成绩最高为 80 分;病事假连续 7～14 天,该科成绩最高不超过 65 分;超过 14 天者,实习结束后教务处实习管理科统一安排补实习后,方予以评定实习成绩。

③实习生办理请假手续须填写《实习生病事假申请表》，根据不同情况由相关权限部门核实批准后请假才能生效，否则一律以旷工、旷课处理。请假时间截止前应持实习轮转部门的返岗证明到准假部门销假，续假参照请假相同程序办理，未按期销假或续假者，按旷工、旷课处理。

④请假手续不全或事后补请假手续的，除特殊情况外均视为没有办理请假手续，按旷工、旷课处理。如发现请病事假弄虚作假者，按旷课处理，每天按 6 学时计算。

(八) 出科考核

1. 科室出科考核

实习结束后，各科室按照实习大纲中要求掌握的内容对实习生的理论及基本技能进行严格考评，评定本科实习理论及技能成绩。成绩评定应真实、客观地反映学生的实习质量和业务水平。

（1）理论考核。出科理论考核题型应包括选择题、填空题、问答题、病例分析等题型，总分为 100 分。

（2）技能考核。基本技能操作由科室组织实习生按照大纲要求自行选择考核项目并结合其平时技能操作情况，根据科室实习成绩评分表进行评分。

2. 教研室出科考核

教研室出科考核由理论考核及临床技能操作两部分组成。实习生儿科实习结束前，由儿科教研室组织对实习生进行出科理论考核和技能考试。

（1）理论考核。根据大纲中实习内容，对应掌握的常见病、多发病、临床诊疗等进行考核，理论考核题型应包括选择题、填空题、问答题、病例分析等题型，总分为 100 分。

（2）技能考核。由教研室组织，从实习大纲的考核量表中选择项目进行考核。

3. 注意事项

（1）各科室轮转结束时，由指导教师按实习成绩评分表标准，对学生进行评分，并由科室负责人签名。实习成绩应在实习生完成实习一周内评定出来。

（2）学生实习成绩由临床科室及教研室逐级评定后，交至医院教学主管部门进行汇总，汇总完成后将所有实习生成绩交至教务处实习管理科。

（3）实习成绩一经评定，任何人不得随意更改。无教研室主任或带教老师签字及教研室盖章，其更改的成绩无效，教务处将根据情况进行处理。

（九）考核标准

1. 儿科病区实习成绩评分及成绩组成

表 4－16－28　儿科病区实习成绩评分

实习时间：　　　年　　　月　　　日至　　　年　　　月　　　日

项目	评分内容及要求	评分办法	科 室 评 分					小计	考勤及违纪情况
			5	4	3	2	1		
医学人文（20分）	服务态度及尊重病人	带教老师在临床带教中观察							
	遵守职业道德及规范								
	遵守劳动纪律	带教中观察及考勤							
	注重沟通交流技巧								
教学活动参与度及质量（30分）	病历书写	带教老师在评阅病历、《学生实习手册》及开展教学活动时评定							旷课　天；迟到　次；早退　次。
	教学查房								
	病例讨论								
	临床讲座								
	《学生实习手册》中学生工作量表完成质量								
	无菌观念								
临床技能操作（30分）	问诊详细、全面有序	请根据《学生实习手册》中工作量表填写及技能操作的完成情况进行评分							
	体检全面、准确无误								
	体检手法轻快熟练								
	操作技术符合规范								
	操作熟练、重点突出	临床技能考核分数							
	阳性体征准备与否								
理论知识（20分）	按照执业医师考试大纲中要求掌握的内容进行考核	理论考核分数 × 20%							
得分									

带教老师签名：　　　　　　　　科室（病区）负责人签名：

注："科室评分"栏请带教老师在相应格中打"√"，并统计得分。实习成绩一经评定，任何人不得随意更改。

表 4 - 16 - 29　儿科成绩组成

实习时间：　　　年　　月　　　日至　　　　年　　月　　　日			
科室	成绩		
	科室实习成绩(70%)	出科考核(30%)	
		理论考核(15%)	技能考核(15%)
儿内一科			
儿内二科			
新生儿科			
儿科门诊			
儿科急诊			
平均分			
总分：			
教研室主任签名(盖章)：			
		年　　　　月　　　　日	

注：总分＝各科室实习成绩平均分×70%＋出科理论考核分数×15%＋出科技能考核分数×15%。若评定不及格请注明理由。

2. 儿科实习医师临床实践能力考核

表 4 - 16 - 30　头颈部检查考核标准(儿科)

学生姓名			学号		
病人姓名		住院号		诊断	
内容			评分标准(分)		得分
一、自我介绍,请受检者配合检查			2		
二、头部检查			8		
1. 头颅:外形、大小,有无畸形,缺损和压痛(婴儿应注意前囟及有无佝偻病体征)			5		
2. 毛发情况:颜色、疏密度、脱发			3		
三、眼部检查			15		
1. 眉毛:有无脱落			1		
2. 眼睑:有无下垂、水肿及眼睑闭合障碍			2		

续表1

学生姓名				学号		
病人姓名			住院号		诊断	

内容	评分标准(分)	得分
3. 结膜检查:包括睑结膜、穹隆结膜及球结膜翻转眼睑的方法	1	
4. 巩膜检查	1	
5. 角膜观察	1	
6. 眼球外形	1	
7. 眼球运动:手指距受检者左眼正前方 30～40 cm,受检查头固定,眼球随指尖移动,顺序为左→左上→左下,每次均回到左眼正前方;再将手指移到右眼正前方,顺序为右→右上→右下,同左眼操作,观察眼球运动状况	2	
8. 眼球震颤	1	
9. 瞳孔大小及形态	1	
10. 直接和间接对光反射检查:检查间接对光反射一定将手放在被检者鼻根部,以阻挡光线	2	
11. 集合反射:从 1 m 以外开始移至距眼球 20 cm(婴儿可不检查集合反射和眼球活动)	2	
四、耳部检查	10	
1. 外耳道:有无流脓	2	
2. 耳廓:牵扯痛(2 分)、压痛(1 分)	3	
3. 乳突	1	
4. 听力检查:婴儿可通过观察对声音的反应来判断	4	
五、鼻部检查	10	
1. 鼻:观察鼻外形、鼻前庭和鼻腔,须使用电筒	2	
2. 鼻腔:双侧鼻腔是否通畅	1	
3. 异味	1	
4. 鼻旁窦压痛:双侧额窦、筛窦和上颌窦	6	
六、口腔及咽部检查	15	
1. 口腔:有无异味	1	
2. 口腔黏膜	2	
3. 牙	1	

续表2

学生姓名				学号		
病人姓名			住院号		诊断	
内容				评分标准(分)		得分
4. 咽部				2		
5. 扁桃体:大小,有无分泌物或脓点				4		
6. 咽后壁:有无滤疱,溃疡				4		
7. 舌苔、舌质				1		
七、颈部检查				22		
1. 有无颈静脉怒张				2		
2. 颈动脉异常搏动				2		
3. 颈部活动				2		
4. 颈部有无抵抗				2		
5. 颈部淋巴结:耳前、耳后、枕后、颈后三角、颈前三角、颌下、颏下、锁骨上淋巴结。(每处1分) 　　锁骨上淋巴结:受检者头部稍前屈,用双手指尖在锁骨上窝内由浅部逐渐触摸至锁骨后深部,注意放松各部分肌肉,以便于检查。				8		
6. 气管是否居中				2		
7. 甲状腺:狭部(1分)、左右叶(3分) 　　方法:右手拇指在胸骨上切迹向上触摸,请受检者做吞咽动作;用左手拇指在甲状软骨下气管右侧向对侧轻推,右手示指、中指和环指在左胸锁乳突肌后缘,右手拇指在气管旁滑动触摸,请受检者吞咽;同法检查甲状腺右叶。				4		
八、提三个相关问题				18		
问题1:				6		
问题2:				6		
问题3:				6		
总分				100		
教师签名:			考核时间:	年	月	日

表4－16－31　腹部检查考核标准(儿科)

学生姓名				学号		
病人姓名			住院号		诊断	

内容	评分标准(分)	得分
一、自我介绍,请受检者配合检查	2	
二、体位:受检者仰卧位,检查者立于其右侧(婴儿检查不强调体位,可由家人抱着检查)	2	
三、腹部视诊	14	
1. 顺序:一般按自上而下的方向观察,蹲下,视线与受检者腹平面同水平,平视其腹部外形	2	
2. 腹部外形:膨隆、凹陷	2	
3. 腹部皮肤	2	
4. 呼吸运动	2	
5. 腹壁静脉:有无曲张	2	
6. 胃肠型或蠕动波	2	
7. 疝	2	
四、腹部触诊	29	
1. 全腹触诊 　①浅触诊:受检者两腿弯曲分开,自其左下腹开始,逆时针方向,按顺序触诊各部位(病痛部位应最后检查)。 　②深触诊:单手法,即检查者以并拢的手指末端,自受检者左下腹开始,按逆时针方向逐渐加压触摸其深部脏器;双手法,即检查者左、右手重叠,步骤同前,注意起始点。	4	
2. 腹壁紧张度;压痛、反跳痛(在麦氏点上做)	4	
3. 腹部肿块:有无包块	2	
4. 肝脏:右锁骨中线;前正中线	6	
5. 脾脏:仰卧位触诊、侧卧位触诊 　侧卧位时注意受检者的腿部姿势为右下肢伸直,左下肢屈髋、屈膝	4	
6. Murphy 征	3	
7. 液波震颤	3	

续表

学生姓名					学号		
病人姓名			住院号			诊断	

内容	评分标准（分）	得分
8. 振水音	3	
五、腹部叩诊	15	
1. 全腹叩诊:受检者取平卧位,自其左下腹开始,按逆时针方向至右下腹,再至脐部。	2	
2. 肝上界:右锁骨中线自上而下 　　肝下线:右锁骨中线自下而上	2	
3. 肝区叩击痛	2	
4. 肋脊角叩痛:注意在背部	2	
5. 移动性浊音,即肝肺相对浊音界 　　受检者取仰卧位,从其脐部开始,沿脐水平向左侧方向移动,叩及浊音时,板指位置固定,嘱受检者右侧卧,稍停片刻,重新叩诊该处(注意板指不再继续向右),板指回到脐部后再向右侧移动叩诊,直达浊音区,叩诊板指固定位置;嘱受检者向左侧翻身180°呈左侧卧位,停留片刻后再次叩诊。	5	
6. 膀胱叩诊	2	
六、腹部听诊	10	
1. 肠鸣音:右下腹听诊1分钟	4	
2. 血管杂音:腹主动脉、左右肾动脉	3	
3. 摩擦音:脾脏	3	
七、提三个相关问题	18	
问题1:	6	
问题2:	6	
问题3:	6	
总分	100	

教师签名:　　　　　　　　　　　考核时间:　　　年　　　月　　　日

表 4-16-32　心肺复苏操作考核标准(儿科)

考核时间				考核教师				
学生姓名		学号		成绩				

项目	技术操作流程与标准	分值	评分				得分
			A	B	C	D	
操作前准备	1. 仪表端庄,服饰整洁。	5	3	2	2	0	
	2. 反应迅速、敏捷。		2	1	0	0	
操作流程	1. 安全与舒适:脱离危险环境,认真查对,病人体位舒适、安全。	5	5	4	3	2	
	2. 判断病人意识,确认心跳停止,立即呼救 ①判断病人意识:呼叫病人,轻拍病人肩部。(5秒)	10	3	2	1	0	
	②判断病人颈动脉搏动。(10秒)		3	2	1	0	
	③若颈动脉无搏动,确认病人心跳停止,立即向他人呼救。(2秒)		4	3	2	1	
	3. 准备胸外按压(5秒) ①迅速将病人仰卧于硬板床或地上,或胸下垫胸外按压板。	5	3	2	1	0	
	②立即解开病人衣领、腰带。		2	1	0	0	
	4. 立即胸外按压30次(18秒) ①立即进行胸外按压30次。	20	5	4	3	2	
	②最好呈跪姿,双轴关节伸直,借臂、肩和上半身体重的力量垂直向下按压。		5	4	3	2	
	③按压频率大于100次/分,按压与放松比为1:1。		5	4	3	2	
	④按压幅度至少5cm,而后迅速放松,反复进行,放松时手掌根部不能离开胸壁。		5	4	3	2	
	5. 清理口、鼻腔,开放气道(10秒);人工呼吸两次(10秒)后,立即胸外按压: ①按压之后,将头偏向一侧,清理口腔、鼻腔分泌物,取下假牙。	20	5	4	3	2	
	②开放气道:仰头抬颏法。 仰头抬颏法要点:一手的小鱼际(手掌外侧缘)部位置于患者的前额,另一手的中指置于下颏处,并将下颌骨上提,使下颌角与耳垂的连线和地面垂直。		5	4	3	2	
	③实施人工呼吸:口对口人工呼吸或使用简易呼吸器		7	5	3	1	
	口对口人工呼吸要点:垫纱布在口上,抢救者以拇指和食指捏住病人鼻孔,深吸一口气,屏气,双唇包绕病人口部形成封闭腔,用力吹气,吹气时间1~1.5秒,吹气量		3	2	1	0	

续表

考核时间				考核教师				

学生姓名		学号		成绩				

项目	技术操作流程与标准	分值	评分				得分
			A	B	C	D	
操作流程	500~600 mL,用眼睛余光观察病人胸廓是否抬起。 ④人工呼吸两次,注意观察胸廓复原情况,立即进行胸外按压。	20	5 5 7 3	4 4 5 2	3 3 3 1	2 2 1 0	
	6. 胸外按压与人工呼吸比为30∶2,共进行五个循环,余下四个循环约在2分钟内进行	5	5	4	3	2	
	7. 判断抢救成功 ①抢救过程中随时观察病人的自主呼吸及心跳是否恢复 ②抢救成功指征:口述患者复苏指征(10秒) 瞳孔——散大的瞳孔开始回缩 面色——由发绀变红润 大动脉——颈动脉可以摸到搏动 上肢收缩压——60 mmHg 神志——眼球活动,对光反射出现,手脚活动 呼吸——自主呼吸出现	10	3 7	2 5	1 3	0 1	
	8. 抢救成功,协助病人取合适卧位,整理床单位及用物,进行进一步生命支持(10秒) ①维持稳定 血压:升压药,口述2~3种药物名称(肾上腺素、去甲肾上腺素、阿拉明、阿托品、多巴胺) 呼吸:呼吸兴奋剂,口述2~3种药物名称(可拉明、洛贝林) ②维持水电解质平衡 ③心电监护,血氧监护 ④呼吸机,给氧 ⑤减轻肺脑水肿 ⑥对症治疗	5	5	4	2	2	
评价	1. 急救意识强	15	5	4	3	2	
	2. 操作熟练、规范		5	4	3	2	
	3. 病人无不良反应		5	4	3	2	
	注:时间每超过1分钟扣2分						

教师签名:	考核时间: 年 月 日

第四章 『一轴三联』医学人才培养模式改革背景下的教学质量管理与质量标准

281

五、急诊科实习规范要求

(一)实习目的

为更好地达到学校对本科学生人才培养的目标与定位,符合社会需求适应度,结合学科实际情况,在急诊科实习期间,掌握急救的基础理论、基本知识和基本技能,熟悉急救诊疗程序和常见急危重症的处理原则,培养良好的人文素质和救死扶伤的人道主义精神;为今后的急救工作能力打好基础。

(二)实习要求

掌握常见急性中毒性疾病、创伤、休克的救治原则。熟悉常见急危重疾病的诊疗常规。了解常用急救药物剂量和使用方法。了解急诊病史的采集及急诊门诊病历的书写。在上级医师带领下坚持早、晚查房,教学查房,参加病例讨论和值班。参加急救等基本知识专题讲座及心肺复苏术等技能培训。

(三)实习时间与科室

急诊科实习时间共 3 周。根据教研室安排实施轮转,包括急诊门诊、急诊观察室、急诊病房。

(四)实习内容

(1)要求分别掌握、熟悉、了解下列疾病的概念、病因、发病机理、临床表现和治疗常规。

①要求掌握:农药中毒、一氧化碳中毒等急性中毒的基本处理原则;休克的急诊处理;现场心肺复苏术。

②要求熟悉:药物中毒的诊治;意识障碍的诊治思维;高血压危象的急诊处理;消化道出血和大咯血的处理原则;严重呼吸困难、急性肺水肿的抢救原则;急性腹痛的诊断、鉴别及处理原则;急性脑疝的急救处理措施;咬蛰伤的急诊处理;烧烫伤的急救处理原则;急性发热的处理原则。

③要求了解:急性胸痛的诊断、鉴别及处理原则;严重心律失常的急诊处理;多发伤的急救处理原则。

(2)要求掌握下列技能操作:心肺复苏术。

(3)专题讲座:急性中毒、中暑、急腹症、高血压危象、急性胸痛、咬蛰伤、多发伤、休克、心力衰竭、消化道出血、意识障碍、急性发热、心律失常等。

（4）临床技能培训：心肺复苏术。

（五）教学实施

（1）实习生在病房实习时，每位实习生管病床6~8张，在上级医师指导下，完成病房各项医疗工作。要求在病人入院后24小时内完成病历记录，按时书写病程记录，每周至少完成一份完整病历的书写，并记入实习手册。

（2）在上级医师查房时要求实习生汇报自己管理新病人的病情、检查结果、诊断及治疗计划，并对旧病人在一天内的重要变化和新的发现做报告。上级医师有责任进行提问并加以修正、补充，并加强对实习生的提问和启发诱导，以培养学生独立思考和独立工作的能力。

（3）值班时参加急诊科各种急诊处理。

（4）参加科内的各种学术活动，如专题讲座、疑难病例讨论、死亡病例讨论、教学查房等。

①教学查房，每周一次。科室副高级职称及以上医师带领，结合典型或疑难病例进行分析、讲解、提问、讨论等，以培养学生理论联系实际能力和临床思维能力。

②病例讨论，每周一次。实习医生介绍病例，提出初步分析意见，由指导教师组织讨论。科室可根据实际情况安排疑难病例、特殊病例、死亡病例、术前术后病例讨论等。

③临床讲座，每周一次。教研室及科室共同组织，每3周临床技能培训一次，做好讲座的计划安排和记录。

（六）教学（考核）方法

根据科室实际情况，予"三明治"教学法（实践－学习－实践）、互助小组学习法、反思日志等。

（七）实习生管理

（1）急诊医学教研室由一名（副）主任及一名教学秘书负责安排学生的轮转、讲座、考试及了解学生思想、生活、学习情况，帮助解决有关问题。内科各专科须安排实习总负责医师及指导教师，负责实习生的思想、学习、医德医风等方面的管理。

（2）各科室须制作考勤记录本，要求实习生每天在考勤记录本上签到，并安排专人进行监督管理。

（3）实习生请假。实习期间学生一般不得请假，如因病、因事确需请假者，按以下规定进行办理。

①连续请假 3 天以内,由本人申请,所在科室批准;连续请假 3~7 天,由实习单位主管教学部门批准;连续请假 7 天以上者,报教务处实习管理科审批。准假后必须办好交接班手续,方可离开实习单位。

②实习生的病事假和旷课,带教老师应详细登记,轮转前提供给科室主任评分时参考。请病事假连续 3~7 天,该科成绩最高为 80 分;病事假连续 7~14 天,该科成绩最高不超过 65 分;超过 14 天者,实习结束后教务处实习管理科统一安排补实习后方予评定实习成绩。

③实习生办理请假手续须填写《实习生病事假申请表》,根据不同情况由相关权限部门核实批准后请假才能生效,否则一律以旷工、旷课处理。请假时间截止前应持实习轮转部门的返岗证明到准假部门销假,续假参照请假相同程序办理,未按期销假或续假者,按旷工、旷课处理。

④请假手续不全或事后补请假手续的,除特殊情况外均视为没有办理请假手续,按旷工、旷课处理。如发现请病事假弄虚作假者,按旷课处理,每天按 6 学时计算。

(八)出科考核

1. 出科考核

实习结束后,科室按照实习大纲中要求掌握的内容对实习生的理论及基本技能进行严格考评,评定本科实习生的医德医风、理论及技能成绩。成绩评定应真实、客观地反映学生的实习质量和业务水平。

(1)医德医风考核:服务态度、职业道德、劳动纪律、沟通交流等。

(2)理论考核:根据大纲中实习内容,对应掌握的常见病、多发病、临床诊疗等进行考核,出科理论考核题型包括选择题、判断题、病例分析等题型,总分为 100 分。

(3)技能考核:心肺复苏术。

2. 注意事项

(1)负责带教的上级医师和实习生都必须按照本大纲的要求,努力完成规定的各项实习任务。

(2)实习生在急诊科书写的病历应及时送请上级医师审修,遇有不合规格要求的病历,上级医师在提出修改意见后,可让实习生重新书写,直至合格。实习生不得抄袭带教医师所写的病历,违者以考试作弊论处。

(3)实习生的各项诊疗措施经上级医师指导、许可签名同意后方能执行。

(4)科室轮转结束时,由指导教师按实习成绩评分表标准,对学生进行评分,并由科室负责人签名。实习成绩应在实习生完成实习一周内评定出来。

（5）学生实习成绩由带教老师评定后，交至急诊医学教研室进行汇总，汇总完成后将所有实习生成绩交至教务处实习管理科。

（6）实习成绩一经评定，任何人不得随意更改。无教研室主任或带教老师签字及教研室盖章，其更改的成绩无效，教务处将根据情况进行处理。

（九）考核标准

1. 急诊科病区实习成绩评分及成绩组成

表4-16-33　急诊科病区实习成绩评分

实习时间：　　　年　　　月　　　日至　　　年　　　月　　　日

项目	评分内容及要求	评分办法	科　室　评　分					小计	考勤及违纪情况
			5	4	3	2	1		
医学人文（20分）	服务态度及尊重病人	带教老师在临床带教中观察							
	遵守职业道德及规范								
	遵守劳动纪律	带教中观察及考勤							
	注重沟通交流技巧								
教学活动参与度及质量（30分）	病历书写	带教老师在评阅病历、《学生实习手册》及开展教学活动时评定							旷课　　天；迟到　　次；早退　　次。
	教学查房								
	病例讨论								
	临床讲座								
	《学生实习手册》中学生工作量表完成质量								
	无菌观念								
临床技能操作（30分）	问诊详细、全面有序	请根据《学生实习手册》中工作量表填写及技能操作的完成情况进行评分							
	体检全面、准确无误								
	体检手法轻快熟练								
	操作技术符合规范								
	操作熟练、重点突出	平时或出科临床技能考核分数×15%							
	阳性体征准备与否								
出科理论考核（20分）	按照执业医师考试大纲中要求掌握的内容进行考核	出科理论考核分数×20%							
得分									
带教老师签名：			科室（病区）负责人签名：						

注："科室评分"栏请带教老师在相应格中打"√"，并统计得分。实习成绩一经评定，任何人不得随意更改。

表4-16-34　急诊科成绩组成

实习时间：　　　年　　　月　　　日至　　　年　　　月　　　日			
科室	成绩		
	科室实习成绩(70%)	出科考核(30%)	
		理论考核(15%)	技能考核(15%)
急诊观察室			
急诊内科			
急诊创伤			
平均分			
总分：			
教研室主任签名(盖章)：　　　　　　　　　　　　　　　　年　　　月　　　日			

注:总分 = 各科室实习成绩平均分×70% + 出科理论考核分数×15% + 出科技能考核分数×15%。若评定不及格请注明理由。

2. 现场心肺复苏操作考核评分标准

表4-16-35　现场心肺复苏操作考核评分标准

学生姓名			学号	
项目		操作流程与标准	分值(分)	得分
操作前准备与评估		1. 判断环境是否安全(口述)	2	
		2. 判断意识:凑近患者耳旁(双侧)大声呼唤并轻拍双肩	4	
		3. 上述操作在规定时间内完成(5~10秒)	2	
		4. 呼救:"来人呀! 救人呀!"呼叫他人并打"120"电话	2	
		5. 判断患者颈动脉搏动,同时观察患者自主呼吸	2	
		6. 上述操作在规定时间内完成(5~10秒)	2	
		7. 摆放复苏体位,充分暴露胸部,抢救者站位正确	3	
CPR操作过程	第一个循环	1. 胸外心脏按压定位、姿势、用力动作是否正确	3	
		2. 胸外心脏按压部位、频率、深度是否准确	3	
		3. 胸外心脏按压30次;操作方法是否正确	4	
		4. 判断颈椎有无损伤,清理呼吸道,开放气道方法是否准确	5	
		5. 人工呼吸动作准确,吹气两次,每次吹气时间≥1秒	1	
		6. 吹气后松鼻、离唇,观察胸部情况	2	

续表

项目		操作流程与标准	分值(分)	得分
	学生姓名		学号	

项目		操作流程与标准	分值(分)	得分
CPR操作过程	后四个循环	7. 第二周期胸外心脏按压完成情况评分	10	
		8. 第二周期人工呼吸完成情况评分	3	
		9. 第三周期胸外心脏按压完成情况评分	10	
		10. 第三周期人工呼吸完成情况评分	3	
		11. 第四周期胸外心脏按压完成情况评分	10	
		12. 第四周期人工呼吸完成情况评分	3	
		13. 第五周期胸外心脏按压完成情况评分	10	
		14. 第五周期人工呼吸完成情况评分	3	
复检		1. 检查颈动脉搏动、自主呼吸是否恢复	2	
		2. 在规定时间内完成(5~10秒)	2	
		3. 报告复检结果	2	
		4. 穿好衣服,复原体位	2	
时间		从判断环境开始至复原体位,全过程要求在180秒内完成(160秒内完成5分;170秒内完成3分;超过180秒0分)	5	
总分			100	

教师签名: 　　　　　　　　　　考核时间: 　　年　　月　　日

六、传染病学实习规范要求

(一)实习目的

通过感染科临床实习,使学生将所学的传染病理论知识同临床实践密切结合起来,培养独立思考、独立工作的能力;通过问诊、体检、观察病情变化,辅助检查结果判读,系统归纳分析临床资料,做出诊断并进行适当的处理及预防;初步具有同其他临床各科相关疾病进行鉴别诊断的能力,具有对感染科常见病、多发病进行诊断、基本处理及预防的能力,培养一定的临床思维模式。通过临床实践,培养良好的职业素质和救死扶伤的人道主义精神;学习为病人服务的本领;理论联系实际,提高防治传染病的工作能力。

（二）实习要求

通过在感染科的实习掌握常见、多发感染性疾病的临床诊断、治疗原则；熟悉常见传染性疾病的流行病学、预防；培养正确的临床思维方法。掌握正规处方、医嘱开写及各项诊疗常规。

（三）实习时间与科室

感染科实习时间共3周。根据教研室安排实施轮转，包括感染病房、感染门诊。

（四）实习内容

通过临床实习、教学查房、临床讲座、病例讨论形式，要求掌握以下实习内容。

1. **基本技能训练要求**

（1）熟悉感染科病房及门诊的工作程序。

（2）掌握感染性疾病病史采集特点、病历书写要求，完成三份普通病历（每周一份）。

（3）掌握手卫生规范、穿脱隔离衣、消毒隔离制度及技术规范；了解职业暴露处理基本流程。

（4）了解深静脉穿刺、血浆置换、腹水浓缩回输、肝脏穿刺病理检查、Fibroscan等技术规程、原理与方法。

（5）掌握以下技术操作：骨髓穿刺术、胸膜腔穿刺术、腹膜腔穿刺术、腰椎穿刺术，人工呼吸、胸外心脏按压。

（6）能够阅读腹部影像学；掌握感染科的各种特殊实验室检查尤其是病原学检查的方法、正常值及临床意义。

（7）熟悉感染科常用药物适应证、剂量及副作用、禁忌证和不良反应。

2. **传染病总论**

（1）掌握感染（传染）病的基本概念及特征。

（2）掌握常见感染（传染）性疾病中病原体及免疫应答的作用，流行的基本条件，传染病诊断方法、病原治疗方法。

（3）掌握传染病疫情报告制度及传染病预防方法。

3. **病毒性传染病**

（1）掌握5种嗜肝病毒的病原学、流行病学、临床表现、病原学检查意义、诊断、慢性肝炎和重型治疗及预防。

(2)掌握获得性免疫缺陷综合征的病原学、流行病学、临床分期及表现、诊断、抗病毒治疗及预防。

(3)掌握流行性乙型脑炎病原学、流行病学、临床表现、诊断、确诊依据、鉴别诊断、治疗原则及预防。

(4)掌握肾综合征出血热的病原学、流行病学、临床表现、实验室检查、诊断、各期治疗要点及主要预防措施。

(5)了解狂犬病病原学、流行病学、临床表现、诊断及预防。

(6)了解流行性感冒(禽流感)病原学、流行病学、临床表现、诊断、鉴别诊断、治疗及预防。

4. 细菌性传染病

(1)掌握伤寒、副伤寒的病原学、病理、流行病学、临床表现、病原学检查、诊断及确诊依据、病原治疗。

(2)掌握霍乱的病原学、流行病学、病理生理、临床表现、病原学检查、诊断及确诊依据、补液疗法及病原治疗。

(3)掌握细菌性痢疾的病原学、流行病学、临床表现、诊断及确诊依据、病原治疗。

(4)掌握流行性脑脊髓膜炎的病原学及分型、流行病学、临床分型及表现、病原学检查、诊断依据、病原治疗及暴发型流脑的治疗。

5. 螺旋体病

掌握钩端螺旋体病的病原学、流行病学、临床表现、诊断、病原治疗及预防。

6. 原虫病

掌握疟疾的病原学种类、流行病学、典型间日疟的临床表现、病原学检查方法、诊断及确诊依据、治疗及预防。

7. 蠕虫病

掌握囊尾蚴病、血吸虫的病原学、流行病学、临床表现、病原学检查方法、确诊依据、病原治疗及预防。

8. 感染科门诊

(1)掌握感染科常见病、多发病询问病史、门诊病历书写,填写各种化验、检查申请单。

(2)熟悉感染科门诊常用药物处方。

（五）教学实施

（1）安排每位实习生管病床 6~8 张,在上级医师指导下完成病房各项医疗工作,要求在病人入院后 24 小时内完成病历记录,按时书写病程记录,认真书写完整病历,每周至少一份。

（2）实习生所有诊疗技术操作都必须在上级医师的指导下进行,所有医疗文件书写均须上级医师检查修改签字确认后方生效。

（3）在上级医师查房时要求实习生汇报自己管理新病人的病情、检查结果、诊断及治疗计划,并对旧病人在一天内的重要变化和新的发现做报告。上级医师有责任进行提问并加以修正、补充,并加强对实习生的提问和启发诱导,以培养学生独立思考和独立工作的能力。

（4）根据实习轮转表,每一轮实习生在各专科实习期间,组织安排教学查房、病例讨论、临床讲座。

①教学查房,每周一次。由实习生汇报病历,不足之处由住院医师补充,最后由查房教师结合病例进行分析、讲解。

②病例讨论,每周一次。实习生介绍病例,提出初步分析意见,由指导教师组织讨论。各科室可根据实际情况安排疑难病例、特殊病例、死亡病例讨论等。

③临床讲座,每周一次。教研室及科室共同组织,内容由主讲医师根据大纲规定内容进行讲授,并做好讲座记录。

（5）在参加操作过程中,如病人情况允许,尽可能地给予学生操作机会。

（六）教学方法

根据自身实际情况,采用导师制等多元化教学方法运用到感染科临床实习教学中,充分体现现代教育理念,使学生通过临床实践－学习－再实践、临床实际技能操作、反思日志等教学手段,更好地学习掌握感染科疾病的基本理论、基本技能及学科前沿知识。

（七）实习生管理

（1）教研室安排教学秘书及各治疗组协助秘书负责学生的轮转、考勤、讲座、思想、医德医风、学习情况,发现问题及时向教研室组长、副主任、主任汇报,能及时帮助解决相关问题。

（2）各科室须制作考勤记录本,实习生每天在考勤记录本上签到,并安排教学秘书进行监督管理。

（3）实习生请假。实习期间一般不得请假,如因病、因事确需请假者,按以下规定进行办理。

①请假 3 天以内,由本人申请,所在科室批准;连续请假 3～7 天,由实习单位主管教学部门批准;连续请假 7 天以上者,报教务处实习管理科审批。准假后必须办好交接班手续,方可离开实习单位。

②实习生的病事假和旷课,带教老师应详细登记,轮转前提供给科室主任评分时参考。请病事假连续 3～7 天,该科成绩最高为 80 分;病事假连续 7～14 天,该科成绩最高不超过 65 分;超过 14 天者,实习结束后教务处实习管理科统一安排补实习后,方予以评定实习成绩。

③实习生办理请假手续须填写《实习生病事假申请表》,根据不同情况由相关权限部门核实批准后请假才生效,否则一律以旷工、旷课处理。请假时间截止前应持实习轮转部门的返岗证明到准假部门销假,续假参照请假相同程序办理,未按期销假或续假者,按旷工、旷课处理。

④请假手续不全或事后补请假手续的,除特殊情况外均视为没有办理请假手续,按旷工、旷课处理。如发现请病事假弄虚作假者,按旷课处理,每天按 6 学时计算。

(八) 出科考核

1. 教研室出科考核

教研室出科考核由理论考试及临床技能操作考核两部分组成。实习生感染科实习结束前,由教研室组织对实习生进行出科理论考试和技能考核。

（1）理论考试。根据大纲中实习内容,对各系统应掌握的常见病、多发病、临床诊疗等进行考核,理论考试题型教研室自定,总分为 100 分。

（2）技能考核。根据大纲中要求掌握的技能操作选择考核项目。

2. 注意事项

（1）各科室轮转结束时,由指导教师按实习成绩评分表标准,对学生进行评分,并由科室负责人签名。实习成绩应在实习生完成实习一周内评定出来。

（2）学生实习成绩由临床科室及教研室逐级评定后,交至医院教学主管部门进行汇总,汇总完成后将所有实习生成绩交至教务处实习管理科。

（3）实习成绩一经评定,任何人不得随意更改。无教研室主任或带教老师签字及教研室盖章,其更改的成绩无效,教务处将根据情况进行处理。

（九）考核标准

1. 感染科病区实习成绩评分及成绩组成

表 4-16-36　感染科病区实习成绩评分

实习时间：　　年　　月　　日至　　年　　月　　日

项目	评分内容及要求	评分办法	科　室　评　分					小计	考勤及违纪情况
			5	4	3	2	1		
医学人文（20分）	服务态度及尊重病人	带教老师在临床带教中观察							
	遵守职业道德及规范								
	遵守劳动纪律	带教中观察及考勤							
	注重沟通交流技巧								
教学活动参与度及质量（30分）	病历书写	带教老师在评阅病历、《学生实习手册》及开展教学活动时评定							旷课　天；迟到　次；早退　次。
	教学查房								
	病例讨论								
	临床讲座								
	《学生实习手册》中学生工作量表完成质量								
	无菌观念								
临床技能操作（30分）	问诊详细、全面有序	请根据《学生实习手册》中工作量表填写及技能操作的完成情况进行评分							
	体检全面、准确无误								
	体检手法轻快熟练								
	操作技术符合规范	临床技能考核分数×15%							
	操作熟练、重点突出								
	阳性体征准备与否								
出科理论考核（20分）	按照执业医师考试大纲中要求掌握的内容进行考核	理论考核分数×20%							
得分									

带教老师签名：　　　　　　　　　　科室（病区）负责人签名：

注："科室评分"栏请带教老师在相应格中打"√"，并统计得分。实习成绩一经评定，任何人不得随意更改。

表 4 – 16 – 37　感染科成绩组成

实习时间：　　年　　月　　日至　　年　　月　　日			
科室	成绩		
	科室实习成绩(70%)	出科考核(30%)	
		理论考核(15%)	技能考核(15%)
感染病房			
感染门诊			
平均分			
总分：			
教研室主任签名(盖章)：			
		年　　月　　日	

2. 感染科实习医师临床实践能力考核

表 4 – 16 – 38　感染科手卫生规范考核标准(洗手)

学生姓名			学号		
病人姓名		住院号		诊断	
操作步骤				分值(分)	得分
一、指征				1.2	
1. 直接接触每个患者前后,从同一患者身体的污染部位移动到清洁部位时				0.2	
2. 接触患者黏膜、破损皮肤或伤口前后,接触患者的血液、体液、分泌物、排泄物、伤口敷料等之后				0.2	
3. 穿脱隔离衣前后,摘手套后				0.2	
4. 进行无菌操作、处理清洁无菌物品之前				0.2	
5. 接触患者周围环境及物品后				0.2	
6. 处理药物或配餐前				0.2	
二、操作				6.5	
1. 掌心相对,手指并拢相互摩擦				1	
2. 手心对手背沿指缝相互搓擦,交换进行				1	
3. 掌心相对,双手交叉沿指缝相互摩擦				1	
4. 双手指交锁,指背在对侧掌心				1	

续表

学生姓名				学号	
病人姓名		住院号		诊断	
操作步骤				**分值(分)**	**得分**
5. 一手握另一手大拇指旋转搓擦,交换进行				1	
6. 指尖在对侧掌心前后擦洗				1	
7. 在流动水下彻底冲净双手,擦干				0.5	
三、注意事项				1.3	
1. 应配备非手触式水龙头				0.1	
2. 盛放洗手液的容器宜为一次性使用				0.1	
3. 应配干手物品或设施,避免二次污染				0.1	
4. 洗手池大小、高矮适宜,应每日清洁与消毒				0.2	
5. 洗手之前应先摘除手部饰物,并修剪指甲,长度应不超过指尖				0.2	
6. 在流动水下,使双手充分淋湿				0.2	
7. 取适量洗手液,均匀涂抹至整个手掌、手背、手指和指缝				0.2	
8. 认真揉搓双手至少15秒钟,应注意清洗双手所有皮肤,包括指背、指尖和指缝				0.2	
四、提问(1~3个相关问题)				1	
问题1: 问题2: 问题3:				1	
合计				10	
教师签名:					
			考核时间: 年 月 日		

表4-16-39 感染科穿脱隔离衣考核标准

学生姓名				学号	
病人姓名		住院号		诊断	
操作步骤				**分值(分)**	**得分**
准备	题干:20床患者,王某,女,30岁,因"呕吐、腹泻一天"入院 入院后初步诊断:霍乱可能性大,拟穿隔离衣行病史采集			0.3	
	1. 物品准备:隔离衣一件、刷手及洗手设备、挂衣架 2. 环境准备:清洁、宽敞			0.2	

续表1

学生姓名				学号		
病人姓名		住院号		诊断		
操作步骤					分值(分)	得分
准备	3. 人员准备 ①工作服、帽子穿戴整齐。 ②取下手表,洗手,戴口罩,卷袖过肘。				0.5	
操作	穿隔离衣	1. 手持衣领从衣钩上取下隔离衣,将清洁面朝向自己,将领两端向外折齐,露出肩袖内口。			0.5	
		2. 一手持衣领,另一手伸入袖内,举起手臂,将衣袖穿上,换手持衣领,依上法穿好另一袖。			1	
		3. 两手持衣领,由前向后理顺领边,扣上领扣,再扣肩扣、袖扣。			0.5	
		4. 两手分别从腰部自一侧衣缝向下约5 cm处稍向前拉,见到衣边捏住,依法将另一边捏住。			0.5	
		5. 两手在背后将两侧衣边对齐,向一侧按压折叠,以一手按住,另一手解松腰带活结,将腰带拉至背后交叉,绕至前侧打一活结。			0.5	
	脱隔离衣	6. 解开腰带,在前面打一个活结。			0.5	
		7. 解开袖口,向外翻折,在肘部将部分衣袖塞入工作衣袖内,暴露前臂。			0.5	
		8. 刷洗双手(2分钟),擦干。			0.5	
		9. 解开领扣。			0.5	
		10. 一手伸入另一侧袖口内,拉下衣袖过手;再用衣袖遮住的手在外面拉下另一袖。			0.5	
		11. 两手在袖内使袖子对齐,双臂逐渐退出,双手持领,将隔离衣两边对齐,挂在钩上。			0.5	
注意事项	1. 隔离衣长短要合适,须全部遮盖工作服,穿隔离衣前,准备好工作中一切需用物品,避免穿了隔离衣到清洁区取物。				0.4	
	2. 穿隔离衣时,避免接触清洁物,系领子时,勿使衣袖触及衣领、面部及帽子,隔离衣内面及衣领为清洁区,穿脱时避免污染。				0.4	
	3. 在半污染区挂隔离衣时,不得使衣袖露出或衣边污染面盖过清洁面。				0.4	
	4. 穿好隔离衣后,双臂保持在腰部以上视线范围内,只在规定区域活动,不得进入清洁区,避免接触清洁物品。				0.4	
	5. 隔离衣应每天更换,如有潮湿或被污染时,应立即更换。				0.4	

续表2

学生姓名				学号		
病人姓名		住院号		诊断		
操作步骤					分值(分)	得分
提问	提1~3个相关问题 问题1： 问题2： 问题3：				1	
合计					10	
教师签名：						
				考核时间：	年　　月　　日	

七、神经内科实习规范要求

(一)实习目的

通过在神经内科实习,使实习生在临床见习的基础上,进一步巩固和掌握神经内科学理论知识,进一步培养临床思维综合分析能力,并锻炼独立解决问题的工作技能。要求初步掌握常见病的诊断与治疗、临床观察及预防方法,熟悉各种常见的诊疗技术操作,并通过病房实习,初步了解有关医疗预防工作的各项组织工作制度。

(二)实习要求

(1)掌握神经病学概论,神经内科常见疾病、多发病:偏头痛、紧张性头痛、脑血管疾病、中枢神经系统感染、多发性硬化、帕金森病、癫痫、急性脊髓炎、脊髓压迫症、三叉神经痛、特发性面神经麻痹、吉兰－巴雷综合征、重症肌无力、周期性瘫痪等疾病的临床表现、诊断、鉴别诊断及常规治疗方案。

(2)基本掌握神经内科危重症病人的抢救:大面积脑梗死合并脑疝形成,癫痫持续状态,急性脊髓炎、吉兰－巴雷综合征发生呼吸困难,重症肌无力发生危象,重症颅内感染。

(3)了解运动神经元病、阿尔茨海默病、血管性认知功能障碍、进行性肌营养不良症、视神经脊髓炎、多发性肌炎。

（4）积极开展教学活动,提高实习生神经内科理论及实践技能水平。

①教学查房,每周一次。各专科副高级职称以上医师带领,结合典型或疑难病例进行分析、讲解、提问、讨论,以培养学生理论联系实际能力和临床思维能力。

②病例讨论,每周一次。实习生介绍病例,提出初步分析意见,由指导教师组织讨论。各科室可根据实际情况安排疑难病例、典型病例、特殊病例、死亡病例、术前术后病例讨论等。

③临床讲座,每周一次。教研室及科室共同组织,每周安排临床讲座一次,由中级以上职称医师根据大纲规定内容进行讲授,并做好讲座的计划安排和记录。

(三)实习时间与科室

神经内科实习时间共 3 周,即在神经内科病房实习 3 周。

(四)实习内容

（1）掌握神经内科病史采集和神经系统体格检查的基本技能。初步掌握神经系统疾病的定位及定性诊断方法。

（2）掌握神经病学概论(运动系统、感觉系统、脑神经);常见神经系统疾病的病因、发病机制、病理、病理生理、诊断标准及治疗原则:偏头痛、紧张性头痛、脑血管疾病(短暂性脑缺血发作、脑血栓形成、脑栓塞、脑出血、蛛网膜下腔出血)、中枢神经系统感染、多发性硬化、帕金森病、癫痫、急性脊髓炎、脊髓压迫症、三叉神经痛、特发性面神经麻痹、吉兰 - 巴雷综合征、重症肌无力、周期性瘫痪等。

（3）掌握腰椎穿刺术:脑脊液循环通路,腰椎穿刺术的适应证、禁忌证、并发症及防治、操作步骤,脑脊液检查。

（4）了解神经电生理检查(脑电图、诱发电位、肌电图及神经传导速度),CT、CTA、MRI、MRA、DSA、颈动脉超声等检查阅读及临床意义。

(五)教学实施

通过下列措施,以保证上述各项要求的实施。

（1）实习生在病房实习期间,每生经管病床 6 ~ 8 张,在上级医师指导下,完成病房各项医疗工作。要求在病人入院后 24 小时内完成病历记录,每周至少书写完整病历一份,按时书写病程记录。

（2）新入院病人要求提前自己询问病史及体格检查;每次查房时,要提前了解患者病情,以及检查结果、诊断及治疗方案,在上级医师查房时要对患者病情进行汇报;汇报要求系统、全面,上级医师有责任进行提问,并对回答的问题进行正确的评价、认真地进行讲解,并加强对实习生的提问和启发诱导,以培养学生独立思考和独立工作的能力。

(3)新收治病人时,实习生在带教老师指导下进行收治患者;值班时参加值班医师巡视病房及各种神经内科急诊、疾病突发情况的处理、急危重症的抢救治疗。

(4)实习生在神经内科诊疗技术操作都必须在上级医师的指导下进行,操作前必须签署知情同意书并有执医资格老师签字。

(5)根据实习轮转表,每一轮实习生在神经内科实习期间,安排临床小讲座、教学查房、病例讨论,教研室要做好计划安排,每次进行后做好相关记录。

①教学查房,每周安排一次。由副高医师职称以上主持,结合典型或疑难病例,首先由学生在床旁进行病史汇报、体格检查,然后充分利用教研室现有设施,对疾病进行分析、讲解、提问、讨论,以培养学生理论联系实际能力和临床诊疗疾病的思维能力。

②病例讨论,每周安排一次。由副高医师职称以上主持,每一位实习生提前查阅疾病相关资料、疾病目前最新诊疗方案等;讨论时由实习医师汇报病例情况,提出初步分析意见及下一步需要解决的问题,由指导教师组织讨论,每一位同学要充分发言。科室根据实际情况安排疑难病例、典型教学病例、特殊病例、死亡病例、抢救病例讨论。

③临床讲座,每周安排一次。由高年资住院医师及以上根据大纲规定内容进行讲授。

④技能培训,每轮一次。由教研室高年资住院医师带领,主要对腰椎穿刺术进行理论及实践培训,使每个实习生都能掌握腰椎穿刺术。

(六)教学(考核)方法

将 PBL + CBL 等多元化教学方法运用到神经病学临床实习教学中,充分体现现代教育理念,充分挖掘学生主观能动性,使学生通过临床实践 - 学习 - 再实践、临床实际技能操作等教学手段,更好地学习掌握神经系统疾病的基本理论、基本技能及学科前沿知识,同时加强学生人文素质培养,掌握良好医患沟通技巧及能力,和谐行医,养成终身学习理念。

(七)实习生管理

(1)教研室安排教学秘书及各治疗组协助秘书负责学生的轮转、考勤、讲座、思想、医德医风、学习情况,发现问题及时向教研室组长、副主任、主任汇报,能及时帮助解决相关问题。

(2)有考勤记录本,实习生每天在考勤记录本上签到,并安排专人进行监督管理。

(3)实习生请假。实习期间学生一般不得请假,如因病、因事确需请假者,按以下规定进行办理。

①连续请假 3 天以内,由本人申请,所在科室批准;连续请假 3～7 天,由实习单位主管教学部门批准;连续请假 7 天以上者,报教务处实习管理科审批。准假后必须办好交接班手续,方可离开实习单位。

②实习生的病事假和旷课,带教老师应详细登记,轮转前提供给科室主任评分时参考。请病事假连续 3～7 天,该科成绩最高为 80 分;病事假连续 7～14 天,该科成绩最高不超过 65 分;超过 14 天者,实习结束后教务处实习管理科统一安排补实习后方予评定实习成绩。

③实习生办理请假手续须填写《实习生病事假申请表》,根据不同情况由相关权限部门核实批准后请假才能生效,否则一律以旷工、旷课处理。请假时间截止前应持实习轮转部门的返岗证明到准假部门销假,续假参照请假相同程序办理,未按期销假或续假者,按旷工、旷课处理。

④请假手续不全或事后补请假手续的,除特殊情况外均视为没有办理请假手续,按旷工、旷课处理。如发现请病事假弄虚作假者,按旷课处理,每天按 6 学时计算。

(八)出科考核

(1)实习过程中,带教老师按照实习大纲中要求掌握的内容对实习生的理论及基本技能进行严格考评,对学生进行形成性评价(DOPS、SOAP、Mini－CEX 等)。

(2)实习结束后评定本科实习理论及技能等成绩。出科理论考核题型应多元化,总分为 100 分。出科技能考核、平时表现得分由科室组织教师按神经内科实习临床实践能力考核表进行评分。

(3)实习成绩一经评定,任何人不得随意更改。无教研室主任或带教老师签字及教研室盖章,其更改的成绩无效,教务处将根据情况进行处理。成绩评定应真实、客观地反映学生的实习质量和业务水平。具体详见《神经内科实习业务成绩评分表》。

(九)考核标准

1. 神经内科病区实习成绩评分

表 4 - 16 - 40　神经内科病区实习成绩评分

实习时间：　　年　　月　　日至　　年　　月　　日								
项目	评分内容及要求	评分办法	科　室　评　分					小计
			5	4	3	2	1	
医德医风 (10分)	服务态度及尊重病人	带教老师在临床带教中观察及考勤						
	遵守职业道德及规范							
遵章守纪 (10分)	遵守劳动纪律							
	遵守医疗规范							
病历书写 (30分)	及时完成、完整全面	带教老师在审改病历等医疗文件时评定						
	语言精确、符合规范							
	重点突出、层次分明							
	字迹清晰、无错别字							
	《学生实习手册》中学生工作量表完成质量							
	无菌观念							
临床技能操作 (30分)	问诊详细、全面有序	带教时观察学生问诊及体检检查时评定						
	体检全面、准确无误							
	体检手法轻快熟练							
	操作技术符合规范							
	操作熟练、重点突出							
	阳性体征准备与否							
理论知识 (20分)	按照执业医师考试大纲中要求掌握的内容进行考核	在查房或病例讨论中提问						
得分								
带教老师签名：								

注："科室评分"栏请带教老师在相应格中打"√",并统计得分。实习成绩一经评定,任何人不得随意更改。

2. 神经内科实习医师临床实践能力考核

表4-16-41　神经内科实习医师临床实践能力考核

学生姓名		学号	
年级及专业		组别	
轮转时间：　　　年　　　月　　　日至　　　年　　　月　　　日			

考核指标		分值(分)	得分
技能考核	体格检查	40	
腰椎穿刺术	操作适应证、禁忌证	5	
	术前准备：掌握病情、与病人交流、物品准备、体位、检查项目的选择，操作步骤和手法，熟悉程度	5	
	掌握并发症及防治	5	
	掌握脑脊液常规、生化检查正常值	2.5	
	操作记录规范	2.5	
临床综合能力考核	病历书写及质量	10	
	影像学阅片、脑电图及肌电图阅读	10	
	对常见病人的处理能力	10	
	对急危重疑难病人的处理能力	10	
总分		100	

八、心电图科实习规范要求

(一)实习目的

通过在心电图科3周的实习，让学生亲自接触病人，熟练掌握心电图机的操作，熟悉心电图导联连接与心电图描记，熟练掌握心电图报告书写系统的应用。在掌握心电图测量方法与测量原则以及掌握正常心电图测量的基础上，培养学生独立思考的能力，促使学生将所学的心电图理论知识同临床实践紧密结合起来，并且能够独立完成心电图报告书写。通过临床实践培养良好的素质和救死扶伤的人道主义精神；学习为病人服务的本领；理论联系实际，提高防治疾病的工作能力，为以后从事临床与科研、提高独立工作及自学能力打好基础。

（二）实习要求

能够辨认正常心电图及常见的异常心电图,具体要求如下。

（1）熟练掌握心电图机的操作方法。

（2）掌握正常心电图特征。

（3）掌握房室肥大的心电图诊断标准。

（4）掌握心肌梗死的定位、分期及心电图特征。

（5）掌握下列心律失常的心电图特征。

①窦性心律失常,包括窦性心动过缓、窦性心动过速、窦性心律不齐、窦性停搏。

②早搏,包括房性早搏、交界性早搏、室性早搏。

③阵发性室上性心动过速,阵发性室性心动过速。

④心房颤动,心房扑动,心室颤动。

⑤房室传导阻滞,室内传导阻滞。

⑥预激综合征。

（6）要求了解洋地黄作用,低血钾心电图表现及高血钾心电图表现。

（7）了解起搏器心电图。

（三）实习时间与科室

心电图科实习时间共 3 周,其中包括心电图科操作室及报告室。

（四）实习内容

（1）掌握心电图机的操作以及心电图检查的基本操作流程,掌握心电图常规十二导联的连接方式,了解心电图后壁导联及右胸导联,熟练掌握心电图报告书写系统的应用,掌握正常心电图特征,掌握窦性心律失常心电图表现（包括窦性心动过速、窦性心动过缓、窦性心律不齐、窦性停搏）,掌握房室肥大的心电图诊断标准（包括左、右房肥大,左、右室肥厚）,掌握心肌缺血心电图表现,掌握心肌梗死的定位、分期及心电图特征（重点掌握急性心肌梗死）,掌握房性早搏、室性早搏心电图特征,掌握心房颤动、心房扑动、心室颤动心电图特征;掌握阵发性室上性心动过速、阵发性室性心动过速心电图特征,掌握房室传导阻滞心电图特征,掌握室内传导阻滞心电图特征（包括完全性右束支阻滞、完全性左束支阻滞、左前分支阻滞）,掌握预激综合征心电图特征。

（2）了解离子紊乱心电图特征（包括低血钾心电图表现、高血钾心电图表现、低血钙心电图表现),了解起搏器心电图。

(3)专题讲座:正常心电图、房室肥大心电图表现、心肌梗死的心电图诊断、早搏的心电图诊断及鉴别诊断、正常窦性心律及窦性心律失常、异位心动过速心电图特征、颤动与扑动、房室阻滞、室内阻滞、预激综合征、心脏起搏心电图。

(五)教学实施

通过下列措施,以保证上述各项要求的实施。

(1)实习生进科后,由负责管理实习生的老师进行入科教育,在心电图科实习期间,实习生必须遵守科室规章制度,首先学会心电图操作的基本流程并能够熟练掌握。

(2)在心电图科实习期间,在上级医师的指导下完成心电图报告书写,至少完成包括正常心电图及异常心电图在内的报告书写十五份。上级医师有责任进行提问并加以修正、补充,并加强对实习生的提问和启发诱导,以培养学生独立思考和独立工作的能力。

(3)在心电图科实习期间,每天早上 8 点必须准时参加科室的心电图阅图讨论会。

(4)根据实习轮转表,每一轮实习生在心电图科实习期间,由住院医师、主治医师根据大纲规定内容进行讲授,每周安排一次科室小讲座。由主治医师职称以上医师主持,科室根据实际情况安排疑难病例讨论。

(六)教学(考核)方法

将 TPL + CBL 等多元化教学方法运用到心电图临床实习教学中,充分体现现代教育理念,使学生通过临床实践 – 学习 – 再实践、临床实际技能操作、反思日志等教学手段,更好地学习并掌握心电图的基本理论、基本技能及学科前沿知识。

(七)实习生管理

(1)教研室安排教学秘书及分管实习学生的教师负责学生的轮转、考勤、讲座、思想、医德医风、学习情况,发现问题及时向教研室组长、副主任、主任汇报,能及时帮助解决相关问题。

(2)有考勤记录本,实习生每天在考勤记录本上签到,并安排专人进行监督管理。

(3)实习生请假。实习期间学生一般不得请假,如因病、因事确需请假者,按以下规定进行办理。

①连续请假 3 天以内,由本人申请,所在科室批准;连续请假 3 ~ 7 天,由实习单位主管教学部门批准;连续请假 7 天以上者,报教务处实习管理科审批。准假后必须办好交接班手续,方可离开实习单位。

②实习生的病事假和旷课,负责分管实习学生的教师应详细登记,轮转前提供给科室主任评分时参考。请病事假连续 3 ~ 7 天,该科成绩最高为 80 分;病事假连续 7 ~ 14 天,该科成绩最高不超过 65 分;超过 14 天者,实习结束后教务处实习管理科统一安排补实习后,方予以评定实习成绩。

③实习生办理请假手续须填写《实习生病事假申请表》,根据不同情况由相关权限部门核实批准后请假才能生效,否则一律以旷工、旷课处理。请假时间截止前应持实习轮转部门的返岗证明到准假部门销假,续假参照请假相同程序办理,未按期销假或续假者,按旷工、旷课处理。

④请假手续不全或事后补请假手续的,除特殊情况外均视为没有办理请假手续,按旷工、旷课处理。如发现请病事假弄虚作假者,按旷课处理,每天按 6 学时计算。

(4)实习生的管理,具体如下。

①教研室安排教学秘书及分管实习同学的老师负责学生的轮转、考勤、讲座、思想、医德医风、学习情况,发现问题及时向教研室组长、副主任、主任汇报,能及时帮助解决相关问题。

②实习成绩构成:医德医风占 10%,遵章守纪占 10%,心电图操作占 20%,心电图报告书写占 20%,出科理论考核占 40%。

③轮转结束时,由各指导教师按教研室规定的评分标准,结合学生的学习成绩、工作态度,考勤做出综合评分。

(八) 出科考核

(1)实习生在心电图科实习结束前,由本科室教师组织对实习生进行出科技能考核和理论考试,具体项目和评分标准见《医技科室(心电图科)实习成绩评分表》。

(2)学生实习成绩评定后,交至医院教学主管部门进行汇总,汇总完成后将所有实习生成绩交至教务处实习管理科。

(3)实习成绩一经评定,任何人不得随意更改。无教研室主任或带教老师签字及教研室盖章,其更改的成绩无效,教务处将根据情况进行处理。

（九）考核标准

表 4 - 16 - 42　医技科室(心电图科)实习成绩评分

实习科室：

实习时间：　　年　　月　　日至　　年　　月　　日

项目	评分内容及要求	评分办法	科室评分					扣分情况
			10	8	6	4	2	
基础理论 基本知识 (40分)	理论知识水平	带教老师通过提问 抽查结果						迟到　　次； 早退　　次； 旷课　　次； 事假　　次； 病假　　次。
	思维分析能力							
	理解应用能力							
	问答表达能力							
基本技能 (40分)	操作能力	抽查学生操作或诊 断水平记分						
	图像(图片)辨认分析能力							
	报告单书写							
	诊断水平							
学习工 作态度 (20分)	是否积极主动服从安排	观察检查学生平时 学习情况						
	有否迟到、早退旷课							
得分：			扣分：					
带教老师签名：			科室负责人签名：					

注："科室评分"栏请带教老师在相应格中打"√"，并统计得分、实习成绩一经评定，任何不得随意更改。

九、社区医疗卫生服务实习规范要求

（一）实习目的与要求

通过实习，使学生进一步巩固和提高在课内外所学理论知识，结合社区医疗卫生服务实践活动，使学生将理论与实践相结合，熟悉社区医疗卫生服务的内容与服务方式，训练、培养学生的社区卫生服务思维、观察、分析、组织协调能力，遵守劳动纪律及服务规范，养成良好的职业素养，为今后的工作打下坚实基础。

（二）实习时间

社区医疗卫生服务实习时间共 3 周。

（三）实习内容

1. 掌握

（1）居民健康档案管理：居民健康档案建立及管理、指导,临床知识、技能与公共卫生服务工作结合能力。

（2）孕产妇健康管理服务：妇产科学相关知识,孕产妇健康管理基本服务知识与技能。

（3）慢性病患者健康管理服务：高血压、糖尿病等相关知识,慢性病患者健康管理基本服务知识与技能。

（4）传染病及突发公共卫生事件报告和处理：传染病学知识,传染病及突发公共卫生事件报告和处理基本服务知识与技能。

2. 熟悉

（1）健康教育服务：健康教育服务相关知识,健康教育基本服务知识与技能。

（2）免疫规划：免疫规划相关知识,儿童计划免疫基本服务知识与技能。

（3）儿童健康管理服务：儿科学相关知识,0～6岁儿童健康管理基本服务知识与技能。

（4）老年人健康管理服务：老年人健康管理基本服务知识与技能。

（5）重性精神病患者管理服务：精神病学科相关知识,重性精神病患者健康管理基本服务知识与技能。

（6）卫生监督协管服务：卫生法律法规知识,卫生监督协管基本服务知识与技能。

（四）考核标准

表4－16－43　社区医疗卫生服务实习业务成绩评分

实习时间：	年	月	日至	年	月			日			
项目	评分内容及要求	评分办法	评　分						小计	考勤及违纪情况
			5	4	3	2	1			
社区医疗卫生服务基本理论（15分）	社区医疗卫生服务思维、观察、分析能力									
	社区医疗卫生服务相关基本理论知识的掌握情况									
	组织协调、自主学习能力									

续表1

| 实习时间： | | 年 | 月 | 日至 | 年 | 月 | | 日 | | | | | |

项目		评分内容及要求	评分办法	评 分					小计	考勤及违纪情况
				5	4	3	2	1		
社区医疗卫生服务工作实践能力（70分）	居民健康档案管理	居民健康档案建立及管理、指导								
		临床知识、技能与公共卫生服务工作结合能力								
		居民健康档案基本服务知识与技能								
	健康教育服务	健康教育基本服务知识与技能								
	免疫规划	免疫规划相关知识								
		儿童计划免疫基本服务知识与技能								
	儿童健康管理服务	0~6岁儿童健康管理基本服务知识与技能								
	孕产妇健康管理服务	孕产妇健康管理基本服务知识与技能								
	老年人健康管理服务	老年人健康管理基本服务知识与技能								
	慢性病患者健康管理服务	高血压、糖尿病等相关知识								
		慢性病患者健康管理基本服务知识与技能								
	重性精神病患者管理服务	重性精神病患者健康管理基本服务知识与技能								
	传染病及突发公共卫生事件报告和处理	传染病及突发公共卫生事件报告和处理基本服务知识与技能								
	卫生监督协管服务	卫生监督协管基本服务知识与技能								
教学活动参与情况（5分）		参与社区教学活动情况								
职业素养、遵章守纪（10分）		服务态度及能力、职业道德及规范								
		遵守劳动纪律及服务规范								

续表2

实习时间:	年	月	日至	年	月		日					
项目	评分内容及要求		评分办法		评 分					小计	考勤及违纪情况
					5	4	3	2	1		
得分											
带教老师签名:			社区医疗卫生负责人签名:								
单位(签章):											

注:"评分"栏请带教老师在相应格中打"√",并统计得分及扣分。

第十七节　临床实习形成性评价考核标准

表4-17-1　Mini-CEX临床演练评估量

考核时间	____年____月____日____时											
考核地点	□病房　　□门诊　　□急诊　　□重症监护室　　其他_____											
考官姓名									工号			
考官职称	□主任医师　　□副主任医师　　□主治医师　　□高年资住院医师											
考生姓名			专业						学号			
考生类型	□见习　　□实习　　其他_____											
病人	性别:□男　　□女;　年龄:_____岁;　　□新病人 □旧病人											
诊断												
病情严重程度	□轻　　□中　　□重											
诊治重点	□病史采集　　□诊断　　□治疗　　□健康宣教											
请参考相对于考生相应年资平均水平进行评价(在对应栏打"√")												

项目	测评内容	评价									
		1	2	3	4	5	6	7	8	9	u/c
		劣			一般			优			
医学面谈技巧	1. 合适地称呼病人并进行自我介绍 2. 鼓励病人陈述病史 3. 适当提问来获得所需的正确而充足的信息 4. 对病人的情绪及肢体语言能做适当的回应										

续表 1

请参考相对于考生相应年资平均水平进行评价(在对应栏打"√")											
项目	测评内容	评价									
		1	2	3	4	5	6	7	8	9	u/c
		劣			一般			优			
体格检查技能	1. 告知病人检查目的与范围 2. 根据病情进行全面而有重点的检查 3. 正确的操作与实施步骤 4. 适当且谨慎处理病人的不适										
人文关怀	1. 表现尊重和关心 2. 与病患建立良好的关系和信赖感 3. 满足病人对舒适、受尊重、守密、渴望信息的需求										
临床判断能力	1. 能归纳病史和体检资料 2. 能判断相关检查结果 3. 鉴别诊断的能力 4. 合理的临床思维 5. 能判断治疗的益处、风险与费用										
沟通技能	1. 解释检查和治疗的理由 2. 解释检查结果和临床的相关性 3. 给予相关治疗的健康宣教和咨询										
组织效能	能按合理顺序处理,及时且适时,历练而简洁										
整体表现	综合评价受试者的表现										

直接观察时间:_____分钟　　反馈时间:_____分钟　　总评价:_____分

教师对于此次测评的满意度	非常满意	满意	不满意

教师签名	

考生对于此次测评的满意度	非常满意	满意	不满意

考生签名	

考官对于考生表现的反馈要点

完成较好部分:

续表2

请参考相对于考生相应年资平均水平进行评价（在对应栏打"√"）											
项目	测评内容	评价									
		1	2	3	4	5	6	7	8	9	u/c
		劣			一般			优			
可以改进部分：											
总体印象：											

注："u/c"表示未观察到或难以评价。

表4－17－2 DOPS操作技能观察

考核日期	_____年_____月_____日_____时							
考核地点	□门诊　　□急诊　　□住院　　其他_____							
考官姓名						工号		
考官身份	□住院医　　□住院总　　□主治医　　□副主任医师及以上							
考生姓名						学号/工号		
考生身份	□见习　　□实习　　其他_____							
操作名称								
操作复杂程度	□低　　□中　　□高							
病人资料								
病历号		年龄		性别		病房		床号
病人属于	□第一次接触　　□非第一次接触							
病人配合度	□差　　□中　　□好							

请参考相对于考生相应年资平均水平进行评价（在对应栏打"√"）							
测评内容	评价						u/c
	远低于能力预期	低于能力预期	到达能力预期下限	符合平均能力预期	高于平均能力预期	达到高一级别能力预期	
	1	2	3	4	5	6	
1. 掌握操作适应证、相关解剖关系和操作技术							

续表

请参考相对于考生相应年资平均水平进行评价（在对应栏打"√"）							
测评内容	评价						u/c
	远低于能力预期	低于能力预期	到达能力预期下限	符合平均能力预期	高于平均能力预期	达到高一级别能力预期	
	1	2	3	4	5	6	
2. 同病人交流并获得知情同意							
3. 术前准备							
4. 麻醉止痛操作							
5. 安全镇静技术							
6. 无菌操作							
7. 需要时及时寻求帮助							
8. 术后操作							
9. 交流沟通技巧							
10. 专业素养和病人照顾							
11. 总体表现评价							

观察时间：_____分钟　　回馈时间：_____分钟　　总评价：_____分

教师对于此次测评的满意度	非常满意	满意	不满意

教师签名	

考生对于此次测评的满意度	非常满意	满意	不满意

考生签名	

考官对于考生表现的反馈要点

完成较好部分：

可以改进部分：

总体印象：

注："u/c"表示未观察到或难以评价。

表4-17-3 SOAP病历汇报评价

考核时间	_____年_____月_____日_____时　　□上午　□下午　□晚上				
考核地点	□门诊　　□急诊　　□住院　　其他_____				
考官姓名				工号	
考生姓名				学号	
考生身份	□见习　　□实习　　其他_____				
考核目的	□资料收集　　□诊断　　□治疗　　□病情咨询建议				
病历号	年龄　　　　性别　　　　　病房　　　　　床号				
病例复杂程度	□低　　□中　　□高				

请参考相对于考生相应年资平均水平进行评价(在对应栏打"√")

测评项目	缺项	叙述内容不完整		内容条理性	
		遗漏重要内容	未遗漏重要内容	内容完整但条理性稍差	内容完整且有条理
Subjective					
1. 主要症状和体征描述	1	2	3	4	5
2. 损伤过程描述	1	2	3	4	5
3. 既往史及药物治疗情况	1	2	3	4	5
4. 药物过敏史	1	2	3	4	5
5. 其他可能相关的病史	1	2	3	4	5
Objective					
1. 生命征	1	2	3	4	5
2. 心肺查体	1	2	3	4	5
3. 受累系统重点查体	1	2	3	4	5
①阳性体征	1	2	3	4	5
②相关阴性体征	1	2	3	4	5
Assessment					
1. 简单总结资料	1	2	3	4	5
2. 列举问题	1	2	3	4	5
3. 按照问题所制订的计划	1	2	3	4	5
4. 结果和随访	1	2	3	4	5
Plan					
1. 安排检查(辅助检查、影像学)	1	2	3	4	5

续表

请参考相对于考生相应年资平均水平进行评价(在对应栏打"√")					
测评项目	缺项	叙述内容不完整		内容条理性	
		遗漏重要内容	未遗漏重要内容	内容完整但条理性稍差	内容完整且有条理
2. 指导	1	2	3	4	5
3. 操作	1	2	3	4	5
4. 药物治疗	1	2	3	4	5
5. 健康教育	1	2	3	4	5
6. 下一次见面或随访时间	1	2	3	4	5

汇报时间:_____分钟　　反馈时间:_____分钟　　总评价:_____分

教师对于此次测评的满意度	非常满意	满意	不满意

教师签名

考生对于此次测评的满意度	非常满意	满意	不满意

考生签名

考官对于考生表现的反馈要点

完成较好部分:

可以改进部分:

总体印象:

参考文献

[1]吴云,戴洁,王松灵.国内医学本科人才培养模式改革现状分析与思考[J].中国高等医学教育,2008(4):27-28+35.

[2]刘吉成,张晓杰,云长海,等.以医学生未来发展为目标的三导向人才培养模式改革探索与实践[J].中国高等医学教育,2014(4):1-2.

[3]曲巍,刘学政.基于器官系统整合理念的医学人才培养模式改革的探索[J].医学教育管理,2017,3(6):403-407.

[4]张慧群,吴他凡,郑国权,等."以学生为中心"的医学创新人才培养模式的构建与实践[J].广州医科大学学报,2018,46(1):59-61.

[5]赵龙,杨秀木.中美高等医学教育学制和人才培养模式比较研究[J].包头医学院学报,2018,34(5):105-108.

[6]马峥,黄亚芳,赵亚利,等.我国部分高等医学院校全科医学教育现况分析[J].继续医学教育,2017,31(3):61-63.

[7]袁思越,汪朦朦,彭妙,等.高校医学生全科医学认知调查与教学指导分析[J].中国社会医学杂志,2019,36(6):584-588.

[8]施晓光,程化琴,吴红斌.我国新一轮医学教育改革的政策意义、诉求与理念[J].中国高等教育,2018(Z3):61-63.

[9]魏东海,冯欣贤,张臣福,等.全科医生培养与使用相脱节的原因与对策研究[J].中国全科医学,2018,21(25):3118-3122.

[10]黄岚.贵州:全方位保障全科医生待遇[J].中国农村卫生,2018(13):14.

[11]胡艳华.家访对农村订单定向医学生精准教育的促进作用研究[J].教育现代化,2019,6(80):26-27.

[12]于晓松.新中国成立70年以来中国全科医学发展与展望[J].中华全科医学,2019,17(11):1797-1799.

[13]王国凤,尹冬,惠媛,等.Mini-CEX教学法在内分泌科临床教学中的应用[J].齐齐哈尔医学院学报,2017,38(22):2691-2692.

[14]柯志华,刘玲.Mini-CEX和CbD改良版实习医生测评量表实施效果评价[J].社区医学杂志,2018,16(24):1771-1773.

[15]教育部临床医学专业认证工作委员会.中国本科医学教育标准——临床

医学专业[M]. 北京:北京大学医学出版社,2017:26-27.

[16]Weston PS,Smith CA. The use of Mini-CEX in UK foundation training six years following its introduction:Lessons still to be learned and the benefit of formal teaching regarding its utility[J]. Medical Teacher,2014,36(2):155-163.

[17]Alves DLA,Conde D,Costabel J,et al. A laboratory study on the reliability estimations of the Mini-CEX[J]. Adv in Health Sci Educ,2013,18(1):5-13.

[18]陈倩,江孙芳,顾杰,等. 我国全科医师教育培训与能力评估方法探讨[J]. 中国全科医学,2012,1(15):65-68.

[19]张斌,刘志国,唐海阔,等. 项目细化 Mini-CEX 量表在口腔颌面外科门诊临床教学中的应用[J]. 中华口腔医学研究杂志(电子版),2019,13(2):114-118.

[20]黄虑,周颖杰,王蓓,等. 基于核心能力为导向的住院医师规范化形成性评价体系研究[J]. 中国毕业后医学教育,2018,2(1):30-33.

[21]阚佳音,于晓艳,崔爱湜,等. Mini-CEX 在肾内科临床实习中的应用研究[J]. 齐齐哈尔医学院学报,2018,39(4):476-478.

[22]路煜,施慧芬,王慧新,等. 基于 Mini-CEX 考核模式在脑病科实习生临床教学中的应用[J]. 中国高等医学教育,2017(5):87-88.

[23]刘忠锦,刘佳,张羽镝,等. Mini-CEX 在神经内科实习生临床执业能力培养中的应用与探索[J]. 中国继续医学教育,2019,11(7):16-18.

[24]杨冬,金美玲,白春学,等. Mini-CEX 在临床教与学双向评估中的应用及意义——以临床八年制呼吸科床旁教学为例[J]. 医学与哲学(B),2014,5(5):87-89.

[25]钟小虎,王建芳,洪小飞,等. 联合 Mini-CEX 及 DOPS 在外科医生临床培养与考核中的应用探讨[J]. 中国高等医学教育,2017(8):96-97.

[26]李珊珊,沙丽艳,高莉莉,等. Mini-CEX 在住院医师临床培养与考核中的推广困难分析[J]. 中国高等医学教育,2015,28(3):54-55.

[27]杨莹,陈晓红,杨英,等. Mini-CEX 在皮肤科临床实习中的应用价值[J]. 中国继续医学教育,2019,11(8):26-28.

[28]教育部、卫生部关于印发《本科医学教育标准——临床医学专业(试行)》的通知(教高〔2008〕9号).

[29]Topping K,Ehly S. Peer-assisted Learning[M]. Mahwah,New Jersey:Lawrence Erlbaum Associate,1998.

[30]Alexander L T,et al. Peer-assisted Learning[J]. Improving Human Perform-

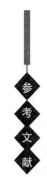

ance,1974:175 – 186.

[31]John A. Dent, Ronald M. Harden. A Practical Guide For Medical Teachers[M]. 程伯基,译. 北京:北京大学医学出版社,2008.

[32]蔡映辉. 高校开展互助学习的理论与实践探索[J]. 中国大学教学,2008(8):26 – 29.

[33]蔡映辉. 大学生互助学习的理论与实践研究[M]. 北京:中国文史出版社,2009.

[34]弋佳. 自控学习理论——面向未来的素质教育理论[J]. 教育探索,2001(6):37.

[35]Max Field, Joanne M Bueke, David McAllister & David M Lloyd. Peer – assisted learning:a novel approach to clinical skills learning for medical students[J]. Medical Education,2007,41:411 –418.

[36]陈宝生.办好中国特色社会主义教育以优异成绩迎接党的十九大胜利召开——2017 年全国教育工作会议工作报告[J]. 人民教育,2017(Z1):12 – 26.

[37]郭洪霞,姜发根. 基于 TQM 和 ISO9000 理念的高校校内质量保障体系构建[J]. 唐山师范学院学报,2014,36(4):120 – 123.

[38]教育部高等教育教学评估中心. 普通高等学校本科教学工作审核评估工作指南[M]. 北京:教育科学出版社,2015.

[39]王江. 审核评估视角下教学质量保障体系分析——以石河子大学经济与管理学院为例[J]. 兵团教育学院学报,2019,29(01):43 –46 +59.

[40]孙猛,马晓阳,韩英,等. 高校内部教学质量保障体系建设的探索与实践——以北京电子科技学院为例[J]. 北京电子科技学院学报,2018,26(2):48 –54.

[41]王战军. 以自我评估为抓手完善校内质量保障体系[J]. 上海教育评估研究,2015,4(1):1-5.

[42]徐硕,侯立军. 系统论视角下高校教学质量保障体系构建的举措[J]. 黑龙江高教研究,2019,37(3):137 – 140.